中医节律探秘

李世明 主编

全国百佳图书出版单位
中国中医药出版社
·北京·

图书在版编目（CIP）数据

中医节律探秘 / 李世明主编 .—北京：中国中医药出版社，2023.3
ISBN 978-7-5132-7908-6

Ⅰ.①中… Ⅱ.①李… Ⅲ.①生物节律—作用—辨证论治—研究 Ⅳ.① R242

中国版本图书馆 CIP 数据核字（2022）第 214391 号

中国中医药出版社出版
北京经济技术开发区科创十三街 31 号院二区 8 号楼
邮政编码　100176
传真　010-64405721
河北新华第二印刷有限责任公司印刷
各地新华书店经销

开本 710×1000　1/16　印张 18　字数 289 千字
2023 年 3 月第 1 版　2023 年 3 月第 1 次印刷
书号　ISBN 978-7-5132-7908-6

定价　72.00 元
网址　www.cptcm.com

服 务 热 线　010-64405510
购 书 热 线　010-89535836
维 权 打 假　010-64405753

微信服务号　zgzyycbs
微商城网址　https://kdt.im/LIdUGr
官 方 微 博　http://e.weibo.com/cptcm
天猫旗舰店网址　https://zgzyycbs.tmall.com

如有印装质量问题请与本社出版部联系（010-64405510）
版权专有　侵权必究

《中医节律探秘》编委会

主 编 李世明
副主编 张 彪 齐晓宇 李学文 董德重
编 委（以姓氏笔画为序）
　　　　 刘 俊 李吉玲 李艳玲 李琳玲
　　　　 李雅韬 季晓龙 郭志勇

郝 序

1984年8月，我应山西省晋东南地区中医学会张恩元秘书长的邀请，到长治市为该学会举办的"中医经典温课班"讲授《伤寒论》。学员大多是该地区年富力强，有多年临床实践经历的医师，一经交流，发现不少学员学验俱丰，有的甚至身怀绝技，真可以说是"高手在民间，绝活出草莽"。李世明、张彪、李学文等，就是在这次教学中结识的，他们既是该班的学员，也是当地中医学会的工作人员和学习班的组织管理者，还是学员中的佼佼者。

中医药学是在中国传统文化的沃土上生根发芽发展壮大起来的，它的思维特点和研究方法与中国传统文化息息相关。它的文字表述，毋庸置疑，用的是古代语言。这就使从小学习现代自然科学和现代汉语成长起来的当代人们，在很多时候对其难以确切理解，不能确切理解也就难以接受和热爱，于是就更谈不上进一步弘扬与应用了。

中医药学是把人类放到化生万物的自然环境中，去研究人体的生理功能和病理变化的，《黄帝内经》清清楚楚地说："人生于地，悬命于天，天地合气，命之曰人。""人以天地之气生，四时之法成。""人能应四时者，天地为之父母。"因此，天地间地球与日月星的运动时空节律，无不给人类的生理活动和病理变化打上深深的烙印，而表述这种时空节律的学说则是阴阳五行学说、三阴三阳学说、五运六气学说等。近现代以来，有人把这一古代的自然科学学说说成是玄学；还有更多的人将其认作是古代哲学，是一种思辨方法。我认为，它原本是地地道道的古代研究地球上化育千姿百态生命世界的自然科学学说，讲述的是适宜生命化生、生存和繁衍的时空条件和自然规律。

2022年10月，我收到李世明大夫用电子邮件发来的《中医节律探秘》一书的初稿，书稿中运用现代语言，系统阐述了阴阳五行学说、三阴三阳学说和五运六气学说的源流、含义，及其在《伤寒杂病论》和后世的应用，用现代关于人类生理病理时间节律的研究成果，用临床验案，印证了这一学说的正确性、严谨性和科学性，对人们理解中医药学，理解中国古代自然科学，理解中国传统文化的思维方法，很有裨益，故此谨向中医界同道，向热爱中医药学、热爱中国传统文化的朋友们热忱推荐。

在此书即将出版之际，欣然为之序。

北京中医药大学教授
首都国医名师　郝万山
2022年12月于北京

张　序

余与贤弟李世明1979年相交至今，亲如兄弟，时常沟通，相互交流。余在偶然一次谈及子午流注纳甲法、纳支法、灵龟八法、飞腾法等，经和穴的开阖节律是"天人相应"的必然结果。时隔数年，贤弟世明来长治相见，讨论《黄帝内经》《伤寒杂病论》运气三阴三阳学说与生物节律关系密切。于是，我们一拍即合，产生共鸣，通力合作，决定从生物节律新理念去探讨和研究古老的中医学理论，使之焕发青春活力。

历经五年，收集资料，归纳总结，研究分析，为实现凤愿而努力奋斗，几经修改，《中医节律探秘》一书即将出版问世。

中医经典著作是中医学的"根"，历代医家无不在此基础上进行创新和发展。运气三阴三阳学说，将大自然的运行规律和人体生命活动节律有机地关联起来，详细论述了大自然节律和人体生命活动节律的同步性、有序性。我们从生物节律角度探讨古老中医学理论，这是一次新尝试，不仅提出了独到之见解，而且拓展了新的视野，也为诠释中医理论翻开了新的一页。

总之，为振兴、发展、光大中医药事业贡献微薄之力，是我们奋斗的夙愿和目标。

张 彪

2022 年 12 月

于山西省长治市

编写说明

笔者在长期的临床实践中，在运用《黄帝内经》三阴三阳学说和《伤寒论》三阴三阳学说诊疗疾病的过程中，惊人地发现生物节律与中医学运气三阴三阳学说存在着必然的内在联系，它与人体生命活动功能和人体健康息息相关。为此，我萌发了以生物节律为主线，以西医学研究成果为佐证，展开对我国古代《周易》《黄帝内经》《伤寒杂病论》运气三阴三阳学说和日五运六气三阴三阳学说的探讨和研究，试图通过生物节律揭示古老中医药理论的奥秘。

历经五年阅读、收集、整理，在同道们的帮助支持下，由我执笔编撰而成的《中医节律探秘》一书终于即将问世。

全书分为上、下两篇，由十三章组成。上篇，第一章至第七章，主要以全新的生物节律理念立论，从三阴三阳学说渊源于《周易》，完善于《黄帝内经》，升华于《伤寒杂病论》，发展于历代医家，简要阐述了运气三阴三阳学说五要素（气、天干、地支、阴阳、五行）的生物节律意义，以及我国古代医学对人体生理性周期节律、病理性周期节律的认识。重点从西医学研究成果论证了中医理论"阴阳消长、营卫气血、卫气、脏腑时相"等，与人体生命活动节律有着惊人的一致性。由此，我们充分认识到人体生命活动节律与运气三阴三阳学说之间存在着必然联系，于是形成了三阴三阳构模时阈时空生物钟，显示了生物节律是人体生命活动的基本特征之一。

下篇，第八章至第十三章，集中探讨了生物节律是《伤寒杂病论》的一大亮点和统领百病的实用价值。从宇宙全息统一论的观点阐述了《伤寒杂病论》日五运六气三阴三阳学术思想的形成，并以"标志性节律"为切入点，提出六个靶向时空坐标系统为横经，以"六经病欲解时"生物时间节律为纵轴，论述了脉证节律在中医循证医学中的重要作用，开创了我国循证医学的新纪元。《伤寒杂病论》方后注文，以时间生物学为特征开辟中医时辰治疗学的先河。另外，我还探讨了《伤寒杂病论》组方用药的生物节律特征，结合病例讨论了《伤寒杂病论》"标志性节律"在临床应用中的作用和意义。

本书足见笔者弘扬中医学术之心愿，虽不能反映生物节律在中医理论中的全貌，但或许能为今后研究中医理论有所启迪。

《中医节律探秘》一书出版之际，特别感谢北京中医药大学郝万山老师对我们的教诲。

本书历时五年之久，在初稿收官之后，在张彪同志的策划下，原晋城市人民医院副院长李学文同志和原晋城市第二人民医院院长董德重同志都对本书给予了悉心指导和建议。其他老师齐晓宇、刘俊、李琳玲、李吉玲、李艳玲、李雅韬、季晓龙、郭志勇也都付出了大量的辛勤劳动。本书的出版，也离不开家人的支持，尤其是爱妻原香翠对我在生活中的关心和照顾，在此一并致谢！

李世明

2022 年 12 月

于山西省晋城市

目　录

上篇　生物节律与中医运气三阴三阳学说的内在联系

第一章　生物节律概述与三阴三阳构模时阈时空生物钟 …………… 3
 第一节　生物节律的基本概念 …………………… 4
 第二节　三阴三阳构模时阈时空生物钟 …………………… 9
 第三节　生物节律是人体生命活动的基本特征 …………………… 12

第二章　从生物节律简述运气三阴三阳学说发展历史与近况 …………… 16
 第一节　萌芽雏形时期 …………………… 16
 第二节　形成完善时期 …………………… 18
 第三节　提高升华时期 …………………… 20
 第四节　创新发展时期 …………………… 23

第三章　运气三阴三阳学说五要素生物节律意义 …………… 30
 第一节　气（炁）的概念及其医学意义 …………………… 31
 第二节　天干地支与人体自然节律的意义 …………………… 38
 第三节　阴阳概念及其医学意义 …………………… 46
 第四节　五行理论及其医学意义 …………………… 52

第四章　我国古代医学对生物节律的认识 …………… 57
 第一节　中医学对人体生理性周期节律变化的认识 …………………… 57

第二节　有关病理性周期节律变化的论述 ········· 63

第五章　西医学对中医学理论的人体生命活动节律新的研究和认识 ····· 67
　　第一节　对阴阳消长日节律（昼夜节律）的认识 ········· 67
　　第二节　对气血营卫昼夜节律的认识 ········· 69
　　第三节　对"卫气"昼夜节律的认识 ········· 73
　　第四节　对分子水平昼夜节律的认识 ········· 77
　　第五节　对"脏腑时相"与体液成分变化时辰节律的认识 ······ 81

第六章　运气三阴三阳学说医易探源 ········· 87
　　第一节　运气三阴三阳学说渊源于《周易》 ········· 87
　　第二节　太极、四象是三阴三阳学说形成的雏形 ········· 90

第七章　运气三阴三阳学说完善于《黄帝内经》 ········· 96
　　第一节　《黄帝内经》运气三阴三阳学说概念简介 ········· 96
　　第二节　运气三阴三阳学说在中医学中的应用 ········· 103
　　第三节　生物节律是《黄帝内经》运气三阴三阳学说的核心内容 · 107

下篇　《伤寒杂病论》的生物节律思想

第八章　《伤寒杂病论》概述 ········· 113
　　第一节　《伤寒杂病论》简介 ········· 113
　　第二节　《伤寒杂病论》的基本特点 ········· 114
　　第三节　生物节律是《伤寒杂病论》一大亮点 ········· 117
　　第四节　《伤寒杂病论》"统领百病"的实用价值 ········· 123

第九章　《伤寒杂病论》日五运六气三阴三阳学说思想的形成 ········· 126
　　第一节　"天人相应"的全息原理 ········· 126

  第二节　《伤寒杂病论》的天文学背景 …………………… 128
  第三节　《伤寒杂病论》的自然原理 …………………… 133
  第四节　《伤寒杂病论》生物节律律动自启的六个标志性节律 …… 137
  第五节　《伤寒杂病论》体现了生物人体日节律的重要性 …… 144

第十章　《伤寒杂病论》"脉证并治"是开创中医循证医学之楷模（新纪元） ………………………………………………… 151
  第一节　"脉证"来源于临床研究，强调证据的可靠性 …… 151
  第二节　"脉证"在六个时空靶向坐标中的运用 …………… 154

第十一章　《伤寒杂病论》组方用药的生物节律性特征 …… 177
  第一节　中药生物活性的自然生物节律 …………………… 178
  第二节　《伤寒杂病论》用药生物活性节律列举 ………… 181
  第三节　《伤寒杂病论》方剂组合的生物节律特征 ……… 189

第十二章　《伤寒杂病论》"方后注文"开辟了中医时辰治疗学的先河 …… 221
  第一节　《伤寒杂病论》时辰治疗学的理论基础 ………… 221
  第二节　《伤寒杂病论》时辰治疗学的应用和意义 ……… 223

第十三章　结合病例谈《伤寒杂病论》标志性节律临床应用 …… 234
  第一节　"纲领节律"归六病，统领百病用经方 ………… 234
  第二节　"脉证节律"细辨别，用好经方是关键 ………… 249
  第三节　"方证节律"要记牢，经方叠用更重要 ………… 258
  第四节　"欲解时"有节律，抓住时机扶正气 …………… 264

主要参考文献 ………………………………………………… 269

上篇

生物节律与中医运气三阴三阳学说的内在联系

上篇
生物节律与中医运气三阴三阳学说的内在联系

第一章　生物节律概述与三阴三阳构模时阈时空生物钟

小时候我们常会看到落地式单摆的时钟，就会发现时钟嘀嗒嘀嗒从左至右，再从右至左有规律地来回摆动着，不但每次往复摆动的距离相同，而且所花的时间也是相同的，我们就把这种有规律的循环往复的周期性运动称之为节律活动。

然而，早在我国古代，人们就以漏水百刻计时为依据，用来描述自然界和人类生命过程，以及社会活动中存在的各种各样的节律运动。如"日出而作，日落而息"，就是人们在长期生活过程中观察并总结了地球自转运动，亦称周日视运动而发生昼夜节律性活动，并与之相适应而得出人类社会和生产活动的节律性。

早在2000多年前，《素问》七篇大论中就详细论述了大如太阳、地球、月亮的各自有规律的活动，小至动物、植物以至人类本身的各种节律活动。尽管这些节律活动表现为多种形式，但是它们的共同特点都是周期性有规律的活动，因此，我们把它称为节律性运动。

各种节律运动的周期是不相同的。例如，由地球自转而造成的昼夜节律变化是24小时完成一次变化，它的节律周期就是24小时；地球绕太阳公转1周的时间为1年，因此，四季变化的节律周期为1年。

《黄帝内经》对此有详细的描述，并且从整体上研究了人体生命活动节律的周期性，它不是研究时间本身，而是研究人体活动节奏，随时间周期性系列节律的变化。人们掌握了这些内容，便可基本了解这些节律活动的特点。

显然,共同深化对人体生命节律的认识,探讨人体生命节律活动的奥秘,是我们每个中医人共同奋斗的目标。

第一节　生物节律的基本概念

什么是生物节律呢?

机体的生命活动以一定的周期,按一定的时间顺序周而复始地发生变动的现象,称为生物节律(biological rhythm)。生命活动时间特性最重要的表现,是具有节律性(rhythmicity),即具有生物节律。

人体生物节律是指体力节律、情绪节律和智力节律。每个人从出生那天起,一直到生命的结束,都存在着体力23天、情绪28天、智力33天的周期性波动规律,此称为人体生物节律。每一个周期中又存在着高潮期、低潮期和临界期。由于它具有准确的时间性,因此,也称之为人体生物钟,亦是支配人体内活动的新节律。

也有人解释为:生物节律是指在生物体的内部存在着感知时间、受时间支配的节律现象,即称之为生物钟或生物节律。也就是说,所有的生命活动均存在着按照一定规律运动进行的周期性的生命活动现象,称之为生物节律。

严格来讲,生物钟与人体生物节律的表达方式是有区别的。人体生物节律在运行中有"生物钟"与"人体生物节律学"两种运行方式。其中人体生物节律是以年、月、日、时为时空结构模式,并与日、月、地运行紧密联系在一起,构成天、地、生(生物)、人相统一的太极太玄宇宙同构模型,用来预测和描述人体生命活动周期节律的各种变化。它具有正统的中国元素,我们称之为运气节律,是真正能反映人体生命活动内在节律的基本规律,并且具有可操作性的社会实用价值。

生物钟是从西方传入我国的，它认为一切生物体内部都有自己的"时间表"，并按照这个时间表进行有节律的活动。生物节律的周期可以是一昼夜、1个月，也可以是1年或更长时间。人们把这种存在于生物体内部时间或维持节律的机制，形象地称之为"生物钟"，并在1960年召开的国际会议上，正式把这种神秘的时钟确定为"生物钟"。

"生物钟"与"人体生物节律学"虽然运行方式不同，但它们的共同特点都是以研究生物节律为出发点，是一门探讨和研究人体生命活动周期节律的新兴前沿性学科。

一、生物进化过程中周期节律的变化

生物节律（生物钟）广泛存在于大自然的各种生命活动中，是上亿年内生物在其发生和进化过程中，为了适应环境变化而逐渐形成的与自然环境周期性变化相似的节律性生命活动，从蓝藻到人类，很多生物体内的生理代谢活动的行为过程都表现出以24小时为周期的昼夜节律性。

人类很早就注意到植物生长的节律性，它不仅具有季节节律性，而且具有昼夜节律性。在一天当中，大多数植物在日出时生长速度快一些；在一年当中，大多数植物在春天和夏天长得快一些，有些则在秋天生长。植物的花开花落也有周期变化，我们大家都看到过植物的生长，比如太阳花（半枝莲），每天中午阳光充足时开花，傍晚萎谢。还有合欢花，白天见到阳光时叶子展开，傍晚叶子便合起来，具有明显的节律性。

动物活动的节律性也是十分明显的，而且包括各个方面。一些常见动物的活动规律与人类社会的活动节律是十分协调的。动物活动除了昼夜节律外，还有令人感兴趣的季节性节律。蠕虫、昆虫、两栖类和爬行类动物，以及某些鸟类和兽类，每至冬季便要进入休眠状态，即冬眠。具有冬眠习性的动物不但具有明显冬眠和春季苏醒的周期性，而且在冬眠阶段还有若干个交替出现的冬眠周期和苏醒周期。动物的节律不但普遍存在，而且形式多样、周期长短不一，动物的各种节律活动对于适应环境、维持生存是十分重要的。

二、生物体内的时钟是自然界周期节律变化的应答反应

一切生物体内都有自己的"时间表",并按照这个时间表进行有节律的活动。由于天体运动存在着周期性,气候的变化存在着节律性,因此,自然界也就存在着"生物钟"现象。所谓生物钟,是指生物、生命对外界周期性影响的一种节律性应答反应。生物钟是生物、生命体的一种适应现象,是时间医学的物质基础。《黄帝内经》《伤寒杂病论》关于生物体内时钟的理论,是建立在自然界三阴三阳六个时空坐标基础上的,重点在于阐述人体对自然界周期变化的应答反应,突出人体功能节律和疾病变化节律。这是对《周易》阴阳节律的发展,也为生物节律医学的创立和发展奠定了坚实的基础。

随着时间医学的快速发展,人们认识到人体的各种生理功能均在生物钟的控制之下表现出独特、严谨的节律。很多疾病的发生是由正常节律的紊乱引起的,或者说与生物钟受到干扰有关,而且疾病或症状也有最易发生或加剧的时间,人体对药物治疗也有毒副作用最小、效果最佳的时机。因此,可以说生物钟现象与人类的健康息息相关。

三、中医学对人体生命活动周期节律的描述

春夏秋冬四季交替,日出日没暮去朝来。大自然有规律、有节律地循环不已。科学家们发现,地球上的一切生物,无论是单细胞的草履虫,还是高等动物,包括人类,也都按照一定的时间规律生存和繁衍,表现出各种各样的生物节律或节奏。

我国现存最早的医学典籍《黄帝内经》,已有关于人体生命活动呈现节律性周期性的描述和记载,其中有些认识与现代生物钟学颇为吻合。

（一）近似昼夜节律

地球上有昼夜交替，生物也显示出相应的昼夜节律变化。《素问·金匮真言论》云："阴中有阴，阳中有阳。平旦至日中，天之阳，阳中之阳也；日中至黄昏，天之阳，阳中之阴也；合夜至鸡鸣，天之阴，阴中之阴也；鸡鸣至平旦，天之阴，阴中之阳也。故人亦应之。"这种节律性的阴阳周期，颇似西医学生物钟的"近似昼夜节律"。随着这种节律性变化，人身之阳气亦随之发生相应的改变。如《素问·生气通天论》云："故阳气者，一日而主外，平旦人气生，日中而阳气隆，日西而阳气已虚，气门乃闭。"人体发生疾病后，也是随着这种节律性的变化而有了"旦慧，昼安，夕加，夜甚"之不同。故《灵枢·顺气一日分为四时》云："夫百病者，多以旦慧，昼安，夕加，夜甚。"由此可见，《黄帝内经》对于节律性阴阳周期的认识，是从大量实践中总结出来的。

现代研究认为，神经内分泌随着周期日改变或睡醒节律而有着节律性波动。据报道，皮质醇在24小时只有1/4的时间是活动期，其中有9～11个不相连接的高峰。一整天，犹如《灵枢·顺气一日分为四时》的春生、夏长、秋分、冬藏四个阶段的生物变化规律，大致可分为四期。清晨醒后4小时分泌最多，占一天分泌总量的40%；晚间刚睡的4个小时（午夜前）分泌最低，只占一天分泌总量的5%以下。这种内分泌的周日节律与《黄帝内经》的节律性阴阳周期颇为吻合。

人体"卫气"有温煦机体、抗御外邪的作用，它随着睡醒节律而有一定的运行规律。如《灵枢·卫气行》云："阳主昼，阴主夜，故卫气之行，一日一夜五十周于身，昼日行于阳二十五周，夜行于阴二十五周。"《灵枢·大惑论》云："夫卫气者，昼日常行于阳，夜行于阴，故阳气尽则卧，阴气尽则寤。"说明卫气的运行有着"昼夜节律"。西医学认为，白天醒时交感神经兴奋占优势，基础代谢旺盛；夜间睡时副交感神经兴奋占优势，基础代谢降低。对于卫气运行的"昼夜节律"，若从交感神经、副交感神经兴奋优势的昼夜节律，以及基础代谢强度的昼夜节律的角度进行理解，是颇有深意的。

（二）近似潮汐节律

《黄帝内经》认为，人体气血的运行，随着时间先后的不同，阴阳各经气血的盛衰，如同海洋潮汐有涨有落。如《灵枢·经脉》及《灵枢·营卫生会》就记载了经脉气血的运行是起于中焦，始于手太阴肺经，经手阳明大肠经、足阳明胃经、足太阴脾经、手少阴心经、手太阳小肠经、足太阳膀胱经、足少阴肾经、手厥阴心包经、手少阳三焦经、足少阳胆经、足厥阴肝经，复注于手太阴肺经，此盛彼衰，周而复始地运行不息。气血流注某经，如潮之涨，则气血旺盛；气血离去某经，如潮之落，则血气衰退。这种血气运行之定期的盛衰变化，与现代生物钟学的"近似潮汐节律"有其相似之处。林海等用光子数量测定仪对经络血气24小时运行状态进行研究，初步看到当血气运行至肺经的寅时，左右手肺经光子发射数量测定值是对称的，而在其他时辰则是不对称的，在其他经络的光子数量测定值与此类似，并出现周期性反应。从某个角度来说，这一实验结果为经络气血运行随着时间变化而盛衰的理论提供了一定的科学依据。

（三）近似周月节律

《灵枢·岁露论》云："人与天地相参也，与日月相应也。故月满则海水西盛，人血气积，肌肉充，皮肤致……至月郭空，则海水东盛，人气血虚，其卫气去，形独居，肌肉减，皮肤纵。"明确认识到海水受月球引力的影响，从而有涨有落，人体生命活动受月球引力的影响而有近似周月节律。生物机体内某些有关节律的周期变化是以周月为基础的，与孕酮某一特定的月相（如新月、上弦月、满月、下弦月）有关。如妇女的月经周期就是有规律的，每月来潮一次（30±5日/月经周期）。在月经周期中，体温、激素、代谢、性器官状态，生理和心理检查结果，以及病理改变等，也有近似月节律变动。有人观察到在满月时为患者做手术，常易发生出血；有的周期性出血也是有规律地在满月时发作。此外，人的出生率也有月节律，在满月时出生率最高，新月前后出生率最低。

（四）近似周年节律

人体某些节律是以年为周期的。《素问·诊要经终论》云："正月二月，天气始方，地气始发，人气在肝。三月四月，天气正方，地气定发，人气在脾。五月六月，天气盛，地气高，人气在头。七月八月，阴气始杀，人气在肺。九月十月，阴气始冰，地气始闭，人气在心。十一月十二月，冰复，地气合，人气在肾。"《素问·四时刺逆从论》云："春气在经脉，夏气在孙络，长夏气在肌肉，秋气在皮肤，冬气在骨髓中。"西医学认为，冬季人的体表血管收缩，而体内血管扩张；夏季人的体表血管扩张，而体内血管收缩。因为血液的分布随着不同季节时间而有其侧重部位。有人曾对一个正常男性对象进行了15年的研究，每天测其尿中14-羟甾醇类的含量，结果发现有约1周、20天、1个月和1年二十四节气的周期节律。若以月进行计算，5月是低潮；若以季节区分，秋季和冬季则是高峰。这说明人体确实具有"近似周年节律"，即存在着"年钟"。

总之，《黄帝内经》的生物钟思想非常丰富，且具有不同的时间特征，其重点都有着节律周期性变化的认识，与现代生物学的基本观点颇为吻合，它具有一定的实践性和科学性，值得进一步研究和探讨。

第二节　三阴三阳构模时阈时空生物钟

三阴三阳构模时阈时空生物钟是将宇宙自然界与人体多系统、多器官、多经络，以及细胞交织为一体的网状构模时阈时空生物钟。它是宇宙生物观阴阳术数同构的体现。它与生物、人体紧密地联系为一体，完成生物和人体生命活动生、长、壮、老、衰的全过程，亦称生物节律过程。

一、三阴三阳构模是阴阳术数宇宙观的体现

三阴三阳指厥阴、少阴、太阴、少阳、阳明、太阳，是天体、生物、人体空间时间的区域划分的统一体，中医学称天人相应。三阴三阳与六气相合，经标本中气、气化作用即形成厥阴风木、少阴君火、少阳相火、太阴湿土、阳明燥金、太阳寒水，与一年二十四节气紧密相联系为一个整体。三阴三阳与十二地支相组合为子午少阴君火、寅申少阳相火、丑未太阴湿土、卯酉阳明燥金、巳亥厥阴风木、辰戌太阳寒水，称之为客气。即司天在泉，三阴三阳与天干五行相结合，天干化五运（甲己化土、乙庚化金、丙辛化水、丁壬化木、戊癸化火），即形成五运六气三阴三阳学说理论。

三阴三阳构模时阈时空生物钟，源于"太极、太玄序列"，并以"河图、洛书"为阴阳术数模型构造而成。《周易》河图明确指出："天一生水，地六成之；地二生火，天七成之；天三生木，地八成之；地四生金，天九成之；天五生土，地十成之。"这样就构成了一个宇宙数理模型，认为气这个物质是构成宇宙的重要基础，而且由气的运动而产生了宇宙的运动，而我们人就是宇宙一分子，因此，人是运动着的气的宇宙一部分。气的运动状态有多少种呢？只有三种——"开、阖、枢"，即《素问·阴阳离合论》所说的："太阳为开，阳明为阖，少阳为枢。""太阴为开，厥阴为阖，少阴为枢。"由于具有这三种主要的运动状态，便构成了自然界万物，万物和这种运动状态发生变化，这种变化是以气的振动（振荡）产生，并形成了我们看见的"象"，我们可以通过"象"的变化来推测运动状态。由此，"开、阖、枢"即成为三阴三阳同构模式的时阈时空装置，它起着内外、上下、左右多极多层次、多方位的调控作用。我们也可以通过对宇宙力量的这种运动状态的感知，来了解我们人体本身。

二、人体六套密码器的"象"与"相"变化过程

人类也是三阴三阳的伴生物，不是三阴三阳本身，而是运用阴阳术数同构网系建立起来的五运六气三阴三阳同构模式时阈时空生物钟系统。这个生物钟系统有五个层次时阈时空开关，即主运、司天、在泉、主气、客气；有三阴三阳六个模块，即太阳寒水、阳明燥金、少阳相火、太阴湿土、少阴君火、厥阴风木。这六个模块和五层时阈时空巧妙结合，相互关联，信息共享，实际上是通过宇宙全息运动形式作用于生物体，并与三阴三阳时空发生着紧密联系。在人体生命体内，脏腑经络各组织器官和人体最小单位的细胞都装有这"六套密码器"，即"太阳寒水、阳明燥金、少阳相火、太阴湿土、少阴君火、厥阴风木"。这"六套密码器"是我们人体气的不同运动状态与宇宙形态发生场共振律动后产生不同的"相"变现象。由于它们的组合不同，时空点不同，就会出现春生、夏长、秋收、冬藏这种"象"，而这种象的改变，就是"相"变现象产生了不同的功能和作用。春是生的，夏是长的，秋是收的，冬是藏的，中间这个"象"的过程，一定要有"和"的作用。春是生的，夏是长的，那么春生过渡到夏长这个过程，一定要有一个相变的过程。"物生谓之化，物极谓之变"。相是在不断地变动之中，只有"变"才能产生新的功能。这六套人体生命密码器就是在不断运动中产生有序的相变节律现象。如果我们能够很好地掌握人体一些相变现象，就能很好地运用相变现象认识和控制疾病的各种临界状态，达到我们中医治病的目的。人体生命的现象无非就是开与阖相互交替、相互交换的过程。三阴三阳学说对运动分开与阖的两个过程，这种相变是受控于被称作"枢"的系统的。开与阖是由什么来控制的呢？是由枢来控制的（称为枢机系统），这个枢的系统即少阳、少阴为枢。它们之间相互控制过程中，"枢"是起着重要的调节作用。所以，人体在出现相变的时候，就会出现少阳病、少阴病的一些症状和表现。例如，《伤寒论》第263条云："少阳之为病，口苦，咽干，目眩也。"《伤寒论》第281条

云："少阴之为病，脉微细，但欲寐也。"人体生命少阳少阴系统是控制临界状态的系统，但是这个系统是受控于宇宙五运六气三阴三阳学说的坐标系统。有学者提出"经时空"（简称CTS）生物钟理论，认为高级生物钟是多系统、多器官的综合体，这对研究《伤寒杂病论》是十分有益的。如六个靶向时空坐标系统（六经病）"欲解时"，认为任何疾病产生在人体经时空某个部分，当卫气（或称阳气）循行于经时空，人体的体质、能量处于旺盛阶段，即在这个时间（三个时辰）内阴阳调和的动力，才可能在卫气周期循环中发挥作用，战胜疾病，趋于平衡状态而稳定。在临床上只要详细观察就可发现，凡外表层次肺经时空阴阳平衡力虚弱时，受外界病邪侵袭而产生太阳病，但病变不延及其他经时，我们在上午的巳、午、未三个时辰进行给药调理，疾病便得以解除。又如许多高血压脑病（厥阴经病）患者容易在夜半（子丑值时）发生心脑血管意外，只有在肝、肺努力工作，加强新陈代谢功能的时候，在丑寅卯三个时辰才能逐步恢复。因此，我们有必要挖掘这个非常关键的时辰节律治疗学理论，使其发扬光大。

第三节　生物节律是人体生命活动的基本特征

生物节律是自然进化赋予生命的基本特征之一，人类和一切生物都要受到生物节律的控制与影响。近年来，时间生物节律学证实，生物界（包括人类）进行有规律的周期性活动，这是一种普遍现象。生物节律不仅广泛存在于各种生物（包括人类）生命活动中，而且在生物（包括人类）的所有层次都有所反映。因此，节律是人体生命的基本特征之一。在人体生命活动中，各种生理、生化功能、行为和反应，以至细胞形态和结构都具有节律变化，可统称为生理节律。认识生命节律现象，把握生命节律的基本特征，探讨人体生命活动规律，与三阴三阳学说有着必然的联系。

一、周期节律是三阴三阳学说的立论特点

《素问》七篇大论立三阴三阳学说为时空大纲，统领五运六气理论，阐述"候之所始，道之所生"的规律，即人类对大自然规律的认识。"候"指气候、物候，来源于长期观察，来自实践。"道"指天道也，指宇宙的运动规律，具体是指日月星辰的运动规律，通过天度、气数来体现。正如《素问·六节藏象论》所说的："天度者，所以制日月之行也；气数者，所以纪化生之用也。"即天度是计算日月运行的尺度，气数是标志万物化生的时数，这样就产生了空间和时间的变化。为了说明自然界的规律，通过天度，可以计算年、月、日、时，依据术数，从而得知节气，把握了月份和节气，便可推测天道。因此，有天道运动才产生各种气化，有气化才有万物的反映，也才有病候可言。足见天道、气化、物候，三者皆统一于天道。

《素问·天元纪大论》明确指出："太虚寥廓，肇基化元，万物资始，五运终天，布气真灵，揔统坤元，九星悬朗，七曜周旋。曰阴曰阳，曰柔曰刚，幽显既位，寒暑弛张，生生化化，品物咸章。"

这段论述是运气七篇的导言，提示了几个重要原理。

1. 宇宙天体运动是产生气化的本原。如云："太虚寥廓，肇基化元……九星悬朗，七曜周旋。"即言广袤无际的太空是日月五星运动的场所，天体运动是气化的源泉，鲜明地确立了五运六气三阴三阳学说的天文学背景。

2. 气化是万物化生的基础。如云："肇基化元，万物资始……生生化化，品物咸章。"即强调气化是物化的基础，万物统一于气化。

3. 生命在于运动。如云："五运终天，布气真灵。"即突出生命来源于运动。万物的发生、发展皆根源于宇宙运动。

4. 生命皆有节律。如云："曰阴曰阳，曰柔曰刚……寒暑弛张，生生化化。"即说明了人类和各种生物长期受到地球自转和公转所产生的物理周

期信号（包括太阳、月球和其他天体对地球的各种物理信号）的影响，人体内各种生理、生化功能必须做出相应的反应，以便与外部自然环境相互协调一致，从而得以生存和发展。在人类和生物漫长的进化过程中，这些节律反应最终成为生命特征的一部分而被保留下来，因此，生物节律具有遗传性。外界条件的改变，不能使这种节律消失，仍能出现固有的节律变化，亦显示运气三阴三阳学说以周期节律立论为特点。

二、人体生命体征的基本节律

人的出生年、月、日、时跟人体生命生、长、壮、老、已有着密切联系，并起着十分重要的作用，隐藏着人体生命的密码。人体生命的密码包括两个部分：第一部分是精卵结合，怀胎十月，靠母体脐血供养，胎心起动有节律地跳动，胎儿发育随父母基因成形，称之为父母遗传（DNA）基因密码。第二部分是怀胎十月，胎儿出生的年、月、日、时，尤其是出生日、时对胎儿影响最大，当胎儿出生落地时，第一哭声就是婴儿"气立"打开之时，深吸第一口空气，肺泡自主呼吸起动，有节律地不停呼吸，小手四指抱大拇指的拳头撒开，与天气相接通，双脚十指与地气联通，称为宇宙自然界"授时因子"密码，与宇宙的天文、地理、物理、化学、气象、气候、物候等变化相联系，实际上是宇宙的运动形式与生物、人体共振律动。这种运动形式有六种模块，与三阴三阳发生联系。从宇宙生命信息统一论可获知，人体各脏腑组织器官，至最小的细胞，均存在着"三阴三阳"六套密码装置，然而，中医学则认为"气街"是人体与宇宙大自然之间信息的重要通道，起着和谐共调的重要作用。

西医学越来越深入地认识到生物节律广泛存在于机体的结构与功能中，正常的生理指标有节律性波动，不仅有高频节律（周期从毫秒到秒的节律，如脑电、心电），也有低频节律（周期可以是一昼夜或月、年的节律），尤其是昼夜节律最为明显。从形态结构看，细胞的形态组成，细胞增殖和细胞内RNA、DNA、CAMT各种酶类都有节律性变化。从生理角度来看，体温、睡眠、肾功能、心功能、肺功能、肝功能、脾功能、动脉血压、尿量、心理行为等均表现出节律性特征。从生物化学的角度来看，各种激素的血浆浓度，包括皮质醇、ACTH、胰岛素、肾素、血管紧张素、肾上腺素、去甲肾上腺素等，都呈现出节律性变化。正如弗朗兹·哈伯格（Franz Halberg，1919—2013）所说："人体是节律的海洋。"以上足以说明节律是人体生命活动的基本特征之一。

第二章　从生物节律简述运气三阴三阳学说发展历史与近况

运气三阴三阳学说的发展历史源远流长。早在《周易》时期，运气三阴三阳学说就有了雏形。《黄帝内经》时期运气三阴三阳学说有了正名，并构建了完整的运气三阴三阳学说理论体系。东汉时期张仲景《伤寒杂病论》将运气三阴三阳学说用于诠释生理病理学和时间治疗学，以太阳、阳明、少阳、太阴、少阴、厥阴为标杆，独创"日五运六气三阴三阳学说"，使中医运气三阴三阳学说有了进一步升华和提高。唐宋元明清时期，中医运气三阴三阳学说获得了更好的发展。

第一节　萌芽雏形时期

运气三阴三阳学说萌芽于战国末期，《吕氏春秋·十二纪》已有孟春、仲春、季春分期及行夏令、秋令、冬令的认识，这是客运的源头。西汉初期成书的《淮南子·天文训》中已有一年（主运）周期和十年、六十年（客运）周期的记述，它不但规定了客运五个阶段的长度，而且说明了每运的特性。

此时期自殷商迄战国时代，与农业相关的物候学、气象学、天文学已有很大发展，对自然规律有了一定的认识，奠定了对中医学的影响。尤其是《周易》集哲学、自然科学、生命科学、人文社会科学等领域于一身，是最重要的经典著作之一。它的基本思想起源很早，在甲骨文中已考察到卦象之迹，在古石器时代也有类似卦爻的刻文。《周易》是我国古代文化的瑰宝，是人类智慧的一座资源宝库，也是中医基础理论的渊薮。如中医学气血理论、阴阳五行学说、藏象经络学说、中医病机学说、运气三阴三阳学说、气化学说等，无不始于《周易》。

1.《周易》阴爻、阳爻的阴阳关系，以及《周易》卦象所寓的阴阳哲理是中医运气三阴三阳学说雏形的起源。《周易》有"乾坤生六子，退位而不用"之说，即除去三阳爻乾卦（☰）和三阴爻坤卦（☷），剩下三团阳气与三团阴气互相交织，组成三男和三女：长男震卦（☳），中男坎卦（☵），少男艮卦（☶）；长女巽卦（☴），中女离卦（☲），少女兑卦（☱）。此六卦之中孕育了运气三阴三阳学说的雏形。

2.《周易》太极图、太玄经是运气三阴三阳学说的根基。太极、太玄体系用以说明万事万物的发展和运动的规律。这不仅表示阴阳的消长，也表示五行的生克，更是一个反映日月星辰运行、四时变化、万物盛衰的有机结合体，阐述了宇宙节律与生物节律同构相连的一致性。

3.《周易》河洛数理和魔方九宫八卦布阵是中医运气三阴三阳学说气化理论干支格局的蓝图。如运气三阴三阳学说大运、主气、司天、在泉、客气的推演方法与此相关。

4.《周易》六爻（重卦）与《黄帝内经》运气三阴三阳学说和《伤寒杂病论》六经体系辨证论治密切相关。六爻，即六个位置、六个层次。《黄帝内经》将阴阳分为三阴三阳六个阶段，《灵枢·经脉》把经脉循环的三阴三阳称为六经，自然界气候变化有六气，人诊脉有六部，张仲景《伤寒杂病论》的六经与《周易》八卦、六十四卦有着密切的联系，都与六爻、六个层次有关。一卦代表整体，代表完整的人。六爻代表从外到里、从前到后、从左到右的全方位多层次时空观，所对应的脏腑是五脏六腑加一心包。诊断治疗时的依据也是以阴阳为纲，有表、里、寒、热、虚、实六种状态表现。

5.《周易》四象（太阳、少阳、太阴、少阴）八卦、六十四卦是运气三阴三阳学说的时空体系。《周易》四象、八卦中的象数，太极、太玄经与中医气化、阴阳、八纲、五运六气、三阴三阳学说等联系在一起，用来阐明"宇宙时空节律"导致人体生物节律紊乱，从而引起临床发病的天人相应关系，也反映了人出生年、月、日、时与疾病病理变化的关系。这个时期我们称其为萌芽时期。

第二节　形成完善时期

春秋战国时期，代表文献为《黄帝内经》，它是中医基础理论的经典著作之一。从有关的篇章内容来看，除了对萌芽雏形时期医家所提出疾病因时发生发展现象及其相应防治措施大有扩展之外，更重要的是，它在《周易》"四象"的基础上，"两阳之间加阳明，两阴之后加厥阴"，即太阳、阳明、少阳、太阴、少阴、厥阴有了正名，并且于此创造性地发明了五运六气三阴三阳学说，这是古人智慧的结晶，并经过漫长的观察和研究，在实践中不断形成完善了三阴三阳学说，因此，成为我国独具特色的天、地、生（生物）、人为一体的医学生物学体系，揭示了宇宙节律与生物人体生命活动全息同构的特性，同时也说明了三维时阈时空构模是运气三阴三阳学说的理论基础。《素问》七篇大论以外其他章节的内容认为，人体小宇宙同自然界大宇宙（日月星辰）运动变化的节律是一致的，要准确地确定太阳出没时刻和四季阴阳变化、日月星辰、寒暑昼夜，作为天人相应的准绳，且根据人体固有组织器官，以其所含的气血物质，营卫的运行，经过气街信息通道和律动自组结合，巧妙与运气三阴三阳学说时阈时空构模结合为一体，达到特殊的生理功能，阐述人体生命活动节律的特征。

正常人体在季节更替、月亮盈亏、太阳升落等外环境变化的影响下所出现的多种有关节律变化，具有一定的系统性，强调应四时变化而呈现阴阳消长，即必须遵循"因时制宜，天人相应"和运气三阴三阳学说时空变化的法则。可以说，运气三阴三阳学说基本上形成了中医领域独具特色的医学生物学，并形成了系统的中医基础和临床基本理论而影响至今。

周期节律原理是运气三阴三阳学说气化原理的精髓之一。运气三阴三阳学说的运行有着独特的周期节律规律，与生物、人体生命活动保持着高度的一致性。

一、周期节律是运气三阴三阳学说的精髓

为了保证气化的有序进行，运气三阴三阳学说的周期节律原理，是以五运六气运动周期为内核，如周期节律优势在于明确地反映了三阴三阳时空气化的特点，尤其是六个坐标体系气化的相互关系。

运气三阴三阳学说的六大步律，即六分历（运气历）能更准确地反映生物生、长、化、收、藏规律与生、长、壮、老、已的密切联系。运气三阴三阳学说精辟地论述了运气三阴三阳学说周期节律基础上的气象、气候和物候的统一，并阐述了生物、人类与大自然相统一的周期节律规律原则。

运气三阴三阳学说的周期节律体现了气化遵循着一定时序和一定盛衰规律，形成运气三阴三阳学说气化有序性和波浪式的运动节律曲线，故《素问·六微旨大论》云："因天之序，盛衰之时也。"

运气三阴三阳学说反映了气化周期，包括自然界的五运六气周期节律，以及生物、人体生命的气化周期节律与宇宙天体运动周期节律的同步、同构和统一，从而提示了天、地、生（生物）、人的整体观思想。《素问·气交变大论》云："五运更治，上应天碁，阴阳往复，寒暑相随。"

所谓"天碁"，即指天体运动一周岁（年节律），具体为太阳视运动；地球绕太阳一周，说明运气三阴三阳学说的气化周期与天体运动周期节律相一致，这是运气周期规律的精髓。

二、"常"与"变"周期节律的独特意义

运气三阴三阳学说周期节律的独特意义,在于既有正常气化周期节律,又有异常气化周期节律,即所谓"常""变"周期节律。其中,"常"之气化周期节律属于主运、主气的周期节律,反映的是常规气化节律;"变"的气化周期节律属于客运、客气周期节律,反映特殊气化周期节律。两种周期节律交织在一起,互相影响,互相制约,互为因果关系。这充分体现了运气的周期特色,为中医学的时间医学和医学生物学奠定了坚实的基础。

既有"始于木而终于水"的主气主运为周期节律,即一年从大寒节开始的风木、君火、相火、湿土、燥金、寒水的固定周期节律;也有气候异常变化的特殊周期,如太过不及的周期节律、胜复淫治的周期节律、郁发周期节律、五音建运太少周期节律、迁正退位周期节律等。

上述"常"的周期节律主要循环于一年之内,而"变"的周期节律往复于一年、数年甚至数十年间。运气三阴三阳学说周期节律为"变"的基本周期节律,而甲子六十年周期节律则为"变"周期节律的超长周期节律,几乎囊括了全部特殊周期节律在内,足见运气周期节律具有揭示"常""变"周期节律的优势。在研究气化的周期节律的同时,要结合人体生命活动生理功能之"常"与病理节律之"变",探讨医学生物,才能更具中医特色的时间医学。

这个时期,运气三阴三阳学说基本上形成了一个比较完善的理论体系,即《黄帝内经》运气三阴三阳学说。

第三节 提高升华时期

东汉末年医圣张仲景的《伤寒杂病论》,总结了许多疾病发展的时辰

节律。他认为时辰与病证之间有互相能动的关系。《灵枢·顺气一日分为四时》指出："朝则人气始生，病气衰，故旦慧。"《素问·脏气法时论》指出："病在肝，愈在夏，夏不愈，甚于秋，秋不死，持于冬，起于春。""肝病者，愈在丙丁，丙丁不愈，加于庚辛，庚辛不死，持于壬癸，起于甲乙。肝病者，平旦慧，下晡甚，夜半静。"如此以时辰周期来说明病因、阐明病位、指明传变、推断预后等论述，在《黄帝内经》中还有很多，如脉象和色泽变化节律，反复强调"因天时而调和血气"，指出要"以日之寒温，月之虚盛，四时气之浮沉，参伍相合而调之"。又如《灵枢·卫气行》云："分有多少，且有长短，春秋冬夏，各有分理……谨候其时，病可与期，失时反候者，百病不治。"在这些理论的影响下，他紧抓时辰与疾病之间互相能动的关系，深入研究运气三阴三阳学说年周节律与日时辰之间的关系，创造性地立太阳、阳明、少阳、太阴、少阴、厥阴为标杆的"日五运六气三阴三阳学说"，阐述人体疾病发生发展的周期节律性变化，提出"六经病愈解时"昼夜节律对人体生命活动的影响，从此使运气三阴三阳学说达到了进一步提高和升华，为生物医学和时间治疗学的发展作出了重要贡献。

一、张仲景对日节律（昼夜节律）的认识

一般疾病都有发生、发展和变化的过程，这个过程就是时间结构与空间结构发生病理生理节律的变化，最显著的特点便是时间节律性。有不少现例，在一天或四季不同的时间中，有各种临床症状、病候表现，这里不可忽视生物节律的作用。东汉张仲景在《伤寒杂病论》中分析六个靶向坐标时阈时空系统（六经）病变时，认为六经病都有一个缓解时间，这个缓解时间显示了疾病时态的日节律（昼夜节律），如《伤寒论》第9条云："太阳病，欲解时，从巳至未上。"反映了一日之中人身之阴阳之气因太阳之运转而定时盛衰，这说明太阳活动对人体功能影响明显，亦发现太阳周日视运动决定着人体阴阳变化的日节律（昼夜节律）特征。如少阳病

欲解时，是从凌晨 3 点至上午 9 点，这是张仲景对昼夜节律时间区分和人们活动习惯所形成的生物节律的精彩描述。人们习惯了天文学的"民用晨光始"前后就起床，而于"民用晨影终"前后才睡眠，通常在 24 小时中，睡眠和觉醒活动不是 12 和 12 小时，而是 8 和 10 小时，或 10 和 14 小时。这样，三阳经相继 10 小时就不难理解了。

二、张仲景择时辨证治疗服药的原则

《金匮要略·血痹虚劳病脉证并治》论及虚劳病，指出："劳之为病，其脉浮大，手足烦，春夏剧，秋冬差。"这是虚劳的年节律变动。女劳疸患者的"日晡所发热，而反恶寒"，妇女热入血室时表现为"妇人伤寒，发热，经水适来，昼日明了，暮则谵语"。风湿病"周身尽痛，发热日晡所剧"，这是对疾病日节律的描述。六经病"欲解时"是对疾病时辰节律的描述。运用吐下治则亦遵循时辰节律"春夏宜发汗""春宜吐""秋宜下"。张仲景提出十枣汤宜"平旦温服"，泽漆汤宜"温服五合，至夜静"，皂荚丸宜"日夜一服"，麦门冬汤宜"日三夜一服"，小青龙（加石膏）汤宜"日三服"等。

三、季节性加减用药治疗措施

《金匮要略》对退"五脏虚热"的四时节律"加减柴胡饮子方"的临床应用，按四季予以加减的方剂示范为："冬三月加柴胡八分，白术八分，陈皮五分，大腹槟榔四枚（并去皮子用），生姜五分，桔梗七分；春三月加枳实，减白术；夏三月加生姜三分，枳实五分，甘草三分；秋三月加陈皮三分。"

第四节　创新发展时期

一、历代医家对《素问》七篇大论的认识

历代医家认为《素问》七篇大论发挥了运气三阴三阳学说时空节律的优势，对发展提高中医临床疗效有着特殊重要的意义。它是论述运气三阴三阳学说思想的重要文献之一，反映在十九至二十二卷《素问·天元纪大论》《素问·五运行大论》《素问·六微旨大论》《素问·气交变大论》《素问·五常政大论》《素问·六元正纪大论》《素问·至真要大论》等大论中。晋代皇甫谧撰《针灸甲乙经》，隋代杨上善撰《黄帝内经太素》，其中都没有这几篇大论，唯唐代王冰注《素问》，自称得到师藏秘本，存在着《素问》七篇大论，于是五运六气三阴三阳学说得以流行。因此，五运六气三阴三阳学说之倡，王冰功不可没。

五运六气三阴三阳学说是古人对天象、气候、物候、病候的观察和观测，获取了丰富的感性知识，然后加以整理和创造，经过判断和推理阶段，逐渐总结而产生的。其应用于医学中，对生物医学和时间医学产生了深远影响。

二、历代医家对《伤寒杂病论》三阴三阳学说见解

为了深入探索仲景三阴三阳学说的奥秘，自宋代成无己首注《伤寒论》以来，历代医家各从不同角度解释《伤寒论》六经理论，形成了诸种不同的学说，迄今为止，据不完全统计，代表性的观点有14种之多，现分述于后。

（一）经络说

宋代朱肱《类证活人书》云："治伤寒先须识经络，不识经络，触途冥行，不知邪气之所在。"从六经的循环来联系症状，以《黄帝内经》为依据，认为《伤寒论》六经就是三阴三阳六条经络发病。后世汪琥等人从其说并有所发展，他在《伤寒论辨证广注》中提出："仲景书上分六经，不言手足，其实则合手经而皆病。"

（二）六经分证说

六经分证说认为《伤寒论》六经是外感热病的分证纲领。其内容包括人体脏腑、经络、营卫气血生理病理变化，贯穿着分辨阴阳表里寒热虚实的精神和基本治疗法则。提出这种见解的有宋代许叔微和清代包诚，今人沈济苍发展其说。沈氏认为："《伤寒论》一书，具体地阐述了辨证论治的基本法则，这些基本法则正体现在六经分证之中。"

（三）气化说

把五运六气学说应用于《伤寒论》六经辨证论治之中，认为天有六气，人有六经。人生活在天地气交之中，脏腑、经络、营卫气血无不受其宇宙自然形成气的影响，人体六经的气化功能正常，则能适应自然界六气的变化而健康无病，反之则病由此而生。运用"标本中气"学说和"开阖枢"学说阐明在天之六气影响下，人体三阴三阳六经（包括脏腑、经络、营卫气血）气化的病理生理变化。认为《伤寒论》中三阴三阳病者乃六经气化为病，进而依此辨证，分经治疗。自金代张子和提出六经气化学说后，清代医家黄元御、张志聪、张锡驹、陈念祖力倡其说，陆九芝更有发展，他说："六经提纲皆主气化，六经为标，六气为本。太阳之为病，寒水之气为病也，寒为病故宜温散，水为病故宜利水。篇中凡言太阳病者，皆寒水之病言也。"今人邓绍先亦从其说。

（四）经界划域辖病说

经界划域辖病说认为《伤寒论》六经是以经界所划分的区域统括疾病的代称。明代方有执说："《伤寒论》六经之经与经络之经不同……犹言六部也。"清代程郊倩倡其说，认为："经，犹言界也，经界既正，则彼此辄可分疆。经犹言常也，经常既定，则徒变辄可穷变。六经署而表里分，阴阳化矣。凡虚实寒温之来，虽不一其病，务使经署分明。"又说："仲景之分太阳、阳明等，亦是划限之意，所以，辖病也。"清代柯琴亦从其说，认为："仲景之六经是经界之经，而非经络之经。"又云："仲景之六经，是分六区地面，所该者广……凡风寒温热，内伤外感，自表及里，有寒有热，或虚或实，无乎不包，故以伤寒杂病合为一书。"

（五）阴阳说

姜春华认为："欲认识仲景六经，必须从《黄帝内经》的全部阴阳概念（包括经络、脏腑、气血营卫等）来理解。"

（六）六经形层说

六经形层说认为《伤寒论》六经是假设标定机体的六个层次，是病理上某一分野暂作"代号"，言此可为钤百病的总诀。由清代周学海首先提出，后为俞根初进而扬之。俞氏在《通俗伤寒论》第一节"六经形层"中说："太阳经主皮毛，阳明经主肌肉，少阳经主腠理，太阴经主肢末，少阴经主血脉，厥阴经主筋膜。"徐荣斋重订按曰："六经形层这个名词，是根据周学海'与友条论论读伤寒论法'第五、九、十一条而产生的。'六经'在《伤寒论》学说上，是一个根深蒂固的传统述语。"本节把六经假定作机体方面的六个层次，虽然说不出充分理由，但在病理上的某一分野中，用它暂作"代号"是应该的。

（七）阶段说

阶段说认为《伤寒论》六经就是把多种急性发热性疾病的整个发展过程，根据不同病机特点而分作六个阶段。近人陆渊雷力倡此说，认为："盖伤寒六经不过就病变上分作六个段落。"徐荣斋、胡友梅、欧阳锜、陈伯涛等皆从其说。

（八）三焦说

三焦说认为《伤寒论》六经即是三焦。如近代何廉臣指出："张长沙治伤寒法，虽分六经，亦不外三焦。"

（九）症候群说

症候群说认为《伤寒论》六经是六个症候群。陈邦贤提出："《伤寒论》六经，它是从阴阳而发生的，太阳、阳明、少阳叫作三阳；太阴、少阴、厥阴叫作三阴；三阴三阳统称六经，就是六类症候群。""一切外感疾病，都可以分为六大类。"金寿山赞从其说。

（十）正邪消长说

正邪消长说认为《伤寒论》六经是急性热病发展过程的各个阶段中正邪消长的反映。祝味菊首先提出："太阳之为病，正气因受邪激而开始合度之抵抗也；阳明之为病，元气愤张，功能旺盛，而抵抗太过也；少阳之为病，抗能时断时续；邪机屡进屡退，抵抗之力未能长相继也；太阴少阴之为病，正邪相搏，存亡危急之秋，体工最后之反抗也。"程门雪、刘树农皆赞同其说。时振声亦认为："六经辨证的全过程是急性热病正邪消长的反映。"

（十一）八纲说

八纲说认为《伤寒论》六经的内涵即是对八纲的表述。如明代方隅著《医林绳墨》云："抑尝考仲景治伤寒著三百九十七法，一百一十三方……虽后世千方万论，终难越矩度，然究其大要，无出乎表、里、虚、实、阴、阳、寒、热八者而已，若能究其的，则三百九十七法了然于胸中也。"又如陈逊斋说："伤寒六经者，阴阳寒热虚实表里之代名词也。"

（十二）时空说

时空说认为《伤寒论》六经高度概括了急性热病和慢性杂病的空间和时间的辨证规律，示人以法程。如岳美中提出："时间和空间，交织在一起，才形成宇宙，人在其间，受大自然的支配——即受空间和时间支配……一有疾病，无论是风、寒、暑、湿的诱发疾病，或是外因直接影响机体，它本身既有变化性……也有它的客观存在，有迹象可寻。物体既占有空间位置，物体移动，亦可假借空间而得辨认。仲景总的在辨病上，既审察到空间上的客观存在，又抓住时间上的发展变化。"

（十三）六病分证说

六病分证说认为《伤寒论》六经应是"六病"。赵锡庠宗陆渊雷说，曾在1955年提出过这一学术见解。后亦有一些学者赞同其说，如刘绍武认为："历来沿袭已久的'六经'分证应作'六病'分证。"张志明亦云："《伤寒论》无'六经'两字，只有'太阳病''阳明病'等六病字眼。而在后世所谓六经分证实系一种错误说法，应改称'六病分证'较为恰当。"

（十四）用控制论模糊识别概念分析六经之说

孟庆云从学术探讨的角度提出："六经为六种模糊聚类分析，其识别要点，主要从正邪（抗干扰力与干扰）、病期（时间）、脏腑经络（病变空间）等因素加以分析，即六经病是正邪、时间和表现于脏腑经络之症状的函数。""六经病是热病过程中模糊聚集的群，而不同于那种只表现为症状而彼此互不联系的症候群。"

以上归纳了 14 种对《伤寒论》六经含义的不同见解，虽未能尽列众说，但都是有代表性的；尽管这些见解各有千秋，而尚未能较为全面地阐明《伤寒论》曰五运六气三阴三阳学说之本义。究竟应如何理解《伤寒论》曰五运六气三阴三阳学说呢？欲明之其本义，必须追本溯源。

《黄帝内经》在《周易》的基础上正名了三阴三阳的名称，即厥阴、少阴、太阴、少阳、阳明、太阳，并结合古代哲学五要素，即气（炁）、天干、地支、阴阳、五行与三阴三阳学说，即六气厥阴风木、少阴君火、太阴湿土、少阳相火、阳明燥金、太阳寒水，并以主运、主气、司天、在泉、客运、客气、客主加临等，用于揭示阐述天、地、生（生物）、人、同构共振，信息共享，相互关联，相互制约，整体自动时阈调控的宇宙全息统一的生物节律时阈时空构模体系。这是《黄帝内经》对中医学的伟大发明和创造。

生物节律是人体生命活动的基本特征。生物节律机制包括两个方面：其一是外源性机制（自然界外环境），《黄帝内经》七篇所言"外六淫"。其二是内源性机制，《黄帝内经》称之为"内六淫"。也就是说人体气力打开之际自然密码就会遗传，所以，人生命过程必然会打上五运六气三阴三阳学说的烙印。人体五脏六腑、经络、气血营卫、各组织器官和细胞都有六套密码装置，那就是五运六气三阴三阳这个三维时空坐标。人在天地之间、六合之内，人体生命活动进程始终与时空节律变化相依，因此，《黄帝内经》五运六气三阴三阳学说多以年周期节律变化阐述生物人体生命活动和疾病的变化，称之为气象生物医学。

《伤寒杂病论》独创曰五运六气三阴三阳学说，用以阐述人体生命活动阴阳消长过程中生物节律紊乱失调，发生疾病的生理病理变化，并进行辨证论治，称之为生物医学或时间医学之经典。

我们从生物节律学角度去探索《伤寒杂病论》日五运六气三阴三阳学说，亦是一件十分有意义的事情。

第三章　运气三阴三阳学说五要素生物节律意义

何谓"三阴三阳学说"呢？三阴三阳学说可以概括为探讨和研究三维空间"天、地、生（生物）、人"同构共振时相周期运动节律的代码，为宇宙生命时空变化规律的符号模型。《周易》以阴阳两爻为基础，为二进制。《太玄经》则为三爻，为三进制。卦爻是对宇宙自然与生命节律的综合抽象和简明概括，两者结合构成太极太玄序列体系，可以用来描述宇宙三维时空物质世界的多种周期运动和运动时空结构的特征。人类生活在三维时空中，从时空的统一可以推知，既然空间为三维，则时间也应为三维，时空是物质运动表现出来的阴阳两种属性。因此，在三维时空中，就表现为三阴（空间）三阳（时间）六种单元，这可以说是"三阴三阳"由来的渊源。

运气三阴三阳学说五要素，即气（炁）、天干、地支、阴阳和五行。这些要素是我国古代哲学思想中的一些概念、原理、思维方法，用来解释生命现象并受其相当深刻的影响。在构建运气三阴三阳学说理论时，将这些哲学中的基本概念、基本原理用于构建运气三阴三阳学说理论之中，与相关的医学知识融为一体，阐述人体生命活动与天地人构建宇宙统一体系。因此，运气三阴三阳学说中的气（炁）、天干、地支、阴阳和五行理论已经离开纯哲学的轨迹，成为运气三阴三阳学说理论的骨架，蕴含着相当丰富的医学知识，并赋予了自然科学的特征。

第一节　气（炁）的概念及其医学意义

气（炁）作为一个生命哲学的概念，最早见于《国语·周语》。西周末周幽王二年（前780年），三川皆地震，伯阳父解释说："失天地之气，不失其序，若过其序，居乱之也。阳伏而不能出，阴迫而不能蒸，于是有地震。"伯阳父以天地之气和阴阳二气解说地震起因，这里的气指天地之气、阴阳之气，已从表示具体的存在物演变为一个抽象的具有哲学意味的概念，气成了天地运动的决定力量。

齐国时期以宋钘、尹文为代表的两位哲学家把老子的"道"进行了加工改造，提出了"气"是世界万物的总源。所谓"气"，是一种细微的流动物质，"精"也是一种气，它是气的精粹部分。《管子·内业》云："精也者，气之精也。"故常以精气并称。宋、尹氏认为，"精气"是构成世界的基本物质。所谓"其小无内"，即是把"气"作为构成天地万物最微小的物质单位；所谓"其大无外"，是指世界万物无所不包罗于"气"。

虽然先秦古籍中大多讲到气，大部分都是从哲学上讲的，但最能代表生命精义的还是《周易》和《黄帝内经》。

一、《周易》论气

《周易》太极图蕴含着气一元论的原理，《乾凿度》云："太易者，未见气也；太初者，气之始也；太始者，形之始也；太素者，质之始也。气形质具而未离，故曰浑沦。浑沦者，言万物相混成而未相离。"即指出"太易"为浑沦元气之先祖，为元气之原始状态。"元气"一词出于《淮南子·天文训》，其云："宇宙生元气。"《乾凿度》所说的"太易"，即为元气之母。太极始为太虚元气，元气为浑沦元气即太极，太极再分为阴阳二气，阴阳二气再化生万物。因此，"太易"与"太极"的元气对中医的气学说皆有一定的指导意义,《乾凿度》从"太易"与"太极"的观点出发,提出了"气为形,质为始"的理论,认为气是万物生化之始,对中医气学说很有影响。中医的气学说在"周易"气学说的影响下,吸取了黄老之学的气一元论思想,把气学说引入了医学范畴,创立了具有中医特色的气学说,为中医理论的形成和发展起到了奠基作用,尤其是"气学理论",促进了五运六气三阴三阳学说与医学生物学的发展。

(一)气是人体生命之本原

早在春秋战国时期,哲学家们曾经对人类生命的起源做过大胆探索。如《庄子·知北游》云:"人之生,气之聚也,聚则为生,散则为死。"认为"气"是构成人体的基本元素,把气作为组成人体和维持人体生物节律活动的重要物质元素。《素问·宝命全形论》云:"天地合气,命之曰人。"其后《难经·八难》也说:"气者,人之根本也。"

气作为构成人体的本原,又称为"元气""原气""真气"。元气的形成,来源于肾中精气,脾胃所吸收的水谷之气,以及由肺吸入大气三部分相合而成。《灵枢·刺节真邪》云:"真气者,所受于天,与谷气并而充身者也。"元气是维持各种生理活动的物质基础,人体的生长、发育、生殖、衰老,无不赖元气的蒸动资助。

(二)气化是气机节律活动过程

所谓气化,即气的运化、生化,中医五运六气三阴三阳学说包括天、地、生(生物)、人、宇宙、自然界与生物、人体脏腑、经络等气化节律活动的全过程。中医学认为,人的生理、病理及治疗过程,就是气化节律变化的过程。

自然界生化指自然界阴阳气的活动变化,有了正常的气候,才有正常的生化。如《素问·天元纪大论》云:"太虚寥廓,肇基化元,万物资始,五运终天。"《周易·系辞》云:"乾知大始,坤作成物。"二者是一脉相承的。《素问·五运行大论》云:"燥以干之,暑以蒸之,风以动之,湿以润之,寒以坚之,火以温之。故风寒在下,燥热在上,湿气在中,火游行其间,寒暑六入,故令虚而生化也。"说明五运六气的运化是物化的保证,有了正常六化的气化节律活动,人体脏腑等组织器官包括细胞的气化节律功能才能进行,人体生命活动节律才能维持,且更有活力。因此,气化包括人体内外气的节律及其相互关系。

(三)气机升降出入运动是气化节律活动的集中表现

五运六气三阴三阳学说认为,气化节律活动是气机升降出入运动的体现。所谓气机升降出入运动,指的是气的交感作用,在宇宙自然界表现为天地之气的升降交感作用。如《素问·天元纪大论》云:"在天为气,在地成形,形气相感,而化生万物矣。"《素问·六微旨大论》云:"气之升降,天地之更用也……升已而降,降者谓天;降已而升,升者谓地;天气下降,气流于地;地气上升,气腾于天。故高下相召,升降相因,而变作矣。"《素问·六微旨大论》又云:"何谓气交……上下之位,气交之中,人之居也。"说明天地存在着气交运动,与人体而言,脏腑之气在不停升降出入,左升右降,成为圆的循环。升降是体内脏器之间的衔接,出入则是人体内气与大自然外气之间的联系,因此,升降出入运动是人体内外环境维持统一的时空枢机,升降出入运动是人体生命节律活动得以维持的保证,正如《素问·六微旨大论》所言:"非出入,则无以生长壮老已;非升降,则无以生长化收藏……出入废则神机化灭,升降息则气立孤危。"

二、《黄帝内经》论气

《黄帝内经》对"气"字使用频率极高,多达2952多次,以气类名,《黄帝内经》中论述了80余种气,大致可分为自然界之气、人体生理之气、病邪病理之气、药物之气四大类。

《素问·宝命全形论》云:"天地合气,命之曰人。""人以天地之气生,四时之法成。"在以上精气生命观思想的指引下，全面地应用精气理论解释人类存在与天地万物的关系，以及人体结构、生命活动和病理变化，广泛地运用精气理论指导疾病的防治，使这一哲学理论成为中医理论体系的基础和核心。

精气学说又称为"气一元论"，是研究精气的内涵、运动规律和用以解释宇宙万物形成变化规律的哲学理论。这种哲学思想产生于先秦，成熟并广泛运用于秦汉时期，此时正是医学理论的形成阶段，因而成书于这时期的《黄帝内经》理论全面地接受了这一哲学思想，其中所藏的全部医学知识，处处散发着浓郁的精气理论气息。《黄帝内经》将气的概念引入医学领域之后，构建了一个医学理论为主体的庞大的气论体系，如五运六气三阴三阳学说，广泛地应用于生物医学科学的各个层面，其内涵得到了广泛拓展，内容也得以极大丰富。

（一）气是人体生命节律活动的根本

气，是人体一切活动的基本因素，气化是气机节律的生化过程，这些皆可在五运六气三阴三阳学说中体现出来。中医学认为气是人体生命活动的根本，如《难经·八难》云："气者，人体之根本也，根绝则茎叶枯矣。"中医认为元气为气之根，出于命门，如《难经·三十六难》云："命门者……元气之所系也。"气是构成人体最基本的物质，亦是维持人体生命活动的最基本元素，如《素问·宝命全形论》云："人以天地之气生，四时之法成。"《素问·六节藏象论》亦言："气和而生，津液相成，神乃自生。"以上皆说明气是人体活动的根本。

（二）气是天地生（生物）人、万物感应的中介

"气一元论"的自然观，是古人抽象出来的哲学概念，认为气是天地万物的本原，是生命的基本条件。《黄帝内经》继承了先秦最先进的唯物主义哲学"气一元论"思想，认为气是构成人体生命的本原，从此"气"

富有了医学内涵。《素问·至真要大论》认为万事万物之中"本乎天者，天之气也，本乎地者，地之气也，天地合气，六节分而万物化生矣"，指出天地空间、六节时间（即一年），以及天地之间的万物都是由气变化而成的。由于气的性质、气的运动状态和运动方式及其效应的不同，决定了气有多样性的特征，所以，"气"是联系天地万物之中介。万物以气为中介，相互感应，相互融合，正因为有了气，每一个事物才成为内部互为关联的整体。人在天地之间六合之内，人的生命与宇宙天体有着密切关系。《素问·天元纪大论》说："故在天为气，在地成形，形气相感而化生万物矣。""气有多少，形有盛衰，上下相召而损益彰矣。"意思是天空辽阔，真气布满宇宙，统率着整个天地乾坤。这就是"气"为中介的作用，气这种物质有阴阳之分、刚柔之别、幽显之异，还有多少盛衰的不同。这种差异就是矛盾，矛盾即是运动。所谓"形气相感""上下相召"，就是这种矛盾运动的表现，正是这些矛盾运动产生了自然界千差万别的事物。《素问·阴阳应象大论》云："阴阳者，血气之男女也；左右者，阴阳之道路也；水火者，阴阳之征兆也；阴阳者，万物之能始也。"说明阴阳二气是产生一切的根源，《素问·至真要大论》云："天地合气，六节分而万物化生矣。"说明了物质世界内部阴阳二气对立统一是宇宙间万物变化的总规律。

三、气是生命的物质、能量和信息

《黄帝内经》将精、气、神视为"三宝"，但三者之中仍以气为根本。精是一种物质，气是一种精微物质，前者有形，后者无形；而有形的物质来源于无形之气质，精又赖气之蒸腾而化生，所谓"气归精"是也。神是人体正常生理活动的概括反映，它也是以气为物质基础的。

近年来，对于气实质的研究受到了国内外学者的高度重视。中外许多医学家、自然科学家运用分子生物学、免疫学、量子生物学、医学工程学、生物物理学等学科的现代科学手段，对气进行了广泛深入的探讨，大致可以分为物质、能量、信息三种观点。

（一）气是物质说

现代有人研究认为，气是一种精细的物质及能量，并认为环状核苷酸是目前分子水平认识到的调节人体代谢对立统一物质运动的形式，如蛋白质、脂肪、糖类等，都属于中医"气"和微小难见的物质的范畴，因而气是指维持生命根源的能量代谢物质。还有人认为，生命的基本物质应包括蛋白质、糖、脂肪，以及其他一些必需的元素和维生素之类，因此，气与以上物质有关。也有人将神经介质、体能多肽类、激素，以及细胞内CAMP、CGMP等，看成是物质之气的基础。日本有学者指出，气也许是酶系统。国内也有人以红细胞膜的ATP酶活性检查作为探讨气的客观指标。刘亚光则认为，气的物质基础是DNA、激素、神经介质及ATP物质高能化合物。也有人指出，生命节律活动的物质基础是核酸（DNA、RNA），DNA与生命节律活动的基本特征遗传和新陈代谢息息相关，是构成整体功能的最根本因素。因此，认为中医气化基础可能是核酸代谢。

上海林功铮认为，元气的本质在细胞生命。这种提法早在20世纪初，孙中山先生就曾提出过，他认为"生元"（元气）即指"细胞"。20世纪50年代初，也有人提出中医所说的气，是指体内各脏器细胞分子之活动率。北京中医研究所生化室的实验报告指出，细胞表面电荷可能是气的物质之一。

有些学者认为气可能是免疫力形成的物质基础。有报道气药可使免疫球蛋白含量增加。有人认为某些气可能与免疫活性细胞巨噬细胞、粒细胞、浆细胞、单核细胞、淋巴细胞等有关。

北京王伟提出，气的功能其实质就是血液循环，特别是微循环功能的设想。上海曙光医院孙世道等人通过对487例临床甲皱微循环的观察，初步报告气虚、气滞患者均有管袢数目、长度、张力排列等变化。

目前，趋向于气、蛋白质、核酸这一论点的人较多，用气、蛋白质、核酸理论来解释中医气学理论的某些观点，说明许多生命节律现象，常常可以得到比较满意的结果。

（二）气是能量说

加拿大 Ling-Y-wei 博士运用基里安照相术检查说明了内气是生命的场，它在一个有生命的机体内起到力量或能量的作用。有国外学者指出了经络的"场力学说"，认为中医的气就是能。日本学者认为气即"热能"。国内某研究认为，气的表现来源是藏于营养物质中的化学能。

我国学者孙增琪认为，"气"是一种场，认为人体中的"气"类似"生物场"，能联系调节体内外环境，以维持正常生理活动的协调，进而预计从"气"与"场"的线索来探索新医学理论，对实现中医现代化是很有意义的。

（三）气是信息说

内蒙古唐学正认为，气的概念在中医学理论中体现了传递、交换、贮存的运动形式，它与信息过程有着共同特征。气的运动形式，就是系统反馈联系中信息的转输和处理过程。有学者提出，广义的针灸等理化刺激，向经络输入的本质是气，也就是信息，气血运行就是信息传递。有些药物不直接起生化杀菌的作用，而是起到携带信息的作用。也有人认为，从控制论的观点研究中医学整体观念，认为"气"与信息同样具有传递、保存、交换的共同特征。人体通过"气"的调控作用维持人体内部和内外环境阴阳的平衡，于是推论，"气"的调控作用，是中医学整体观的内核。

中国中医科学院李志超提出了他的观点："气"是一种或者多种线度很微的颗粒，它可以自由出入血管和细胞内外，在血脉之中称为营气，起濡养全身的作用。以现代科学信息论观点看，卫气属于人体开放的信息系统中信息载体的一种，也是活动于血管之外间隙体液之中的小体。

现代分形理论提示，任何组织结构都不可能全部占满三维空间，它总存在着一个分数维空间，即间隙维空间，人体间隙结构是与细胞组织结构相对立而存在的，所不同的是，细胞组织结构随发育而逐步分立，间隙结构永远保持着完整统一，且与外界空间和天地生人统一场融通一体。因此，生命体的信息载体——"气"，可以在整个间隙维空间中自由流通。气的波动性应是生命信息中枢的发射，脏腑器官的搏动蠕动也可以来自纳米小体和DNA双螺旋体振动和自旋等。气存在于运动与人体开放系统的间隙维空间，与天地生于同一个空间统一场。所以，气的活动范围不以个体躯壳维为空间界限，从泛空间的概念上讲，气无内外之分，它应以纳米小体的颗粒性和不同频段的波动性两种类型而存在，并以生命信息载体的身份作为"天人相应"的广阔空间。"气"这种在自然界无声无息的运动物质，无疑地成为构成人类最基本的生命物质元素，也是对天地生人和五运六气三阴三阳学说的最好诠释。

以上有关对中医"气"本质的研究，在中医学理论指导下，采用现代科学和技术，从科学的宏观和微观世界进一步研究"气"的实质，这对于认识人类生命节律活动必将提供新的线索，也是探索人类生命科学的一条重要途径。笔者认为，只要进行多学科的综合研究，打开生命节律现象与五运六气三阴三阳学说奥秘，提示生物节律在医学生物学中的重要作用，对探索《伤寒论》曰五运六气三阴三阳学说是大有裨益的。

第二节　天干地支与人体自然节律的意义

天干地支是中医学五运六气三阴三阳学说理论的基本元素，这套古人用来纪年、月、日、时的符号，不仅是时序和数序的符号，而且是涵盖方位、天文、气象、四季、物候等概念的宇宙天地生人时空的坐标符号，更表述着生物人体自然节律的规律性。因此，干支是五运六气三阴三阳立论的主要要素之一，我们有必要对其实质内涵进一步加以探讨。

一、干支与生物人体自然节律的意义

十天干：甲、乙、丙、丁、戊、己、庚、辛、壬、癸。

十二地支：子、丑、寅、卯、辰、巳、午、未、申、酉、戌、亥。

十天干和十二地支历史悠久，从殷墟出土甲骨文到秦汉时期，关于天干地支的含义，进一步从事物的由小到大，由盛而衰，妊养更替，新旧代谢立论，并引进了当时的天文学知识和阴阳五行思想，如以十二地支配十二月，干支配五方、五季、五行等。

在《淮南子·天文训》《史记·律书》《汉书律历志》等文献中，对十天干和十二地支的解释是基本一致的，不仅概括了天干地支的本义，而且蕴含着生物的自然节律。

由此可见，天干地支不仅是一个数字、数序符号，而且是古代用来纪年、月、日、时和方位的符号。除此之外，它还包含着万物由发生而少壮、繁盛、衰老、死亡，而更始的生物生长、收藏再生长的生物自然节律等含义在内。因此，在医学运用上，古人也就把它与季节、方位、脏腑功能、治疗方法密切联系起来，如《素问·脏气法时论》云："肝主春，足厥阴少阳主治，其日甲乙，肝苦急，急食甘以缓之。心主夏，手少阴太阳主治，其日丙丁，心苦缓，急食酸以收之。脾主长夏，足太阴阳明主治，其日戊己，脾苦湿，急食苦以燥之。肺主秋，手太阴阳明主治，其日庚辛，肺苦气上逆，急食苦以泄之。肾主冬，足少阴太阳主治，其日壬癸，肾苦燥，急食辛以润之，开腠理，致津液，通气也。"这就是上述干支生物自然节律在中医临床中的具体运用，也说明干支的含义和生物自然节律在中医学中具有十分重要的意义。

二、关于干支在运气三阴三阳学说中的运用

（一）干支配阴阳

干支的阴阳属性，总的来说，天干属阳，地支属阴，但是从天干地支本身来说，则天干地支都可以再分阴阳。一般说天干中的甲、丙、戊、庚、壬属阳，因此，这五干又称阳干；乙、丁、己、辛、癸属阴，因此，这五干又称阴干。地支中的子、寅、辰、午、申、戌属阳，因此，这六支又叫阳支；丑、卯、巳、未、酉、亥，属阴，因此，这六支又叫阴支。分的方法是按干支排列次序，奇数为阳，偶数为阴。

自然界的一切事物和现象都可以用阴阳加以归类，而一切事物也只有有了阴阳之间的运动，才能产生无穷的变化。干支本身既然包括万物生长繁盛、衰老、死亡、更生的生物自然节律等含义在内，因此，它本身必然就有阴阳的区分，否则就不可能发生变化。

（二）干支配五行

1. 天干配五行

其一，十天干可以把它们分成甲乙、丙丁、戊己、庚辛、壬癸等五对，天干本身次序的排列，是按每年生、长、化、收、藏的次序，因此，也就按次序与木、火、土、金、水五行相配。同时，从方位上相配，甲乙属东方，东方是木位，所以，甲乙属木；丙丁属南方，南方是火位，所以，丙丁属火；戊己属中央，中央是土位，所以，戊己属土；庚辛属西方，西方是金位，所以，庚辛属金；壬癸属北方，北方是水位，所以，壬癸属水。至于为什么要以两干来配五行中的一行呢？因为五行之中又有阴阳，木有阳木、阴木，火有阳火、阴火，土有阳土、阴土，金有阳金、阴金，水有阳水、阴水。

其二，十天干还可以组合另外五对：甲己、乙庚、丙辛、丁壬、戊癸，

分别以五行相配的法则。《素问·天元纪大论》云："甲己之岁，土运统之；乙庚之岁，金运统之；丙辛之岁，水运统之；丁壬之岁，木运统之；戊癸之岁，火运统之。"用以测定每年的岁运。根据《素问·五运行大论》的记载，这是古人在实践观测天象总结出来的，这在五运六气三阴三阳学说中起着十分重要的作用。

2. 地支配五行

十二地支可以分别配以五行。其相配的结果是：寅卯属木，巳午属火，申酉属金，亥子属水，辰戌丑未属土。

为什么如此相配呢？这是因为地支在运气上主要是用来计月的，每年农历正月属寅，二月属卯，三月属辰，四月属巳，五月属午，六月属未，七月属申，八月属酉，九月属戌，十月属亥，十一月（冬月）属子，十二月（腊月）属丑。又由于寅卯是正二月，是春季，木旺于春，所以，寅卯属木。巳午是四五月，是夏季，火旺于夏，所以，巳午属火。申酉是七八月，是秋季，金旺于秋，所以，申酉属金。亥子是个冬月，是冬季，水旺于冬，所以，亥子属水。五行之中土为重要，所以，土旺四季，一年四季都有土旺的月份，每年春季的三月，夏季的六月，秋季的九月，冬季的腊月，都是土旺的月份，三月地支属辰，六月地支属未，九月在地支上属戌，腊月在地支上属丑，由于土旺四季的关系，所以，辰未戌丑都属于土。

（三）地支配三阴三阳六气

十二地支除了配五行以外，更主要的还是配三阴三阳六气。所谓三阴，就是一阴（厥阴）、二阴（少阴）、三阴（太阴）；所谓三阳，就是一阳（少阳）、二阳（阳明）、三阳（太阳）。所谓六气，就是风、寒、暑、湿、燥、火，六气之中，由于火与暑基本上属于一类，所以，一般不列暑与火，而只把火分为君火和相火两种。地支配三阴三阳六气，其相配的结果是：子午少阴君火，寅申少阳相火，丑未太阴湿土，卯酉阳明燥金，巳亥厥阴风木，辰戌太阳寒水。

为什么要这样相配呢？

一般有两种解释：其一，十二地支前六支属阳属刚，后六支属阴属柔。前后配合起来就是阴阳结合起来，就构成子午、丑未、寅申、卯酉、辰戌、巳亥六对，然后按照五行相生的次序把它们排列起来，就构成上述相配情况。其二，三阴三阳六气有正化和对化的不同。什么叫正化呢？就是指产生六气本气的一方，对化就是指其对面受作用或相互影响的一方。十二地支中寅卯辰位置在东方，巳午未在南方，申酉戌西方，亥子丑在北方。午的位置是正南方，南方是火位，所以君火生于午，也就是正化于午，午的对面受作用的一方是子，因此对化于子，所以子午均属于少阴君火；未的位置在西南方，未在月份上属于长夏，土旺于长夏，所以土正化于未，未的对面一方是丑，因此对化于丑，所以丑未均属太阴湿土；寅的位置在东方属木，因为木生火的关系，所以火生于寅，也就是正化于寅，寅的对面一方是申，因此对化于申，所以寅申均属少阳相火；酉的位置在正西方，西方是金位，所以金正化于酉，酉的对面一方是卯，因此对化于卯，所以卯酉均属于阳明燥金；戌的位置在西北方，西方属金，北方属水，因为金生水的关系，所以戌属于水，也就是水正化于戌，戌的对面一方是辰，因此对化于辰，所以辰戌均属于太阳寒水；亥的位置在北方，北方属水，因为水生木的关系，所以木生于亥，亥的对面一方是巳，因此对化于巳，所以巳亥均属厥阴风木。

三、干支在天地生人时空坐标的意义

苍穹之大，繁星遍布，太阳东升西落，月亮盈亏朔望，星斗转移，昼夜晨昏，天地生人同构共振的生物节律与日月星空变化，展现了我们祖先的聪明睿智，妙用干支时空，观象授时，测度天空无穷的坐标。其中，日、月、五星的运行，北斗七星、二十八宿的方位成为主要的观测对象，而年、岁、日、月、四时、二十四节气等，无不由此产生，为五运六气三阴三阳学说，探索天地生人时空坐标赋予了新的医学生物学意义。

（一）日、月、五星

日、月、五星古称七政（七曜），是观象授时的主要时空坐标标志。

1. 日、月、星辰融为一体，形成其特有的天体宇宙结构模型。"天赤道"从东向西划分为十二个方位，分别用十二地支标记，称为"十二辰"。十二辰以正北为子，向东、向南、向西依次为丑、寅、卯、辰、巳、午、未、申、酉、戌、亥。正北为子，正东为卯，正南为午，正西为酉。天球上有了这些经过标记的圆圈和点，就可以精确地观测并标记日、月、五星、二十八宿等天体运动的位置和视运动规律，赋予了地支新的时空观内涵。

2. 月亮有两种运动周期。其一，月亮的朔望月周期是以日、地、月三者相对运动为天文背景，"月始生""月廓满""月廓空"（《素问·八正神明论》）。月相朔望周期节律的变化，对人体的气血运行和分布会有一定影响。例如，女性发育成熟之后，在体内肾精生成的"天癸"的作用下，子宫会随着朔望周期而产生相应的周期性阴道出血这一生理现象，也是标志其成熟及其有生育能力的信号，因此，《素问·上古天真论》将这一生理现象称为"月事"，或称为"月经""月信"。如果月经失调，出现月经先期、后期或者无定期、痛经、血枯闭经等，都是和月相朔望周期节律有关的病理变化。其二，月亮在恒星背景中的恒星月周期。恒星月的记载见于《素问·六节藏象论》，其云："天度者，所以制日月之行也……日行一度，月行十三度而有奇焉，故大小月三百六十五日而成岁，积气余而盈闰矣。"因为周天为365度，月亮日行13度，那么恒星月周期应该是27.322日。

3. 五星指木星、火星、土星、金星、水星五颗行星。我国古代就十分注意五大行星的行度，因为在恒星背景上木星的运行十分醒目。木星环绕太阳一周，即它的恒星周期为11.86年，所以，古人曾用于纪年。

中医五运六气三阴三阳学说认为，不同年分的气候变化，以及由此产生的各种致病因素，致病因素损伤内脏以后的发病情况等，均与五星运行及其亮度变化有关。如果主岁的运行向北偏移运行，提示该年的岁运太过；若主岁的运星在正常轨道上运行，提示该年的岁运为平气或不及。岁运太过、不及或平气，则反映了不同五星天文背景下的三类气候变化，以及由此所带来的物候、气候变化。根据岁运变化，可以分析相应的发病规律，从而指导临床用药。

（二）北斗七星时空坐标标志

我国古代还有另外一套天空区划，这就是北斗柄建。中国最早的历书《夏小正》中记载："斗柄指东，天下皆春；斗柄指南，天下皆夏；斗柄指西，天下皆秋；斗柄指北，天下皆冬。"根据斗柄所指方向而定方向、定四时、定时令、制天度的标尺，并和阴阳五行紧密联系，用以说明四季气候节律的变化。

（三）二十八宿时空坐标标志

二十八宿是古人观察授时的又一重要系统，它是指沿天球赤道附近连续分布全天的28年恒星群。东西南北方位中，《灵枢·卫气行》云："一面七星，四七二十八星，房昴为纬，虚张为经。"其中，东方苍龙星群为角、亢、氐、房、心、尾、箕七星，南方朱雀群为井、鬼、柳、星、张、翼、轸七星，西方白虎星群为奎、娄、胃、昴、毕、觜、参七星，北方玄武星群为斗、牛、女、虚、危、室、壁七星。

二十八宿对中医学的意义有以下三个方面。

1. 运用二十八宿确定十干统运的原则

十干统运是中医学五运六气三阴三阳学说基本法则之一。《素问·天元纪大论》云："甲己之岁，土运统之；乙庚之岁，金运统之；丙辛之岁，水运统之；丁壬之岁，木运统之；戊癸之岁，火运统之。"十干统运原则又是在二十八宿天文背景下确定的，并以此原则推演不同年份的岁运，以及每年"五步"的主运和客运,在此基础上推测相关年份及每年五步时段的气候、物象,可能发生的自然灾害,可能产生的致病邪气和疾病流行情况,以及据此来制订相应的治疗原则、治疗方法,并选择相应的治病药物。

2. 根据二十八宿观测太阳运行规律确立二十四节气

二十四节气是根据太阳运行周天二十八宿的不同时段确定的,冬至是太阳运行到"虚星"(即子位)时点,夏至是太阳运行到"张星"(即午位)时点,这也就是"房昴为纬,虚张为经"(《灵枢·卫气行》)之义。二十四节气又体现着日、地间阴阳二气的时长变化,以及由此产生的气候变化,人体的生理、病理变化与之相应。

3. 确认人体经脉长度并推论营卫气血运行规律

人体经脉主干的总长度为16丈2尺,气在其中运行"一周于身,水下二刻,日行二十五分"。一昼夜十二时辰中,日行周天二十八宿,水下漏百刻,人呼吸的总次数为13500息,在一次呼吸的时段,脉内气血运行的速度为6寸,根据这些相关数据进行四则运算,推算出卫气一昼夜节律在体内运行50周次,《灵枢·五十营》并进一步测算卫气在体内运行0.5周时,漏壶滴水器就会标记出水下一刻(一昼夜的时间,漏壶滴水标记为一百刻),然后根据测算出卫气运行速度,解释营卫节律失常所致病证,从此指导针刺取穴及刺治的深浅。

以上对于干支的一些探讨,说明干支在中医学五运六气三阴三阳学说中占有重要地位,对研究生物自然节律、探讨天地生人时空坐标等有着十分重要的作用,对促进医学生物学的发展也是很有意义的。

第三节 阴阳概念及其医学意义

《周易》虽未直接言阴阳,但阴阳概念已寓含于刚柔及卦爻之中。《易传》已明确提出了阴阳概念,如《周易·系辞》云:"一阴一阳之谓道。"即言阴阳矛盾运动是事物发展变化的普遍规律。可以说,《易传》是我国第一部关于宇宙生命、阴阳哲学的专著,它不仅把阴阳看成是宇宙万物的本体,而且把阴阳当成描述解释宇宙生命一切现象的模型方法,阴阳被提升为表面两种对立统一的事物,或同一事物对立统一的两面符号。

阴阳理论是研究阴阳的概念内涵及其变化规律,用以解释宇宙万物的发生、发展、变化的古代哲学理论,是古人认识宇宙万物及其变化规律的世界观和方法论。阴阳概念渗透到医学领域,成为中医学的独特思维方法,深刻地影响着中医理论的形成、发展和具体运用。

一、阴阳概念的起源

虽然"阴阳"一词出现得比较晚,但阴阳的概念却出现得很早。相传伏羲"定天地,分阴阳","伏羲画卦"即以"--"称之为阴爻;以"—"称之为阳爻。按固定阴阳变化形成最初的八种卦象符号(乾三连☰、坤六断☷、震仰盂☳、艮覆碗☶、离中虚☲、坎中满☵、兑上缺☱、巽下断☴)。伏羲创造了阴阳符号,用阴阳符号来描述自然世界客观运动和人类生命运动的规律及其特点,为人们认识和改造自然世界、医学生命建立了最基础的理论。

突破原始意义而开始具有哲学意义的阴阳概念,出现在《国语》《左传》中。据《国语·周语》记载,阴阳概念最迟出现在西周末年。到了春秋时期,阴阳概念不仅相当成熟,而且运用十分普遍。战国时期出现了专论阴阳的阴阳家,以邹衍为代表的阴阳家,不仅融合了阴阳学说与五行学说，而且以阴阳五行解释季节变化和农作物生长，为研究生物节律打下了基础。

二、阴阳概念的内涵

《类经·阴阳类》云："阴阳者，一分为二也。"这是对阴阳含义的高度概括，提示了阴阳是"天地之道也，万物之纲纪，变化之父母，生杀之本始，神明之府也，治病必求于本"（《素问·阴阳应象大论》）及"阴阳不测谓之神"（《素问·天元纪大论》），是对自然界相互关联的某些事物、现象及其属性对立双方的高度概括，是对物质世界最一般运动变化规律的抽象。从天地日月，到人体的男女气血，都可用阴阳表示其属性及相互关系。如《素问·阴阳应象大论》云："天地者，万物之上下也；阴阳者，血气之男女也；水火者，阴阳之征兆也。"又如药物的气味，就有"阳为气，阴为味"（《素问·阴阳应象大论》）的阴阳属性划分。《黄帝内经》以此为出发点，全面而广泛地运用阴阳概念及其内涵来解释生命科学与医学相关的理论，指导着中医临床实践。

三、阴阳之间七种互藏交感关系及其意义

（一）阴阳的互藏关系及其意义

所谓阴阳互藏，是指阴或阳任何一方都蕴含有另一方。例如，《周易》云："天一生水，地六成之（北方肾水，阳一阴六）；地二生火，天七成之（南方心火，阴二阳七）；天三生木，地八成之（东方肝木，阳三阴八）；地四生金，天九成之（西方肺金，阴四阳九）；中五生土，地十成之（中五脾土，阳五阴十）。"这是宇宙空间的方位，是宇宙生命规律的数理模型；宇宙位次不仅指空间位次，而且指时间位次，就河图数理而言，1、6为冬，2、7为夏，3、8为春，4、9为秋，5、10为长夏，也反映了一年四季的运行次序。就生命结构而言，《素问·金匮真言论》《素问·五

常政大论》在论述五脏时说：肝"其数八"、心"其数七"、脾"其数五"、肺"其数九"、肾"其数六"，就是用河图中生成数的阴阳表述五脏结构标志和阴阳互藏之理。《素问·金匮真言论》"阴中有阴，阳中有阳"及《素问·天元纪大论》"阴中有阳，阳中有阴"，也说明了阴阳互藏之意。因此，其云："孤阴不生，独阳不长。""无阳则阴无以生，无阴则阳无以化。"

（二）阴阳的相互交感关系及其意义

《荀子·礼论》言："天地合而万物生，阴阳接而变化起。"宋代周敦颐《太极图》亦说："二气交感，化生万物。"认为自然万物都是在天地间阴阳二气相互交感作用下形成并发生着各种变化。人类生命的发生也不能脱离其规律，故有"天地合气，命之曰人"（《素问·宝命全形论》）。这是人类产生和进化的规律，《素问》七篇大论更是以五运六气三阴三阳学说全面系统阐述了天地生人阴阳相互感应的生命过程。正如《素问·天元纪大论》所说："在天为气，在地成形，形气相感而化生万物矣。"就人体内部阴阳之气的交感变化而言，也是维系人体各个脏腑之间正常生理活动的重要因素。其中，如《素问·阴阳应象大论》云："故清阳出上窍，浊阴出下窍；清阳发腠理，浊阴走五脏；清阳实四肢，浊阴归六腑。"再如肾为水脏，属阴；心为火脏，属阳。心火与肾水要不断地交流感应，才能维系心肾两者之间阴阳互济的动态平衡等。

（三）阴阳对立制约关系及其意义

阴阳本身就是既对立又统一的一对矛盾关系，它们之间相互斗争、抑制、约束、排斥，促进着事物运动的发生、发展和变化。就人体生命而言，以四季气候变化为例。上半年春夏季节，阳热之气制约了阴寒之气，即"阳气微上，阴气微下"，所以，气候由寒转温变热；下半年秋冬季节，阴寒之气制约了阳热之气，此即"阴气微上，阳气微下"（《素问·脉要精微论》），所以，气候由热转凉变寒。随着天地间阴阳之气的相互制约而产生四季气候寒暑更迭，人体的水液代谢、脉象变化、呼吸节律、气血分布状态等生理活动，也会随之发生相应的调整和变化，即人体昼夜的睡眠节律也是人体内部阴阳之气相互制约关系的体现。

（四）阴阳互根互用关系及其意义

《周易》太极图阴阳鱼互抱和老子"三生万物，万物负阴而抱阳，冲气以为和"，表述了阴阳互根互用互依、不可分离之义。明代张景岳《质疑录》明确指出："阴不可无阳，阳不可无阴。"

《黄帝内经》将人体内阴阳双方互根互用关系概括为"阳在外，阴之使也；阴在内，阳之守也"（《素问·阴阳应象大论》）；《素问·生气通天论》云："阴者藏精而起亟也，阳者卫外而为固也。"这些都说明了阴阳互根互依互用、相互促进、相互资助的关系。

在疾病发生、发展的病理过程中，往往会出现"阳损及阴"或"阴损及阳"阴阳两虚的病理结局，对于这种久病阳虚证或阴虚证，或阴阳两虚证的治疗，仍然应当在阴阳互根、阴阳互用关系的理论指导下，确立治疗方法和进行用药，若单纯补阳药不显著时，就应当用"阴中求阳"的方法，即在运用补阳药的同时，加用滋阴药，便可获得最佳的补阳效果，如《伤寒杂病论》中金匮肾气丸、炙甘草汤就体现了这一观点。若单纯补阴疗效不突出时，应当用"阳中求阴"的方法，在运用补阴药的同时加用补阳药，常可收到最佳的补阴效果，如当归补血汤的组方用药思路就体现了这一观点。因此，《景岳全书·新方八略引》云："善补阳者，必于阴中求阳，则阳得阴助而生化无穷；善补阴者，必于阳中求阴，则阴得阳升而泉源不竭。"王冰注《黄帝内经素问》云："阳气根于阴，阴气根于阳；无阴则阳无以生，无阳则阴无以化。"由此可见，阴阳互根互用理论在《黄帝内经》所构建医学理论中的应用及其意义。

（五）阴阳相互消长关系及其意义

《周易》先天八卦爻象结构反映了阴阳的消长关系。从初爻线组成的内圈，以乾坤为起始，由坤卦阴极一阳生开始，至乾卦阳极为阴消阳长，自乾卦阳极一阴长开始，迄坤卦为阴长阳消，乃先天八卦的阴阳消长节律规律，象征太阳周年视运动及地球周日视运动的日影变化，亦反映了一年四季和一日昼夜节律的变化。中爻线组成的中圈，则以坎离为始终，标志一周年及一周日内，地球公转一周和自转一周的阴阳消长节律变化。由上爻线和中爻线组成的外圈，共同纪月亮的周月视运动，即从坤卦始朔（初一）到离卦为上弦，至乾卦为望（十五），迄坎卦为下弦，终坤卦复为朔月。上述皆表明卦之爻计日月运行阴阳消长节律的变化。还有十二消息卦，亦是阴阳消长节律变化规律的表述。正如《素问·脉要精微论》所说，一年四季气候节律变化中"冬至四十五日，阳气微上，阴气微下；夏至四十五日，阴气微上，阳气微下"，这是阴阳互为消长节律的具体表现。《黄帝内经》五运六气三阴三阳学说运用自然界阴阳之气的彼此消长运动提示四时气候寒暑迁移的节律变化规律，并用以说明人体内阴阳二气消长节律变化所引起脉象应四时节律而变化的内在机制，指出脉应四时节律变化的机制同样是人体内阴阳消长节律运动的结果。《黄帝内经》认为，在病理状态下也存在着这种阴阳互为消长节律的变化，如"阴胜则阳病，阳胜则阴病"等有关论述，通过对阴阳消长节律运动变化的深层认识，去把握人体生命活动节律的规律，是十分有益的。

（六）阴阳转化关系及其意义

阴阳转化关系在《黄帝内经》五运六气三阴三阳学说中认为，之所以产生这种阴阳转化关系，是"物极谓之变"（《素问·六微旨大论》）的结果。从天地自然到人体生命活动，这种阴阳转化规律是广泛存在的。例如，四季气候风、寒、暑、湿、燥、火六气的转化，《伤寒杂病论》有关疾病演变过程中表证与里证、寒证与热证、虚证与实证之间也常常有阴阳转化的现象发生，以及伏邪发病的转化规律，将其分别总结为"寒极生热，热极生寒"（原文指气候寒热的转化）；"重寒则热，重热则寒"（原文指疾病的寒热转化）；《素问·阴阳应象大论》云"重阴必阳，重阳必阴"（原文指伏邪发病过程中的阴阳转化）。把握和利用好阴阳转化共同的关键节点，才能有效地防止疾病恶化，才能使恶化的病情得到有效逆转和治疗。

（七）阴阳协调平衡关系及其意义

阴阳协调平衡关系是指对立互根的阴阳双方，通过不断消长运动，保持着和谐、匀平、有序的相对稳定状态。运气三阴三阳学说认为，阴阳双方在天地生人相互交感的前提下，自始至终存在着对立制约、互根互用、相互消长的运动变化，这种运动变化在一定范围、一定限度、一定时间内呈现着相对稳定、和谐有序的状态。这种阴阳和谐状态对于大自然来说，"阴阳二者最不宜偏，不偏则气和而生万物"（张景岳《类经图翼·大宝论》），于是就表现为正常的气候及物候特征；在人体就会表现为"阴平阳秘，精神乃治"（《素问·生气通天论》），以及"阴阳匀平……命曰平人"（《素问·调经论》）的生理状态。可见，阴阳的对立制约、消长变化虽然是绝对的，阴阳协调平衡只是相对的，但保持阴阳双方的动态和谐平衡是十分重要的。因此，《素问·至真要大论》指出："谨察阴阳所在而调之，以平为期。"这就将调整和保持人体阴阳协调平衡视为治疗疾病、养生保健的重要行为准则。

总之，"明于阴阳，如惑之解，如醉之醒"（《灵枢·病传》），是当时开启人们探索生命奥秘，揭示运气三阴三阳学说天地生人的认识方法和思维方法。因此，全面广泛地运用这一世界观和方法论来构建其医学理论体系，将此前逐步形成的阴阳哲学概念与医学内容融为一体，成为源于而又深刻于哲学的标志，是中医理论体系发生的基石和源头。

第四节 五行理论及其医学意义

五行理论是确定五行的内涵特性、归类方法及生克制化关系,并用以解释宇宙万物的发生、发展、变化、相互联系的古代哲学理论,是中国传统的宇宙观和方法论。这一理论认为,宇宙间万事万物的属性可以在不同层次上分为木、火、土、金、水五类,从而构成不同级别的系统结构,五行之间的生克制约关系则是维持系统内部和各个系统之间相对稳定关系的关键所在。因此,《黄帝内经》广泛地运用五行理论及其思维方法,以五运六气三阴三阳学说解释天地生(生物)人与自然、人与社会、人体生命节律的整体联系,人体各个系统结构及各系统之间的相互联系,使哲学范畴的五行理论与具有丰富实践经验的医学知识紧密地结合在一起,从而使《黄帝内经》《伤寒杂病论》中的五行理论脱离了单纯的哲学属性,蕴含了丰富的医学内容,表现出了应有的自然科学特征。

一、五行概念的起源及其意义

五行概念萌芽于西周,形成于春秋战国至秦汉时期。如《国语·郑语》云:"故先主以土与金木水火杂,以成百物。"最早把数字和五行相对应的是《尚书·洪范》,其曰:"一曰水,二曰火,三曰木,四曰金,五曰土。"并指出五行的性能为"水曰润下,火曰炎上,木曰曲直,金曰从革,土爰稼穑。润下作咸,炎上作苦,曲直作酸,从革作辛,稼穑作甘"。这为中医五行理论的产生奠定了基础。

河图的五行生成数,其数字既象征着阴阳的次序,又包含着气数的盛衰。如明代张景岳说:"水旺于子,子者阳生之初,一者阳起之数,故水曰一。火旺于午,午者阴生之初,二者阴起之数,故火曰二。木旺东方,东方阳也,三者奇数亦阳也,故木曰三。金旺西方,西者阴也,四者偶数亦阴也，故金曰四。土旺中宫而统乎四维，五为数中，故土曰五。"河图五行生成数，寓含了阴阳消息的哲理，因此，中医的五行并不是五个孤立的物质，五行也蕴含着阴阳消息的规律，故《类经图翼·五行统论》云："五行即阴阳之质，阴阳即五行之气，气非质不立，质非气不行，行也者，所以，行阴阳之气也。"可以说，阴阳五行是我国古代用来探索生命秘密的符号模型，并以此构建了以人为中心、天地生人宇宙为一体的五运六气三阴三阳学说医学模型，被广泛运用于医学领域的各个方面。

二、五行概念的特性、归类及其意义

五行指木、火、土、金、水五种事物属性的概括。自五行特性被抽象以后，五行就被用于分析、归纳、标记各种事物和现象的属性特性。因此，作为研究分类事物内部联系的依据，五行是具有一定属性或功能的特定符号标志。

五行的特性是以"水曰润下，火曰炎上，木曰曲直，金曰从革，土爱稼穑"（《尚书·洪范》）的经典概括为依据而进行阐发的。《黄帝内经》就是运用五行的特性去解释并阐述五脏的某些生理功能特性和病理变化，特别是运气七篇大论五运六气三阴三阳学说以五行特性模型阐发天地生人相互交感之间的内部联系。如清代黄元御《四圣心源·六气解》云："天有六气，地有五行……六气乃五行之魂，五行即六气之魄……天人同气也。""厥阴风木……则木郁而风生，不以发达为性……故风木者，五脏之贼，百病之长。凡肝病之起，无不因于木气之郁，以肝木主生而人之生气不足者十常八九。""少阳相火……戊土不降，辛金逆行，收气失政，故炎火上矣。""少阴君火……火位于上而生于下，坎中之阳，失之根也，火之根也。坎阳升则上，交离位而化火，火升于水，是以癸水化气于丁火，水化而为火则寒从热化，故少阴之气水火并统而独以君火名也。"

五行理论不但把人体各组织器官联络成一个恒动的整体，而且把人体与自然界各种物质，以及生物、季节、时间、方位、气候、自然现象、致病因素等综合起来论证,形成了运气三阴三阳学说与大自然的有机联系,是用来阐述天地生人统一观的有力体现。

三、五行生克制化的机制及其意义

(一)五行相生关系

五行相生是指木、火、土、金、水之间存在着有序的资生、助长和促进的关系。五行相生的顺序:木生火,火生土,土生金,金生水,水生木,依次有序资生,循环不休。在这种相生关系中,任何一行都存在着"生我"和"我生"两方面的关系,其中"生我者为母""我生者为子"。如土生金,土是金的母(即"生我"),金是土的子(即"我生"),其余四者类此。一旦这种正常有序资生关系失常,就会发生由母及子或由子及母的异常变化。

(二)五行相克关系

五行相克是指木、火、土、金、水之间存在着依次有序的抑制和对抗的关系。五行有序的制约顺序:木克土,土克水,水克火,火克金,金克木,依次有序制约,循环不止。在五行有序制约关系中,任何一行都有"克我"和"我克"两方面的关系。这种制约关系又称为"所不胜"和"所胜"关系,"克我者是所不胜""我克者是所胜",例如,木克土,木是土的"克我"(即所不胜),土是木的"我克"(即所胜),其他四行类此。一旦这种五行有序的制约关系失常,就可能发生相乘、相侮或胜复的异常变化。

(三)"亢则害,承乃制,制则生化"及其意义

运气三阴三阳学说认为,只有在五行相互制约的情况下,才能产生正常的生长和变化,明确地指出"制"也就是"克"在生化中的决定性作

用。这种"亢害承制""制则生化"的关系，也就是一般所说的制化作用。制化作用的关键就是在五行之间的相互制约。五行学说认为，五行之间的这种制约现象绝对不是静止不变的，而是随着五行之间的盛衰盈虚而不断变化。五行之间的相互制约是在五行之间不断运动的情况下产生作用，而五行之间的运动又是由于五行之间的盛衰盈虚所导致的结果。因此，"亢"到了什么程度，是否有制约，如果是亢而有制，那么这种现象仍属于五行之间的"相克"现象，这种"亢"和"制"的过程，也正是运动和变化的过程。正如"夫物之生从于化，物之极由乎变，变化之相薄，成败之所由也"，把它认为是一种正常现象。反之，如果是"亢"而失"制"，那就是五行之间相乘或相侮了。这也就是《素问·五运行大论》中所讲的："气有余，则制己所胜而侮所不胜；其不及，则己所不胜侮而乘之，己所胜轻而侮之。侮反受邪，侮而受邪，寡于畏也。"所谓"寡于畏"，即失去了承制。因此，这是一种反常的现象，也正是"外列盛衰，害则败乱，生化大病"（《素问·六微旨大论》）。

运气七篇大论认为，自然界气候变化的过程，也是自然气候本身"亢害承制""胜复淫治"的过程。所谓"淫"即过度，"治"即正常，"胜"即偏胜，"复"即报复、恢复，"亢"即亢盛，"制"即制约。也就是说，自然气候变化中某种气候变化偏胜了，自然就会受到其他相反气候变化的制约，从而使它重新恢复到正常状态。因此，《素问》七篇大论中所提出的"亢害承制""胜复淫治"，实际上也是自然气候中的自稳态调节现象。正因为自然气候变化有其固有的自稳调节作用，所以，自然气候也才能始终维持着相对稳定，以利于自然界万物的正常生长。《素问·气交变大论》云："夫五运之政，犹权衡也，高者抑之，下者举之，化者应之，变者复之，此生长化收藏之理，气之常也，失常则天地四塞矣。"《素问·至真要大论》所谓："有胜则复，无胜则否。"均是指自然气候变化中的这种自调作用而言。又由于人与天地相应的原因，中医学认为，自然界的这种自调规律同样可以运用于人体的变化。因此，《素问》七篇大论就用自调规律来说明人体的生理和病理变化,认为人体如果处于自稳态,就是生理状态;反之,如果处于失调状态时,那就是病理状态。《素问》七篇大论在论述人体疾病的诊断治疗时,几乎无一不是从"亢害承制""胜复淫治"的角度,把疾病看成人体正气失调的一种外在表现。"亢害承制""胜复淫治"的理论,可以说对中医学影响很大,直接指导着中医的临床实践,今天我们学习它、研究它,仍有着非常重要的现实意义。

上篇
生物节律与中医运气三阴三阳学说的内在联系

第四章 我国古代医学对生物节律的认识

我国古代最具有代表性的医学文献为《黄帝内经》与《伤寒杂病论》，从这两部巨著中不难发现，它们都是以运气三阴三阳学说为主线，揭示在太阳升落、月亮盈亏、四季更替等外环境变化的影响下，人体生命所出现的多种有关节律性变化，内容颇具系统性，可以说是我国古代医学领域中对生物节律最为原始的发现和认识。

第一节 中医学对人体生理性周期节律变化的认识

一、人与自然界四时节律的相应性

中医学认为，人与自然是一个统一的整体，人生活在自然界这个大系统中，《素问·宝命全形论》云："人以天地之气生，四时之法成。"对于自然界四时、月、日和超年度的周期节律性变化，"人亦应之"。

自然界四时节律的变化问题，回答了时间节律的本质性问题。时间节律是太阳光照强弱的不同表现，是太阳在天体运动中不同时间空间光照强弱的标志。把太阳的周日视运动和周年视运动的位置进行变更，在一个圆形轨道上分为六步，地面上接受太阳光热就有明显的多少之分，这便是我国古代产生五运六气三阴三阳学说的根据，三阴三阳即少阳、阳明、太阳、厥阴、少阴、太阴。古代阴阳初指日光的向背，五行则是阴阳的衍化。所以，五行代表了日行周天的主要自然节律，以及由此形成的天体运动，它的产生主要是由于地球的运动和位置变化，使太阳辐射的强度出现了差别，从而出现冷热空气按照一定时间而进行有规律性地对流，导致四时出现了明显差异。因此，有人说，时间节律揭示了阴阳五行的变化规律性。如十天干十二地支就表示了自然周期性节律的时空关系，这就告诉我们，宇宙间阴阳二气的彼此消长和因此形成的春夏秋冬四时更替，直接决定了生物的生、长、化、收、藏是万物的变化，是按照自然界或日光时间节律而进行的。人体肝、心、脾、肺、肾五脏分别与春、夏、长夏、秋、冬相应，在运气三阴三阳学说"天人相应"和律动自组时空同构的基础上，构成了以人体为核心的时间生物节律。

二、中医学对生理周期节律的认识

中医学认为，"气象"是影响人体生命活动的重要因素，它可以调节生物节律，使之与自然节律变化同步。《素问·气交变大论》云："《上经》曰：夫道者，上知天文，下知地理，中知人事，可以长久。"这说明了解和认知天体、自然、人生的变化节律十分重要，随时调整人体的生活节律和饮食习惯节律，可以起到身心健康和延年益寿的作用。

中医学中所言的"天"，系指日月星辰而言。也就是说，自然界产生的气象因素，是受天体物理影响而产生有规律的运动变化。五运产生于地而六气应便于天，因此，五运六气三阴三阳学说在"人与天地相应"的整体观念指导下，以人与自然的密切联系为基本出发点，以四时六气为中心，把气候和天气对人类健康的关系具体贯穿于生理、病理、诊断、治疗和预防等各个方面，形成了一套较为完整的医学气象学理论和医学生物学理论，对后世医学的发展起着重要影响。

不同的时令气候，对人和生物体的生长发育产生着各种各样的影响。《灵枢·顺气一日分为四时》云："春生、夏长、秋收、冬藏，是气之常也，人亦应之。以一日分为四时，朝则为春，日中为夏，日入为秋，夜半为冬。朝则人气始生，病气衰，故旦慧；日中人气长，长则胜邪，故安；夕则人气始衰，邪气始生，故加；夜半人气入脏，邪气独居于身，故甚也。"以此说明人体阴阳属性和气机的变化节律，这也是中医时空观的一大体现。《灵枢·五癃津液别》中说："天暑衣厚则腠理开，故汗出；寒留于分肉之间，聚沫则为痛。天寒则腠理闭，气涩不行，水下流于膀胱，则为溺与气。"《灵枢·刺节真邪》云："阴阳者，寒暑也。热则滋雨而在上，根茎少汁，人气在外，皮肤缓，腠理开，血气减，汗大泄，肉淖泽。寒则地冻水冰，人气在中，皮肤致，腠理闭，汗不出，血气强，肉坚涩。"这说明在生理状态下，春夏温热之时节，人体阳气发泄，气血的活动容易趋于表，表现为皮肤松弛，腠理开，水液气化后的代谢物多变化为汗而疏泄，使热量散发于外，保持体内阴阳环境的相对平衡，否则津液凝聚就会作痛。秋冬寒凉之时节，阳气收藏于体内，气血容易趋向于里，表现为皮肤致密，腠理闭，少汗多尿，水气或从皮肤或呼吸蒸发，身体这种自我节律调节作用，乃是人体生命活动的基本节律特征。

人不仅要适应年节律和月节律，而且要适应日节律。《黄帝内经》对这些近似昼夜节律、潮汐节律、周月节律和周年节律进行了详尽记载和描述。因为这些节律性周期性变化的客观存在，所以我们有必要进行重视和研究。

（一）生理周期规律

生理周期规律具体言之，主要有以下几种。

1. 气血流注节律

此节律实涵于子午流注学说中，子午流注学说是中医学的精华之一。"子午"是两个对立的名词概念，两者分别代表天地、日月、阴阳、寒热，中医学多用来表示冬夏两季和一昼夜间的正午和半夜。用"子午"这个集合概念来说明人体经脉、气血流注一日之中的阴阳盛衰。因为子午流注学说乃以谋求针灸最佳疗效为宗旨，主要通过审察具体病证的脏腑经络部位及其寒热虚实之质，利用经脉、穴位之气来去开阖的节律规律，以选择最佳的治疗穴位及其最佳实施针灸的时间，由此所选分施针灸补泻手法，在最佳经脉、穴位及其最佳时间进行治疗。表示该具体经脉及其该穴位正处于人体气血运行过程中的开放（旺盛）或封闭（衰弱）之时，即说明人体气血流行将按特定的时序周期性地灌注于相应的经脉及穴位，其中流注经脉的周期是以天干结合地支计算而为六十天，流注穴位的周期是以昼夜计算而为十二时辰。然而脏腑有表里关系，经脉间有别支相通，以致具体流注规律十分复杂，但是按其气血流注节律程序推算方式，应用于临床是十分有效的。

2. 五脏精气活动节律

《黄帝内经》曾反复强调五脏精气各有衰旺之时，唐代王冰在注释《素问·玉版论要》"神转不回"时认为："血气应顺四时，递迁囚王，循环五气，无相夺伦，是则神转不回也。"后世医家据此而将五脏精气随季节、时辰所发生的周期消长盛衰的动态过程，归纳为相、旺、休、囚、死五个阶段，其中的"相"表示五脏精气处于渐旺之态，"旺"表示其处于旺盛之态，"休"表示其处于渐衰之态，"囚"表示其处于衰弱之态，"死"表示其处于衰急之态，合之五态，也同样循环不已，周而复始，而且每一脏及五脏之间都随季节和昼夜的变化而循环不息，为了与此相合，便化一年为春、夏、长夏、秋、冬五季，一日为平旦、日中、日仄、下晡、夜半五时，从而就此引出年、日两种节律（表 4-1）。

表 4-1 五脏精气活动年、日节律表

时间		五脏精气活动状态				
年	昼夜	肝	心	脾	肺	肾
春	平旦	王	相	死	囚	休
夏	日中	休	王	相	死	囚
长夏	日仄	囚	休	王	相	死
秋	下晡	死	囚	休	王	相
冬	夜半	相	死	囚	休	王

3. 脉象变动节律

季节气候节律的变化时刻影响着人体生命生理节律的活动。从理论上讲，人体为适应自然界四季而进行的生理性调节，亦可反映在脉象上。《素问·脉要精微论》就指出："万物之外，六合之内，天地之变，阴阳之应……四变之动，脉与之上下。"因此，正常人与时令气候相应的四季脉象，《素问·平人气象论》总结为春胃微弦、夏胃微钩、秋胃微毛、冬胃微石，曰平脉，即正常脉。这就说明脉象变动节律随着一年四季春夏秋冬气象物候节律之变化而变化，人亦应之。

4. 色泽变动节律

此节律也主要为年节律，系由五行学说引申出的以面色为主的季节性色泽变化，即春青、夏赤、长夏黄、秋白、冬黑，《金匮要略·脏腑经络先后病脉证》正是基于此而强调"四时各随其色"；反之，非其时而见其色，即为病态。

5. 卫气与营血运行节律

气、血、阴、阳、营、卫、津、液、精作为构成人体并维持人体正常生命活动的基本生物活性物质，并随经脉内外流注昼夜循环不息，运动不止，"营行脉中，卫行脉外"，《黄帝内经》曾专门论及，故特引述如下。

卫气运行的日节律为"一日一夜五十周于身，昼日行于阳二十五周，夜行于阴二十五周"。其中昼行于阳的路线：目→足太阳膀胱经→手太阳小肠经→足少阳胆经→手少阳三焦经→足阳明胃经→手阳明大肠经→目；夜行路线为肾→心→肺→肝→脾→肾（《灵枢·卫气行》）。

营气运行的日节律："行于经隧，常营无已，终而复始。"具体路线：手太阴肺经→手阳明大肠经→足阳明胃经→足太阴脾经→手少阴心经→手太阳小肠经→足太阳膀胱经→足少阴肾经→手厥阴心包经→手少阳三焦经→足少阳胆经→足厥阴肝经→手太阴肺经（《灵枢·营气》）。

《灵枢·营气》在此基础上进一步推论肾能产生一种促进人体生长、发育、生殖作用的物质，这种物质产生是以肾精为基础的。随着肾精的盛衰而发生各种变化，于是以牙齿、头发、性功能、生育能力等方面的临床实践观察为依据，发现人体在开始生长发育阶段，肾精开始充盛，所以才能产生这种物质，男子才有初次排精，女子才有月经的生理现象，这也标志着男女两性初具生育能力。20多岁的男女青年身体处于人生经历中的最佳状态，此时是肾中精气最旺盛的阶段，显然肾精能够产生一种特殊物质，这种物质在人体生命过程中发挥着至关重要的作用。

三、中医学对人体生命生长发育周期节律的认识

《黄帝内经》通过对人体生命生长发育繁殖活动过程的生活体验，逐渐总结并形成以肾主藏精，化生天癸，促进性器官和形体发育成长，以女子七岁、男子八岁为周期的生长发育繁殖节律活动。《素问·上古天真论》云："女子七岁，肾气盛，齿更发长。二七而天癸至，任脉通，太冲脉盛，月事以时下，故有子。三七，肾气平均，故真牙生而长极。四七，筋骨坚，发长极，身体盛壮，五七，阳明脉衰，面始焦，发始堕。六七，三阳脉衰于上，面皆焦，发始白。七七，任脉虚，太冲脉衰少，天癸竭，地道不通，故形坏而无子也。丈夫八岁，肾气实，发长齿更。二八，肾气盛，天癸至，精气溢泻，阴阳和，故能有子。三八，肾气平均，筋骨劲强，故真牙生而长极。四八，筋骨隆盛，肌肉满壮。五八，肾气衰，发堕齿槁。六八，阳气衰竭于上，面焦，发鬓颁白。七八，肝气衰，筋不能动，天癸竭，精少，肾脏衰，形体皆极。八八，则齿发去。肾者主水，受五脏六腑之精而藏之，故五脏盛，乃能泻。今五脏皆衰，筋骨解堕，天癸尽矣。故发鬓白，身体重，行步不正，而无子耳。"所以，天癸是人体胚胎、发育、生长的重要物质。

西医神经内分泌学认为，男子睾丸间质细胞的主要功能是合成并分泌雄激素，具有活性的周期与雄性胚胎开始雄激素依赖性分化的时间一致。60%的男性睾酮（T）分泌具有8～30天的精周期波动。而睾酮影响精子的生成，整个生精周期，多以30日为度，也与《医易通说·月候》的认

识相吻合。

西医学生殖研究认为，女子排卵期是在月经周期第 14 日，"以 28 日为期"，只有在此时及其前后 1～2 日性交，精卵结合，乃成孕卵。

第二节 有关病理性周期节律变化的论述

从大量的中医文献记载表明，不论疾病的发生或转化，几乎都存在着年、日两种周期现象。

人体生物节律与生活习惯有着密切联系。人必须保持良好的生活习惯，包括必要的体力活动和适当的体育锻炼，正常的作息制度，良好而适当的饮食（避免过量饮食，特别是过量晚餐）等，已成为一般常识。人的生活习惯应适应于人体的生物节律。人的饮食习惯和生活习惯制度违背了生物节律，就会使人感到懒散无力，闷闷不乐。长期严重违背生物节律，就会导致疾病的发生。

另外，外界环境对生物节律有着至关重要的影响。在正常条件下，人的生物节律不仅受内因调节，还受到外界因子的影响。《黄帝内经》很早就在五运六气三阴三阳学说中提出了"内六淫"和"外六淫"发生疾病之间的相互关系。外界环境因子，称之为同步因子，也称时标因子，或时间指示剂，人们的活动－休息周期或社会时标因素，比白天－黑夜周期更为重要。这些因素通过上述生物钟与时间指示剂相互作用，就可保证人体生活节律高度的时间顺序。因此，当人体的生活节律不规则时，就意味着对人体生物钟给予了非同步因子，干扰了人体生活节律，导致人体内生物节律紊乱，从而引起疾病。正如《素问·上古天真论》中所说："饮食有节，起居有常，不妄作劳……度百岁乃去。"人的生活规律符合生物节律，则有利于健康；反之，则成为致病因子。《素问·至真要大论》云："夫百病之生也，皆生于风寒暑湿燥火，以之化之变也。"《黄帝内经》始终认为，疾病的发生，起决定因素的还是机体内稳态生物节律调控功能失常，所以，《灵枢·百病始生》指出："风雨寒热，不得虚邪，不能独伤人……此必因虚邪之风，与其身形两虚相得，乃客其形……其中于虚邪也。因于天时，与其身形，参以虚实，大病乃成。"这说明人与自然相互关联，如果气候变化急剧，超过人体节律调控功能一定限度，或者由于人体节律功能失常，不能对外界做出适应性的调节时，人体节律功能紊乱，就会导致疾病发生，明确指出了疾病的产生是由内外因素相互作用的结果，对作为致病因素的气候条件做出了科学的见解。

《黄帝内经》讨论了人体疾病的发生与四时气候周期节律变化相关的一般规律，指出"夫四时之气，各不同形，百病之起，皆有所生"（《灵枢·四时气》）。并在大量医疗实践的基础上，对某些季节性周期节律进行了详细论述。

例如，风邪的性质是善行而数变，故《素问·风论》云："风者善行而数变……故风者百病之长也，至其变化乃为他病也，无常方，然致有风气也。"指出在一年气候之中，风气无时不有，而四季周期节律中温热寒凉之气，多依次侵袭人体而发生疾病，诸如风湿、风寒、风热等无不皆然，因为"百病之长"的致病特点，风邪首先易于侵犯人的体表，如《素问·骨空论》云："风从外入，令人振寒，汗出头痛，身重恶寒。"此与《伤寒论》中风、伤寒之论有近似之处。若风木之气太过，则会进一步影响脾土致病，如《素问·至真要大论》云："风气大来，木之胜也，土湿受邪，脾病生焉。"《金匮要略·脏腑经络先后病脉证》"见肝之病，知肝传脾，当先实脾"由此而来。

对于寒邪的致病特点，《素问·痹论》云："痛者，寒气多也，有寒故痛也。"《素问·举痛论》云："寒气入经而稽迟，泣而不行，客于脉外则血少，客于脉中则气不通，故卒然而痛。"说明寒邪过胜，则会影响心受病，如《素问·至真要大论》云："寒气大来，水之胜也，火热受邪，心病生焉。"《素问·热论》又说："今夫热病者，皆伤寒之类也……人之伤于寒也，则为病热。"指出了寒为热病之因，以上论述均对《伤寒杂病论》有较大影响，为医圣张仲景提供了理论根据。

六淫中的暑与火，其性质是《素问·五运行大论》所说的："其在天为热，在地为火……其性为暑。"暑邪致病的特点是令人多汗耗气，如《素问·刺志论》云："气虚身热，得之伤暑。"《素问·举痛论》云："炅则腠理开，荣卫通，汗大泄，故气泄。"暑邪的发病，多有心神闷乱，甚则暴死，如《素问·六元正纪大论》云："炎火行，大暑至……故民病少气……甚则瞀闷懊憹，善暴死。"如火热之邪太过，则肺受病，如《素问·气交变大论》云："岁火太过，炎暑流行，肺金受邪。民病疟，少气咳喘，血溢血泄注下。"

对于湿邪致病的描述，《素问·阴阳应象大论》云："地之湿气，感则害皮肉筋脉。"《素问·生气通天论》云："因于湿，首如裹。"这些都反映了湿邪致病有重浊黏滞的特点。

至于燥邪为病，《素问·气交变大论》云："岁金太过，燥气流行，肝木受邪。民病两胁下少腹痛，目赤痛眦疡。"《素问·阴阳应象大论》对六淫致病在不同气候周期节律时的致病特点概括为："风胜则动，热胜则肿，燥胜则干，寒胜则浮，湿胜则濡泻。"《黄帝内经》关于六淫致病的性质特点的论述，在《素问》七篇大论中关于这些病理气象学的探讨，对中医学探求病因、推断病情起到了十分重要的作用，亦是研究生物节律不可多得的宝贵文献。

一年四季的气候有周期节律的变化，但自然气候一旦出现反常现象，"非其时而有其气"，则会发生"太过"和"不及"，将对人体产生"寒暑过度，生乃不固"的影响。《素问·五运行大论》指出："五气更立，各有所先，非其位则邪，当其位则正。"《素问·六微旨大论》更具体说到六气："有至而太过，何也？岐伯曰：至而至者和；至而不至，来气不及也；未至而至，来气有余也。"正如《素问·刺法论》指出："升降不前，气交有变，即成暴郁。"说明反常的气候条件可以使某些疾病易于发生流行。对于异常季节现象及其病理气象问题,《黄帝内经》曾做过详细探讨,如《素问·六元正纪大论》云:"水郁之发,阳气乃辟,阴气暴举,大寒乃至……故民病寒客心痛,腰脽痛,大关节不利,屈伸不便,善厥逆,痞坚腹满。"人们多感受异常寒邪而发生上述病变。张仲景研究了《黄帝内经》运气三阴三阳学说,更是在《金匮要略·脏腑经络先后病脉证》第八条巧妙引《黄帝内经》"未至而至,有至而不至,有至而不去,有至而太过"升降理论,应用于三阴三阳学说中,用来阐述全年二十四节气气候太过、不及是导致疾病的重要因素。

又如《伤寒杂病论·辨脉法》云:"病人脉微而涩者,此为医所病也。大发其汗,又数大下之,其人亡血,病当恶寒,后乃发热,无休止时。夏月盛热,欲著复衣;冬月盛寒,欲裸其身。所以然者,阳微则恶寒,阴弱则发热。此医发其汗,使阳气微,又大下之,令阴气弱。五月之时,阳气在表,胃中虚冷,以阳气内微,不能胜冷,故欲著复衣。十一月之时,阳气在里,胃中烦热,以阴气内弱,不能胜热,故欲裸其身。又阴脉迟涩,故知亡血也。"即张仲景从人体正常时序节律判断疾病的阴阳属性,实属实践体验生物节律的变化之例,这是非常难能可贵的。

人体一旦发病,由于体内存在着阴阳盛衰的生物钟节律,在一日中的抗病能力也有强弱之分。《灵枢·顺气一日分为四时》云:"朝则人气始生,病气衰,故旦慧;日中人气长,长则胜邪,故安;夕则人气始衰,邪气始生,故加;夜半人气入脏,邪气独居于身,故甚也。"中医学不仅提出了疾病与昼夜的关系,而且从理论上说明了形成疾病昼夜节律变化的原因。医圣张仲景就从"夫百病之生也,皆生于风寒暑湿燥火,以之化之变也"中悟出了疾病昼夜节律变化在临床实践中的应用。

第五章　西医学对中医学理论的人体生命活动节律新的研究和认识

日节律又称昼夜节律，地球在围绕太阳进行公转的同时，也伴随着自西向东的自转，于是就产生了日出日落的周日视运动及昼夜节律。这也是人们感知最早、认识最为深刻的日地关系最短节律，也是对人体生命活动影响最大、最直接、最易体悟感知的时节律。

日节律（昼夜节律）包括阴阳消长节律、卫气运行节律、昼夜经脉气血流注节律、五脏主时节律等。西医学对其进行了深入研究，从内分泌系统、免疫系统、酶活性等方面对中医学有关人体生命活动节律提出了新的认识，这些新的认识与中医学对人体生命活动节律的认识有着惊人的一致性。这为今后中医学基础理论研究，特别是对《伤寒杂病论》六经病"欲解时"昼夜节律的研究，开辟了一条新途径。

第一节　对阴阳消长日节律（昼夜节律）的认识

阴阳消长：《周易》太极、两仪、四象、八卦、六十四卦和《黄帝内经》同源，用阴阳的消长来反映自然界和人体生命活动变化的规律。"阴阳消长"指阴与阳之间消长，不是绝对和静止的，而是在一定时间、一定限度之内的"阳消阴长，阴消阳长"，自然界的阴阳随四时、昼夜而发生周期变化。"春至夏，阴消阳长；秋至冬，阴长阳消""春阳气始生；夏阳气流溢；秋阳气合，阴气初胜；冬阳气衰少，阴气渐盛"。这是说阴阳的消长有年节律。《周易》十二消息卦不仅反映了一年十二个月、二十四节气阴阳消长的变化，更是说明一日十二时辰与阴阳消长有昼夜节律，"子时一阳生，午时一阴生"。《伤寒杂病论》"欲解时"也反映了"阳主昼，阴主夜"的昼夜节律。《素问·金匮真言论》云："平旦至日中，天之阳，阳中之阳也；日中至黄昏，天之阳，阳中之阴也；合夜至鸡鸣，天之阴，阴中之阴也；鸡鸣至平旦，天之阴，阴中之阳也。"这也是阐述阴阳消长的日节律。

从宇宙全息统一论认识可以发现，阴阳消长的年节律同样反映了阴阳消长变化的日节律。如："子午卯酉，天之四正也；平旦至日中，自卯至午也；日中至黄昏，自午至酉也，合夜至鸡鸣，自酉至子也；鸡鸣至平旦，自子至卯也。"日出（朝）为春，人气始生；日中为夏，人气盛长；日入为秋，人气始衰；夜半为冬，人气入藏。十二时辰中，子（阴退阳进之时）、午（阳退阴进之际）、卯（阳气初升之时）、酉（阳退阴盛之刻），以及一年二十四节气中二分（春分、秋分）和二至（冬至、夏至）四个节气，是阴阳交替的枢机。同理，子午与二至是阴阳的转折点，卯酉与二分是阴阳的平衡点。

五运六气三阴三阳学说，阴阳消长的转化，以及相应的风、寒、暑、湿、燥、火六气的推移，六气的胜复淫治等，根据"一日一气象"的理论，亦说明五运六气三阴三阳学说阴阳消长存在昼夜节律，如《伤寒杂病论》所说的欲解时："三阳主昼，三阴主夜。"

西医学目前以 cAMP 与 cGMP 的关系及昼夜节律，说明人体阴阳消长节律，具有一定的说服力。以皮质激素分泌节律解释中医脏主时一般规律：旦慧、昼安、夕加、夜甚的疾病昼夜变化的普遍规律，也令人可信，并且对今后研究《伤寒杂病论》是十分有益的。

昼夜节律、年二十四节气节律阴阳消长，人体阴阳随季节时辰也发生着同样的节律性波动，自然阴阳的升降曲线也同样是人体阴阳的升降曲线。

有学者研究表明，睡眠的三种节律近似日节律。人类一昼夜的行为活动可分为明显的两个时相，即活动相和静息相。因为对环境昼夜变化适应性地进行周期性的相互转换，这便是其行为活动的昼夜节律。人类行为的静息相进化发展为一种特殊的状态，即睡眠和行为的昼夜节律也就发展为睡眠状态与觉醒状态相互交替的节律，即睡眠和觉醒近似昼夜节律。

第二节 对气血营卫昼夜节律的认识

一、气血营卫"气化"昼夜节律

气血营卫是人体津液中重要的物质能量。运气三阴三阳学说认为，人体生命活动节律的多种维持和调节是靠"气化"功能作用来完成的。四时变动的规律为"春生、夏长、秋收、冬藏"，昼夜变动和四时相应。昼为阳气所主，气机上升，入夜阴气所主，气机下降。阳者主上，阴者主下。人体气机升降（圆运动）节律是与阴阳消长节律相伴的。《灵枢·顺气一日分为四时》云："朝则人气始生……日中人气长……夕则人气衰……夜半人气入脏。"人体阳气随着四时阴阳的消长而动，人体阴血运行也随着四时阴阳消长而出现时辰规律变化，这多与太阴月周期相位有关。妇女月经主要成分是血，其节律与阴血的消长节律相一致。西医学对中医"肾"实质的研究发现，肾气虚患者下丘脑－垂体－肾上腺皮质系统功能紊乱。阳虚患者血中 ACTH 和皮质激素水平降低，阴虚患者升高。这两种激素的昼夜节律，正好是早晨清醒者迅速上升（平旦人气升）；上午4个小时的分泌量占全天总量的 40%～60%（日中而阳气隆）；下午分泌减少，水平下降（日西而阳气已虚，气门乃闭）；深夜分泌活动停止（夜半人气入脏）；后半夜又逐渐增加，周而复始，符合人气生长收藏的昼夜节律。由此可见，血中ACTH和皮质激素水平作为"人体气化"变化的客观指标之一，是有一定意义的。这种研究也和《伤寒杂病论》三阴三阳学说中"三阳主白昼，三阴主夜晚""欲解时"阴阳消长变化节律相一致，也为研究《伤寒杂病论》三阴三阳学说打开了一扇科学之门。

近年研究还发现，不同类型的疾病（如冠心病、慢性支气管炎、功能性子宫出血等），凡是肾阳虚证的患者，多有肾上腺皮质激素的分泌功能失常，阳虚则多偏低，阴虚者则多偏高，表现为昼夜节律紊乱，而造成下丘脑-垂体-肾上腺皮质系统紊乱。血中促肾上腺皮质激素（ACTH）也是阳气虚者降低，阴气虚者升高。因此，可用血中ACTH和皮质激素的水平作为三阴三阳病、阴阳虚实变化的一个客观指标。

二、气血营卫节律与内分泌时间节律的一致性

西医学研究证实，各种激素的合成和分泌都有一定的时间节律。人体各种激素的分泌大都有昼夜节律，有的还具有七日节律，并证实《伤寒杂病论》"七日愈"的论断是一致的，充分说明气血营卫节律与内分泌时间节律的相对一致性。

（一）下丘脑-垂体-肾上腺皮质轴的昼夜节律

肾上腺皮质激素是最早发现有昼夜节律的激素。人体皮质醇的分泌方式有两个特点：其一是分泌呈阵发性，其二是具有明显的昼夜节律性变化。相继发现ACTH也有相同的昼夜变动规律。人睡前后的6～8小时，肾上腺皮质激素分泌量呈低潮期，随后逐渐增加，从睡眠后逐渐进入高潮期，高峰期持续约4小时，直到清晨觉醒后的1小时左右，峰值出现于清晨，此后分泌量减少，转入一个持续约11小时的觉醒间歇期。下丘脑的促肾上腺皮质激素释放激素（CRH）也具有相同的昼夜变化规律。

(二) 下丘脑－垂体－性腺轴的节律

性腺激素的分泌，受控于垂体卵泡激素（FSH）和黄体生成素（LH），而后者释放又受下丘脑促性腺激素释放激素（GnRH）的调控，还关系到成年女性垂体－卵巢激素的月经节律。垂体分泌的两种促性腺激素中，人体 LH 的分泌规律表现为：青春期前 LH 的分泌很少，进入青春期后 LH 分泌量迅速增加，在青春期出现明显的昼夜节律，夜间睡眠期中出现分泌高峰，而白天觉醒期的分泌量较少，若当睡眠在白天进行而夜间保持觉醒时，该激素的分泌高峰也颠倒地出现在白天（睡眠期），其相位的变化是渐进的，LH 分泌的昼夜节律与睡眠－觉醒节律可能分别由不同的振荡器控制，但两振荡器之间有某种内在联系。在成年女性月经周期的卵泡前期，LH 的分泌在慢波睡眠时受到抑制。在男性，睾酮（T）分泌也有昼夜节律。此节律也开始于青春期，到成人在 LH 的昼夜节律消失以后，T 的昼夜节律仍然保持着。T 分泌节律的相位特征，是睡眠初期（特别是慢波睡眠时）分泌减少，从睡眠后期到觉醒，出现几次逐渐增强的分泌高峰，因而血中浓度较高。女性雌二醇分泌除具有与月经周期一致的近似月节律外，在青春期还可看到昼夜节律，其分泌高峰出现于下午 2～4 时，关于下丘脑－垂体－性腺轴昼夜节律振荡信号的来源，据认为主要是松果体。松果体通过褪黑激素对下丘脑的影响，以此来调节该系统的活动节律。

(三) 下丘脑－垂体－甲状腺轴的分泌节律

人体垂体促甲状腺激素（TSH）的分泌具有昼夜节律，但关于其峰值相位，各研究者的报告不尽一致，其中多数人认为该激素血中浓度的夜间值高于白天值，其浓度从睡前 3～4 小时开始增加，入睡后不久达到高峰，随后即迅速下降。即入睡前者（22：00～2：00）是其分泌高峰期，其余时间分泌较少。关于 TSH 分泌节律与睡眠－觉醒节律的关系，睡眠似乎对 TSH 的分泌有抑制作用，睡眠－觉醒节律对 TSH 分泌有着一定影响，但两者间的联系不像在生长激素上看到的那样紧密。

（四）垂体生长素（GH）的分泌节律

睡眠-觉醒节律正常的人，其 GH 的分泌具有间歇性和昼夜节律性。在觉醒期，血中 GH 浓度保持于一个稳定的低水平，其间有几次间歇式的少量突发分泌，进入睡眠状态后，GH 的分泌迅速增加，不久后又快速回落，导致其血中浓度在睡眠初期出现一个突出的高峰。在连续光照的环境中，GH 的分泌节律仍与作为自激震荡的睡眠-觉醒节律是保持稳定的相位关系。

（五）催乳素（PRL）的分泌节律

人体 PRL 的分泌具有明显的昼夜节律，其节律的基本相位特征，也是夜间睡眠期的分泌量明显多于白天觉醒的分泌量。PRL 的分泌进入睡眠后即开始增加，而且在整个夜间睡眠期出现多次分泌高峰，因此，在整个睡眠期间其血中浓度始终维持于较高水平。觉醒后，血浆中 PRL 的浓度即迅速下降，但在觉醒期间，仍有若干次少量的阵发性分泌。在与睡眠-觉醒的关系上，当睡眠-觉醒节律倒置时，PRL 的昼夜节律也随之倒置，其分泌高峰出现于白天睡眠期，快波睡眠对 PRL 的分泌有促进作用，慢波睡眠对 PRL 的分泌则无明显影响。

（六）松果体的分泌节律

哺乳动物的松果体分离出生物活性物质褪黑激素，除对生殖功能有重要调节作用外，还作为内源性的授时因子，对脑内多功能系统的活动节律发挥影响。褪黑激素的合成速率，常作为松果体功能活动的标志性节律。健康成年人夜间睡眠，其中，褪黑激素的尿中排出量是白天排出量的 5～7 倍。褪黑激素的合成和分泌，受环境光照条件的影响较大。一般认为，哺乳动物的松果体接受的光信息来自视网膜，中间通过 SCN（视交叉上核）、下丘脑室旁核、脊髓侧角等神经结构，光信息可由交感神经颈上神经节的节后纤维而传给松果体。因为切断颈上神经节的节后纤维，或用β-受体阻断剂作用于松果体，即使在黑暗中，松果体NAT（N-乙酰基转移酶）的活性也不增加。

以上通过内分泌的时间节律分析，说明人体功能活动存在的昼夜节律，与中医学阴阳消长、气血营卫昼夜节律存在一致性，这对今后研究和发展中医理论具有较强的指导意义。

第三节　对"卫气"昼夜节律的认识

卫气的循环规律和自然界的阴阳（昼夜）是分不开的，因为人体血液循环具有昼夜之分，所以，卫气的周流也有昼夜阴阳之分。卫气节律白天旺于阳分，夜盛于五脏，是周日视运动变化，而形成卫气节律的特点。随着昼夜阴阳变化，人体营卫依次运行于不同的脏腑经络，产生相应不同的功能效应。中医学认为，人体卫气一昼夜行五十周。《灵枢·营卫生会》所言："营在脉中，卫在脉外，营周不休，五十而复大会。""卫气行于阴二十五度，行于阳二十五度，分为昼夜，故气至阳而起，至阴而至，故曰日中而阳陇为重阳，夜半而阴陇为重阴，故太阴主内，太阳主外，各行二十五度，分为昼夜。"《难经》对卫气周行节律也有论述："人一日一夜，凡一万三千五百息，脉行五十度，周于身，漏水下百刻，荣卫行阳二十五度，行阴亦二十五度，为一周也。"其中，阴阳分别指白天、黑夜，漏水下百刻是古代计时标准，实际指的是一昼夜，《灵枢·本脏》还明确指出："卫气者，所以温分肉，充皮肤，肥腠理，司开阖者也。"若卫气和则"腠理致密矣"。可见卫气的功能在于保卫机体，抗拒外邪，这与西医免疫系统有一定关系。现已广泛了解，免疫系统的重要功能之一就是抗御传染，保护机体，这些和中医卫气保卫机体、抗拒外邪的功能不谋而合。

一、卫气节律与免疫昼夜节律的相似性

（一）免疫细胞的昼夜节律

人末梢血液中白细胞、淋巴细胞和嗜酸性粒细胞数在白天（即活动期）低，夜间（即休息期）升高，峰值在深夜24：00～4：00（陇阴之时）最高。嗜中性白细胞和单核细胞则有昼夜高低的倾向。血中淋巴细胞是由骨髓的干细胞分化而成的，骨髓中处于分裂期的细胞在深夜最高（13.1%），从早晨起开始下降（7.6%～9.5%），和血中B淋巴细胞昼夜节律相同。其他如抗体形成、器官移植的排斥反应、淋巴细胞转化率等均都有昼夜节律，对青霉素的过敏反应、过敏性哮喘等也都在深夜高。

免疫系统的生物节律与自主神经系统和内分泌系统功能活动有着密切关系，前者受后者的调节，嗜酸性细胞的增减与下丘脑-垂体-肾上腺皮质系统和下丘脑-交感神经系统功能相关，在白天处于神经兴奋状态，免疫系统则抑制，晚上则正好相反，副交感神经系统兴奋，免疫系统增强。这与中医学气血的昼夜变动有着密切联系，人体的"卫气节律"取决于自主神经-内分泌系统的节律，联系到后者有营养脏器组织的作用，可以认为"卫气"实质上能反映自主神经-内分泌系统的功能。在医学实践中认识到，疾病的发生、发展和转归往往具有时间依从性，表现出一定的时辰节律，如中医理论认为"夫百病者，多以旦慧、昼安、夕加、夜甚"，并认为这与"卫气""昼日常行于阳，夜行于阴"的运行规律有关。现代时辰免疫学的研究也表明，如同机体的其他功能一样，免疫功能也具有周期近似昼夜、月、年的节律性变动。脾脏、淋巴结等外周免疫器官中的免疫细胞数量也具有与外周血中免疫细胞数量相同的昼夜节律。

（二）体液免疫因子的昼夜节律

体液中与免疫应答有关的因子主要是抗体和补体。健康成年人血清 γ-球蛋白的含量白天高于夜间，其峰值位于 15：00 前后，谷值出现于 22：00 前后。血清 IgG、IgA 的含量也是白天较高。正常成年人鼻黏膜分泌物中 IgA 的含量则是夜间较多，峰值相位为 6：00。关于血清 IgE 含量有无昼夜节律的变动，尚无定论，有的报告认为存在明显的昼夜节律，其峰值出现于 11：28 左右，也有人认为没有明显的昼夜节律，尚有待进一步研究证实。

（三）免疫应答的昼夜节律

实验研究发现，链激酶-链道酶（SRSD）、T 淋巴细胞有丝分裂原植物血凝素（PHA），引起的人淋巴细胞 DNA 合成反应和母细胞转化应答的强度，可因淋巴细胞采集时间的不同而不同。后半夜采取的淋巴细胞对 SRSD 的反应最强，与外周血 B 淋巴细胞数量的峰值相位相同。对 PHA 的反应呈现单相性节律，其峰值出现于 8：00～12：00。总之，这些结果表明，人体淋巴细胞的免疫应答反应具有昼夜节律，而且说明此节律相位特点可因抗原而异。

（四）超敏反应与异体排斥反应的昼夜节律

临床观察发现，过敏性哮喘于 0：00～3：00 夜间发作，其气道阻力增加值夜间高于白天；严重哮喘患者夜间平卧时最大呼气流量急剧减少，所造成的呼吸、心搏骤停也发生于 6：00 以前。另外，有些职业性变应原所致哮喘的患者，白天在工作场所接触变应原，但到夜间才发作哮喘，这些现象表明，过敏性哮喘的发病有昼低夜高的节律，这可以从血浆组织胺含量的昼夜节律性变化看出，这类患者的血浆组织胺含量 4：00 前后较高，白天则很低。另外一些实验研究也证实，皮下注射组织胺、组胺释放剂、青霉素或结核菌素等所引起的皮肤反应,峰值都出现于夜间19:00～23:00,而谷值都出现于上午7:00左右,风团块面积的峰值可达谷值的3倍以上。在对器官移植患者的观察中也注意到,机体的异体排斥反应有明显昼夜时间依从性。在Knapp等人报告的16例肾移植患者的24次排异反应中,有17次(70.8%)发生于23:00至次日11:00之间,峰值位于5:00稍后,这说明此时机体的免疫抑制作用处于一天中的较低水平。

二、卫气节律与酶活性昼夜节律的统一性

作为防御机体免遭外界有害因素侵袭的卫气,它的节律是人体生理的反应之一。人体内一刻不停地进行着物质和能量的代谢,中医学认为气血营卫发挥着重要作用。现代分子生物学则认为,人的一生,从出生到衰老,经历着代谢水平有规律的变化,这是酶活性的作用。可以说中医学卫气昼夜节律与现代分子生物学的昼夜节律保持着高度统一。研究表明,脑内单胺类递质、褪黑激素的合成,有酶的活性的昼夜节律,肝脏和消化道酶活性也有昼夜变动。

(一)酪氨酸转氨酶(TAT)的昼夜节律

酪氨酸转氨酶(TAT)在明、暗各12小时的环境中,动物可在自由摄食的条件下,大鼠肝脏TAT的活性在暗期之末最低,明期当中缓慢上升,进入暗期后上升速度加快,两个半小时后达到峰值,峰值为谷值的4倍以上,以后又逐渐降低,到暗期末最低。TAT活性的昼夜节律还与环境昼夜的明暗节律有关,因为环境明暗节律的相位倒置后,大鼠该酶昼夜节律的相位也会随之而反转。

(二)肝脏色氨酸羟化酶明暗期的变化

肝脏色氨酸羟化酶在明、暗各12小时的环境中,大鼠肝脏中此酶活性明期之末、暗期之初始升高,午夜时达到峰值,随后逐渐下降,明期中

保持较低水平。

（三）肝脏鸟氨酸脱羧酶的昼夜节律

肝脏鸟氨酸脱羧酶（ODS）白天非活动期很低，入夜后迅速上升，呈现出昼低夜高的节律。该节律的产生，与摄取的昼夜节律有关。大鼠夜间ODS升高，主要是摄取食物特别是摄取蛋白质食物的关系。如果断食或食物中缺乏蛋白质，此酶的昼夜节律将会消失。

（四）肝脏葡萄糖激酶与磷酸烯醇丙酮酸羧基酶的昼夜节律

肝脏葡萄糖激酶与磷酸烯醇丙酮酸羧激酶，这两种酶分别参与葡萄糖分解和异生。肝脏中糖原的含量具有昼夜节律性变动，这与参与糖代谢的酶活性的昼夜节律有关。在明、暗各12小时的环境中，摄食活动限制于暗期前8小时的情况下，大鼠肝脏葡萄糖激酶的活性呈现出暗期明显高于明期的昼夜节律。此节律与肝糖原含量的昼夜节律基本平行，己糖激酶的活性则无明显的昼夜节律。

（五）消化道中几种消化酶活性的昼夜节律

关于消化道中几种消化酶活性的昼夜节律，小肠内的蔗糖酶、麦芽糖酶、乳糖酶，以及亮氨基酸肽酶、碱性磷酸酯酶等水解酶的活性，也都呈现出昼夜节律的变动。在大鼠体内，这些酶的活性白天较低，黄昏时开始升高，夜间00：00～4：00达到峰值，天亮前后又逐渐下降。

第四节　对分子水平昼夜节律的认识

西医学从分子水平研究最多的是近日节律中的昼夜节律，其周期为24小时，即十二时辰。

一、促肾上腺皮质激素（ACTH）

在血中 17- 羟皮质醇最高值是在上午 6：00～8：00 时，而尿中 17-羟皮质醇则在上午 9：00～11：00 时为最高。二者最低值，都在午夜到清晨两小时。如果睡眠的时间改在白天，则在 1～2 周后，此激素的昼夜变化也颠倒过来，皮质醇分泌在 24 小时也呈节律性，一天中只有 1/4 时分泌处于活动期，以清晨睡醒前后 4 小时分泌最多，一天总量的 40% 是此期分泌的。午夜前 4 小时分泌最低，分泌量只占一天总量的 5% 以下。这两段时间，正与《伤寒论》"欲解时"——"阳中之阳"太阳病欲解时从巳至未上，以及"阴中之阴"少阴病欲解时从亥至丑上不谋而合。

二、醛甾酮（AOS）

醛甾酮又名醛固酮，其变化与皮质醇的变化相似，早晨血液中醛固酮比晚上高。正常男性在中午时醛固酮的含量相当于晚上 20 时的两倍左右，ACTH 也可控制醛固酮的产生。

三、生长激素（GH）

成人生长激素的分泌，主要在睡眠中。入睡后最初两小时，生长激素就大量分泌，到第 3 小时降为零。白天打盹与生长激素分泌有关，白天的 GH 分泌大多在打盹时。不同年龄分泌情况也不同。婴儿在整个 24 小时中，血中生长激素浓度都是高的。儿童只有睡时生长激素才分泌。青春期青少年的 GH 分泌量比儿童高 7.5 倍，在醒时和睡时，都有几次分泌。成年人 GH 分泌的情况同青春期，但分泌量少。而老年人大为减少，有的在一天内不分泌生长激素。某些生长迟缓儿童，其生长激素分泌量显著下降。

四、催乳素（PRL）

成人一般在上午5时至7时达最高值，晚上入睡后1小时，血液中催乳素含量开始上升，醒后催乳素开始下降。上午10时最低。当睡眠时间改变或颠倒时，催乳素分泌立即随睡眠时变。妊娠后期，此昼夜节律消失。在催乳素增多的疾病（垂体瘤、丘脑瘤、功能性溢乳）中，在睡眠时与醒时都很高，柯兴综合征患者也如此，表现为下丘脑功能紊乱。

五、性腺激素（HCG）

成人在睡眠和醒后垂体促性腺激素都有分泌。正常的男性，在上午3时至6时睡眠时，分泌值最高，而15时至18时最低，妇女随月经周期而发生变化。正常男性血中睾酮在晚间随黄体生成素同时升高。男性17-羟孕酮变化与皮质醇相似。孕妇的孕酮在午夜到中午时最低，而早晨则雌二醇最高。

六、促甲状腺素（TSH）及甲状腺激素（TH）

正常人血中促甲状腺素（TSH）在白天降低，而晚上22点至次日2时左右升高。严重的甲状腺功能低下者，则失去上述节律。正常男性血甲状腺激素中T_4在15时至18时最高，早晨3时至6时最低。血中T_4与T_3浓度与环境温度有关，一年四季中季节性变化，夏天最低，冬天最高。

七、甲状旁腺素（PTH）及降钙素（CT）

正常人血中甲状旁腺素在中午前下降，晚8时后上升，当晚上滴注钙盐使血钙升高时，可防止血中甲状旁腺素升高。血中降钙素以中午12时至13时最高，约为90ng/L，而早晨8时左右最低，为10ng/L左右。

八、儿茶酚胺（CA）

尿中儿茶酚胺排泄量白天增加，晚上减少。

九、胰岛素（RI）

早晨吃糖引起胰岛素分泌较晚上多，同样，胰岛素引起的低血糖作用，也是早晨较下午强。

十、环磷腺苷（cAMP）与环磷酸鸟苷（cGMP）

尿中 cAMR 的昼夜节律主要体现在晚上 20：00 至清晨 2：00。有实验表明，支配大鼠松果体的交感神经去甲肾上腺素周转率有昼夜规律。

（一）核酸昼夜节律

DNA 变化也有昼夜规律，如肝组织内 DNA 的含量，其昼夜变动的幅度平均每日在 60% 上下。

（二）酶活性的昼夜节律

以 N- 乙酰基转移酶昼夜变化为例。吲哚胺和 N- 乙酰基转移酶昼夜节律的调节机制，曾被一系列整体试验所证明。在 18：00（天黑时）N- 乙酰基转移酶出现活性增加 30～50 倍。若在 18 时就熄灯，则在 1 小时内，酶活性仅轻度增长，从 19 时起酶活性迅速上升，到 22 时达最高。假如 18 时后不开灯，则 N- 乙酰基转移酶活性不见增长。大白鼠白天从 10 时到 16 时处于黑暗环境，也不显示白天的酶活性升高。这些观察说明，黑暗和一些内在生物钟的适当调拨是 N- 乙酰基转移酶活性夜晚增长所需的条件。另外，受体也有昼夜变化规律，如脑中多巴胺受体有昼夜变化节律。

还有人的自然分娩、体温、脉搏、血压、氧气摄取、肌力、协调动作、痛觉、肾脏清除率，人体血液中生长激素、肾上腺素、睾酮、17-羟皮质酮、嗜酸性粒细胞、酯酶活性、pH活性、血糖，以及细胞分裂、肝细胞溶酶体活性等，均有昼夜变化节律。

以上人体生物节律的研究成果进一步佐证了1800多年前《伤寒杂病论》日五运六气三阴三阳学说思想"欲解时"蕴含着十分丰富的科学内涵，为今后更好地运用现代科学知识和先进科学技术研究《伤寒杂病论》指出了一条新的路径。

第五节 对"脏腑时相"与体液成分变化时辰节律的认识

人体脏腑功能活动盛衰时相的年、月、日周期节律，有活动最弱期，有活动逐渐增加期，有活动最强期，有活力处于自然稳态的平常期。《黄帝内经》认为人体五脏之气法于四时，所谓"肝主春，心主夏，脾主长夏，肺主秋，肾主冬""五脏应四时"等。具体来说，心为"阳中之太阳，通于夏气"；肺为"阳中之太阴，通于秋气"；肝为"阳之少阳，通于春气"；肾为"阴中之少阴，通于冬气"；脾为"至阴之类，通于土气"。《素问·水热穴论》云："春者木始治，肝气始生……夏者火始治，心气始长。"反映了人体器官功能随季节变动的规律。西医学对中医五脏器官的四季节律正在进行深入研究，例如，动物肝细胞储备的扩充，1月的量为7月的两倍；糖原含量的昼夜节律也有季节变动，其昼夜节律的最低值，1月在半夜，7月在晚上8点。调节肝脏糖代谢速率的丙酮酸激酶的活性，从秋季至冬季逐渐增高，夏季最低。另外，肝组织DNA和RNA的含量组织结构成分也都有四季节律，人胰腺的外分泌功能也表现出夏季最低的时辰节律。脏腑除年、季节律外，更有日节律。以肝脏为例，肝气长于半夜，旺于平旦，衰于下晡，其他时辰则是肝脏活动处于自稳态的平常期。现将有关单胺类递质及血液、尿液、唾液成分的昼夜节律变化介绍如下。

一、单胺类递质的昼夜节律

脑的功能活动与中枢神经递质有着密切关系。中枢神经系统的递质主要有四类,即乙酰胆碱、单胺、氨基酸和肽类。中枢神经系统的单胺类递质包括儿茶酚胺(CA)和吲哚胺两类。前者又包括多巴胺(DA)、去甲肾上腺素(NE)和肾上腺素(E),属于后者的是5-羟色胺(5-HT)。

(一)5-HT 及其相关物质含量的昼夜节律

脑内 5-HT 含量的昼夜节律:实验发现,大鼠全脑 5-HT 的含量明期(昼)明显高于暗期(夜)。分别观察其脑的各个部位,发现并非脑的所有部位的 5-HT 含量都具有昼夜节律,而具有明显昼夜节律的部位是在额叶皮层、下丘脑、下位脑干外侧部,以及松果体等。

动物实验显示,血浆及脑内色氨酸含量的昼夜节律为昼(明期)低、夜(暗期)高。由于食物是体内色氨酸的唯一来源,故一般认为,血浆色氨酸这种节律性变动是由于摄取食物的昼夜节律而引起的。人体血浆色氨酸含量的昼夜节律,在食物中蛋白质含量较高的情况下,该节律的相位特征是白天高于夜间。

色氨酸羟化酶是合成 5-HT 的重要的酶,其活性的高低反映着 5-HT 合成速度的快慢。但脑的其他部位,如前脑、下丘脑、丘脑、脑桥和延髓等,其色氨酸羟化酶的活性大都没有昼夜节律。

(二)儿茶酚胺及其相关物质的昼夜节律

关于脑内多巴胺含量变动的时辰节律,经研究认为鼠脑内多巴胺的含量具有单峰型昼夜节律,其峰值出现于暗期。脑内去甲肾上腺素(NE)含量也具有昼夜节律。对人体而言,尿中 3-甲氧基-4羟苯乙二醇(NE 的代谢产物)的排泄率白天高于夜间。关于血浆酪氨酸含量的昼夜节律,体内的多巴胺和去甲肾上腺素是由酪氨酸转化而来的,而食物是体内酪氨酸的来源，人体血浆酪氨酸的含量白天和前半夜较高，后半夜及清晨较低，血浆酪氨酸的这种昼夜节律主要来源于摄食的昼夜节律。

二、血液各种成分含量的昼夜节律

血液各种成分的含量都有明显的昼夜节律性变动，这里主要介绍血糖、胰岛素、胰高血糖素、氨基酸浓度及血液其他成分含量的昼夜变动情况。

（一）血糖、胰岛素、胰高血糖素等含量昼夜节律

血液中的这几种成分都与机体的能量代谢有关，它们相互间有着密切的关系。这些物质在血中浓度与动物或人类自由取食和环境昼夜变化有关。正常成人和糖尿病患者的血糖也都有明显的昼夜节律，其峰值出现在午夜，谷值出现于清晨，葡萄糖负荷后的耐糖试验结果则提示人体胰岛素的分泌下午较上午少。

从同一组健康受试者观察到，早餐（8：00）、午餐（12：00）、晚餐（20：00）按同样的食谱，同样的分量进食后，血糖浓度升高幅度以晚餐后最大，午餐后次之，早餐后最小。这说明人体吸收葡萄糖的能力每天从早到晚逐渐增强。据认为，这是由于一日三餐的习惯而在后天获得的习惯性节律。

（二）血中氨基酸浓度的昼夜节律

血中氨基酸，无论是总氨基酸还是各种氨基酸，其浓度都有显著的昼夜节律性波动。正常人血浆总氨基酸具有昼夜节律，基本的相位特征是昼高夜低，峰值出现于8：00～10：00，谷值出现于午夜时。血中氨基酸的昼夜节律受睡眠-觉醒节律影响则较大。当睡眠-觉醒节律的相位反转时（白天睡眠，夜间觉醒），人血浆氨基酸的节律相位也随之快速反转，峰值出现于午前4小时。这种影响的机制目前尚不清楚，据分析可能与某些影

响蛋白质代谢的激素的分泌节律发生改变有关。

（三）血液其他成分含量的昼夜节律

血液中的各种成分，如尿酸、尿素氮、血清钾等含量或浓度几乎都呈现昼夜节律性变动。但其变动模式及节律相位，彼此间并非完全相同。根据相位特征，血液诸成分的昼夜节律可大致分为"昼高夜低型"和"夜高昼低型"。

关于血液各种成分昼夜节律的产生机制，由于机体包括大部分血液成分的昼夜节律，都会因视交叉上核的破坏而发生紊乱消失，因此，一般认为大部分血液成分的昼夜节律都是由内源性生物测时机制（生物钟）发生和控制的。在血液的各种成分中，目前对血糖、胰岛素和胰高血糖素昼夜节律产生机制的研究较为深入，现在已知道，与这几种物质昼夜节律有关的中枢和外周环节，与视交叉上核（SCN）、下丘脑腹内侧核（VMH）、下丘脑外侧核（LH）和自主神经系统功能与结构有关。据认为，SCN中含有两类神经元：一类具有生物测时功能，即可产生昼夜节律振荡信号；另一类则参与血糖的调节。这两种神经元相互联系，后者从前者获得昼夜节律的信号，因而其活动也具有昼夜节律。VMH和LH又分别通过交感神经和副交感神经系统影响胰岛素和胰高血糖素的分泌，并影响肝肾等脏器中与糖代谢有关的酶的活性，从而调节糖与脂肪的代谢。血糖、胰岛素、胰高血糖素等物质中浓度的昼夜节律便由此产生。

三、尿量及尿中成分排泄的昼夜节律

尿量及尿液成分含量存在明显的昼夜节律性变动。这种节律的产生机制在尿中各成分上互不相同，大致可分为三类，主要受外源性影响而产生的节律，如尿素排泄的昼夜节律，它主要受蛋白质摄入情况的影响；钙、镁的排泄节律很大程度上也取决于摄入情况。钠、氯、磷的排泄节律主要受内源性因子影响。

（一）尿量的昼夜节律

一般情况下，尿的排泄量在人体是白天多于夜间。一天中各阶段时间尿量的多少，受多种内、外因素的影响，如水分摄入、环境、温度、体位，各种离子的血中浓度和排出情况，抗利尿激素的分泌等。但是在排除了水分摄入、环境温度等外源性影响的情况下，人的尿量昼多夜少的节律仍然存在，这说明尿量的昼夜节律，主要是一种内源性节律。在各种内源性因子中，抗利尿激素分泌量的昼夜变动与尿量昼夜节律的关系最为密切。该激素是由下丘脑视上核和室旁核神经元合成的一种神经垂体激素，这可使肾脏远曲小管和集合管的通透性增大，从而促进水的重吸收，使尿量减少。人体血浆抗利尿激素的浓度，白天较低，入夜后逐渐升高，在午夜零时至深夜4时达到高峰，其夜间浓度约为白天浓度的两倍。因此，尿量的昼夜节律可以说在很大程度上决定抗利尿激素的昼夜节律。SCN有神经纤维投射于视上核和室旁核，据此可以推测，导致抗利尿激素节律性分泌的昼夜信号，可能即来源于SCN。

（二）尿中电解质含量的昼夜节律

正常情况下，人体尿中电解质含量的变化具有明显的昼夜节律。其中钠、钾、磷酸盐及肌酐节律的相位彼此略有差异，但谷值大都出现于午前4时至8时，谷值为全天平均值的30%～50%，而峰值大都出现于正午傍晚之间，峰值为全天平均值的150%～200%。另据报道，尿液渗透压昼夜节律的相位与上述电解质的相位正好相反，这是因为水分排出量昼夜变动的幅度大于电解质排出量变动幅度的关系。血浆电解质的浓度虽然也具有昼夜节律，但其昼夜节律性变动与尿中电解质的变动不相平行，甚至两者的钠钾离子相位还正好相反。这说明尿电解质排泄的昼夜节律并非直接来源，与血浆电解质浓度的昼夜节律、尿中电解质的排泄与醛固酮皮质醇等肾上腺皮质激素有着密切关系。醛固酮可促进远曲小管和集合管对钠的重吸收，同时促进钾的排出。醛固酮的分泌具有昼夜节律，其峰值出现于清晨。但体位对该激素的分泌可能有所影响，整天安静平卧的健康受试者，其醛固酮的昼夜节律消失。皮质醇则与钾和磷酸盐的排泄有一定关系，血浆皮质醇浓度增加时，尿钾的排出增加而磷酸盐的排出减少，后者的原因部分是皮质醇可促进肌细胞对磷酸的摄取。皮质醇的昼夜节律是清晨分泌多，夜间分泌少，而磷酸盐尿中排泄的节律是清晨少，傍晚多，两者间有一定的关系。此外，磷酸盐的排泄与睡眠－觉醒状态也有关系。

四、唾液成分含量的昼夜节律

无论是未受刺激时自发分泌的唾液，还是刺激引起分泌的唾液，其分泌量和钠、钾、氯等离子及蛋白质的量都有明显的昼夜节律性变化。唾液中免疫球蛋白 IgA 和激素的含量也具有昼夜节律，IgA 的峰值出现于 6:00～7:00 空腹时。由于唾液采集方便，而且可进行无创伤采集，因此，近年常用唾液成分含量及其昼夜节律作为时间生物学和医学某些研究中的简单指标，如某些疾病的诊断指标、药理学和药物动力学指标等。

综上所述，通过现代科学技术手段从各个方面多途径对中医学理论的人体功能生命活动节律进行深入研究，提出了许多新认识，并取得了丰硕成果。不仅论证了中医学阴阳消长、气血营卫、脏腑相时等，证明了人体功能生命活动存在节律（年节律、季节律、月节律、日节律），特别是昼夜节律的正确性和一致性，使古老的中医学理论有了科学依据，更为重要的是，为今后探索中医学理论和西医学理论相结合指明了前进方向。

第六章　运气三阴三阳学说医易探源

水有源，树有根，中医学运气三阴三阳学说以阐述天、地、生（生物）、人共存生物节律与宇宙同构，全息统一的时空律动自助构模理论，好似一棵参天大树，牢固地扎根于中华传统文化《周易》《太极》《太玄经》沃土之中，汲取着泉源之滋养，大放异彩，硕果累累，傲然屹立于世界东方。《周易》的科学思维、宇宙观、认识和方法论等一些基本概念与现代自然揭示的宇宙图景是相通的，是富有科学内涵的。

第一节　运气三阴三阳学说渊源于《周易》

与其说运气三阴三阳学说出自《黄帝内经》，倒不如说三阴三阳学说渊源于《周易》。为什么这样讲呢？因为"易具医之理，医得易之用"。《周易》比《黄帝内经》《伤寒杂病论》成书早，但从这三部宏伟巨著中，就从三阴三阳学说而论，它们之间有着内在的必然联系。《黄帝内经》三阴三阳学说思想体系中吸取了《周易》的思想精髓，可能证实中医学和《周易》存在着特殊关系。《伤寒杂病论》则立太阳、阳明、少阳、太阴、少阴、厥阴为标杆，独创日五运六气三阴三阳学说。"易与天地准"，是运气三阴三阳学说的指导思想，思维方法同源，认识观和方法论一致，所以，《周易》是中医理论的渊薮，是运气三阴三阳学说的泉源。要了解探索三阴三阳学说思想体系，就必须从《周易》追根溯源。

我国最早记载八卦的文献是《尚书·顾命》的天球河图传，《尚书·顾命》云:"河图,八卦,伏羲氏王天下,龙马出河,遂则其文以画八卦,谓之河图。"

八卦是《周易》的主要内容,亦是古天文学观察日月运动的标志。如《周易·系辞》云:"天地定位。"即表示先天八卦以四方四隅八个方位象征着日影的变化。

爻,为八卦结构的基本单位。"—"为阳爻,性刚属阳;"--"为阴爻,性柔属阴。一阴一阳之谓道,老子《道德经》说:"道生一,一生二,二生三,三生万物,万物负阴而抱阳,冲气以为和。"即表明万物分类结构,一分为二的分类原则是宇宙万物结构分类学的基础。以"三生万物"即三阴三阳学说诞生展示了宇宙生命发生、发展、变化的全息图景。"生生之谓易",宇宙与生命、时间与空间都符合"生生不息"的基本规律。

八卦分为先天八卦和后天八卦两种。先、后天八卦其卦形、卦象皆相同,区别在于排列方位和顺序不一。其中,先天八卦:乾南坤北,离东坎西;后天八卦:离南坎北,震东兑西。先天八卦为体主常,后天八卦为用主变。后天八卦以离坎定南北,震兑定东西,代表着春温、夏热、秋凉、冬寒,而纪万物生长化收藏生物节律变化的八个阶段。后人多采用后天八卦,如《黄帝内经》九宫八风亦采用后天八卦。因为阴爻(--)和阳爻(—)是演变八卦的基础,而八卦又是演变六十四卦的根基。八卦以其阳爻(—)代表阳性动力,以阴爻(--)代表阴性物质,故八卦是阴阳气化的征象。然而,气化学说又是五运六气三阴三阳学说的核心,三阴三阳学说注意到大地万物包括生物体和生命体都受大自然气化现象的影响,从而突出强调人体气化与天体气化是一个统一整体的立论思想。

八卦再变六十四卦,这六十四卦象卦爻的转化中就蕴含着三阴三阳之间的相互关系,对中医学产生了深远影响。

我们首先从六十上卦,每卦卦象六爻中已含有太阳、阳明、少阳、太阴、少阴、厥阴,乃三阴三阳消长之意。每一卦六个位象都含有少、壮、老三个阶段,以及始生、渐盛、旺盛、盛极、始衰、转复等六位。即反映了六爻的不同卦气，六爻的变化是三阴三阳学说气化的渊薮，正如《周易·系辞》所说："六爻之动，三极之道也。"《周易》六爻卦反映了一年六步的气化盛衰状况，是运气三阴三阳学说六步纪岁的鼻祖。并且在《周易·说卦》中已有长男（太阳）、长女（少阴）、中男（中阳）、中女（中阴）及少男（少阳）、少女（少阴）之词了。如原文曰："乾，天也，故称乎父；坤，地也，故称乎母；震，一索而得男，故谓之长男；巽，一索而得女，故谓之长女；坎，再索而得男，故谓之中男；离，再索而得女，故谓之中女；艮，三索而得男，故谓之少男；兑，三索而得女，故谓之少女。"这三男三女形象地寓含了三阴三阳。

我们再从六十中卦相生图中，发现所有的三阴三阳卦、二十卦都是从否、泰变化而来。宋代朱熹在对《周易》进行了认真研究之后，对《周易》六十四卦的规律提出了他的看法。他认为卦有四种，一阴一阳、二阴二阳、三阴三阳、纯阴纯阳。所有的卦象都是阳爻由下而上，阴爻由上而下。朱熹认为，这正是天地之间阴阳气变化的规律。对于三阴三阳这种排列，实际上是对人体生命天赋寿命的说明。

有学者研究发现，春秋时代的古人认识到，人的自然极限是120岁，《尚书·洪范》云："一曰寿，一百二十岁也。"三阴三阳的二十卦120岁，正好是人的正常寿命。阴阳均衡的20卦6爻，共120爻，正代表人体正常寿命120岁，每爻代表1岁，每卦代表6岁，是人的生命活动，每6年为一个阶段，每10卦为一个大阶段，20卦正好是两个甲子。一个阴，一个阳，一个以"离－热"为代表，一个以"坎－寒"为代表，每卦六爻，自下而上，对应于人则是下、中、上三焦，对应的脏腑则是肾、肝、脾、胃、心、肺。它从"泰卦"开始，对20卦每卦以6岁为年龄段，对人体生命活动生、长、壮、老、衰、已进行了详细论述。至"否"是115～120岁的年龄，初爻肾精之阳至此升至4爻，到了上卦，上三爻皆阳，下三爻皆阴，阴阳离决，上下痞塞，不通而生命终结，即所谓"尽终其天年，度百岁乃去"（《素问·上古天真论》）。

从以上《周易》的卦象来看，爻义蕴含着三阴三阳学说，对中医学五运六气三阴三阳学说产生了深远影响，可以说三阴三阳学说的源流，也是三阴三阳学说理论的基石。

第二节　太极、四象是三阴三阳学说形成的雏形

《周易·系辞》云："爻也者，效天下之动者也。"即天一，故以"━"为符号，称为阳爻，地有水陆两部分，同样，以"╌╌"为符号，称为阴爻，这是易数体系中的基本元素，这就是所谓的"太极生两仪"。把两个符号互相搭配，组成四种符号："⚌"（老阳、太阳，为阳中之阳）；"⚏"（老阴、太阴，为阴中之阴）；"⚎"（少阳，为阳中之阴）；"⚍"（少阴，为阴中之阳）；即所谓"两仪生四象"。以三爻为一组，互相搭配，又可组成八个图象，即"四象生八卦"，八卦相重，构成六十四卦，其中爻的排列和爻数，不仅用以演绎宇宙万事万物的动静变化，而且蕴含着现代数理、物理和哲理，还具有非凡的生命科学意义。如《易经》阴阳两爻，共为三爻为卦，其中是一生二，二生三，三爻成卦而生万物。

从二生四过程中的"三"，不难看出，"四象"中寓含着三阴三阳学说形成的雏形。因为进入"四象"，我们就有了循环的概念，有了春夏秋冬四季和二十四节气时间概念，有了东南西北方位空间概念等，所以，笔者认为"四象"在《周易》太极中占有特殊的重要地位，是一个非常重要的认识层次，对人体生命节律活动起着十分重要的调节作用。

一、四象的特殊地位和作用

成都中医药大学邹学熹教授认为，先天八卦（图）讲对峙，即把八卦代表天地、风雷、山泽、水火八类物象分为四组，以说明它的阴阳对峙关系。

后天八卦讲流行，形容周期循环，如水流行，用以表示阴阳的依存与互根和五行的母子相生。后天八卦图是从四时的推移、万物的生长收藏得出规律，即万物的春生、夏长、秋收、冬藏，每周天三百六十日有奇，八卦用事各主四十五日，其转换点就表现在四正四隅的八节上，这就构成了按顺时针方向运转的后天八卦图。这个转换点指出了"四正"即"四象"的特殊地位和作用。

中天八卦由邹教授按卫元嵩《元包经》六十四卦的八经卦排列次序绘成，认为中天八卦图则讲阴阳调和，从而讲明了三易的各自特点。他指出，先天八卦图实际上包含了五行相克的规律，后天八卦图包含了五行相生的规律，中天八卦图则包含了五行制化的规律。相生、相克、制化道出了三易的天机。那么三易卦爻排列的不同，则揭示了宇宙中大大小小的阴阳体相互之间的基本关系。诸如大到天体、星系、宇宙、万物、生物、人体，小到分子、原子、基本粒子都是两性的阴阳体。无论关系多么复杂，由于都是阴阳体，它们之间总是在相互吸引着、排斥着、结合着，也就是说，宇宙万事万物之间的关系不外三种基本方式：相生、相克、相合，或者说促进、抑制、结合。

更有学者对这三种作用方式有更为清晰和生动的描述："宇宙间任何相互作用着的力，归根结底只有三种：吸引、排斥、中和。三种作用力，同属一种力，因强弱程度不同，必得引起无穷无尽的重新排列组合。"这和"三天"（先天、后天、中天）八卦所发现宇宙中普遍存在的基本规律是一致的，即宇宙中各阴阳体只存在三种关系，三易中可表现出"相生、相克、相合"的关系。

在四象中，我们也就非常简单明白地看清了宇宙中万物相生、相克、相合的关系，这三种基本关系不是臆想出来的，完全是由四象各自不同的阴阳比例所决定的。

上阳下阴，在四象中被称为老阳（太阳）、老阴（太阴），它们极性相反且最强，如果上阳的极性为正2，那么下阴的极性就为负2。二者如果碰在一起，就会牢牢地结合在一起，出现相合、中和的现象。左阳右阴在四象中称为少阳、少阴，它们极性相反且不甚强，如果左阳极性为正1，右阴极性为负1。二者相碰便会结合在一起，出现相合、中和现象，但结合的牢固度、稳定性不如上阳下阴。那么，上阳与右阴、下阴与左阳之间会不会出现结合或中和现象呢？不会，因为阴阳比例不匹配。正2与正1，负2与正1，从数字上我们也很容易看出阴阳不互补，但它们之间会出现相互吸引的作用。在复杂物体之间表现出相生或相互促进的作用。"异性相吸，同性相斥"，这是自然界的普遍规律。而上阳与左阳，阴阳极性表现为正2与负1；下阴和右阴之间，阴阳极性表现为负2与正1；二者均表现出相斥的关系，即相克、相互抑制的关系。

四象与两对阴阳体的循环，正好完美地体现出宇宙中最基本的三种作用力：相生、相克与相合，并发现这三种作用力只能在两对阴阳范畴内进行。无论是在八卦、六十四卦或更多的卦系中，相生、相克、相合都只能在两对阴阳体中体现出来。还发现任何一个阴阳体或一个单卦，无论是四象、八卦，还是六十四卦或更多的卦爻中，只能找到一个与阴阳比例正好相反，而且能够与之互补的阴阳体或卦，并产生相合和中和作用。

二、四象的天文学背景与三阴三阳学说有着密切的关系

《周易》"太极"阴阳理论更为闪光之处，还在于它的阴阳合抱曲线与阴阳四象三阴三阳交汇处蕴含着月亮运动的规律。朱灿生从月亮运动的实际观测资料出发，发现月亮近点月的四个特征点（四象）的周期规律，把它翻译成六十四卦，认为它是六十四卦的天文背景，即月亮相对运动六十四卦点是量子化规律。其揭示了太极－四象－六十四卦对应的月亮运动周期节律结构，提出了太极－六十四卦源于月亮运动。其理论是用月亮的六十四种位相来标记日、地空间二气的消长，六十四卦代表着远地点两

仪的相似周期。四象则是相互联系的有机整体,是两对四种特征点。

还有学者研究认为,干支纪年和五运六气三阴三阳学说皆以"太极"为背景,继《周易》用太极-六十四卦揭示了近点月与朔望月会合周期的结构后,用五运六气三阴三阳学说进一步揭示了近点月、朔望月与回归年会合周期的结构,充分说明了太极-两仪-四象-八卦-六十四卦与五运六气三阴三阳有着密切关系。

三、四象与生命科学的意义

现在,在我们面前有两部"天书":一部是由大约30亿个遗传密码组成的天书——人类DNA,它凝结了西方现代科技的结晶;一部是东方古国的天书《周易》,它凝结了东方人的智慧,蕴藏着宇宙中最基本的规律。但两部天书的结合点却是《周易》中的四象。人类的DNA、RNA蕴藏了生命的全部信息,约由30亿个碱基组成。然而,这30亿个碱基全部由四种碱基排列组成DNA,即由鸟嘌呤(G)、腺嘌呤(A)、胞嘧啶(C)、胸腺嘧啶(T)组成,RNA含有腺嘌呤(A)、鸟嘌呤(G)、胞嘧啶(C)、尿嘧啶(U)。

细胞中的DNA是双链,两链之间相互缠绕,形成了螺旋结构,双链通过碱基之间的氢键维持着双螺旋结构,DNA双螺旋结构的4种碱基之间配对有一定规律,具有绝对不变的配对原则,即A与T配对,G与C配对。因此,双螺旋中的两条DNA链是互补序列,从而达到相合或中和的作用,同时也有调节的作用。

RNA中的碱基鸟嘌呤(G)、腺嘌呤(A)、胞嘧啶(C)与DNA相同,所不同的仅仅是以尿嘧啶(U)替代了DNA中的胸腺嘧啶(T)。RNA中的片段很少超过几千个核苷酸,细胞中的RNA一般是单链的。在生命活动过程中,DNA将遗传信息传承给RNA,然后RNA翻译出20种氨基酸,构成不同的多肽链,最后组合成生命体所需要的成千上万种蛋白质。

在RNA的生物遗传密码中，有四个碱基（U、C、G、A）作为基本组成，任取三个组成密码，在《周易》的六十四卦中，则有阴阳、四象、八卦的基本组成，经组合而成别卦。因此，要选择合理的64种密码子与六十四卦配对方案，首先应研究四碱基与两仪、四象的配对问题。

从U（T、C、G、A）的结构和基本性质来确定四碱基的阴阳属性：①前面提到两条多核苷酸链通过碱基的氢链相连。C与G配对时通过三个氢键，A与U配对时通过两个氢键。由于碱基配对组合包含着遗传信息，因而氢键数目是一个重要标志，依据《周易》中规定：奇数3为阳，偶数2为阴。②嘧啶有3种C、U、T，而嘌呤仅两种。同理确定嘧啶为阳，嘌呤为阴。综合这两种阴阳属性，可以确定四碱基与四象的对应关系：C为阳中之阳，即太阳；G为阳中之阴，即少阴；T、U同为阴中之阳，为少阳；A为阴中之阴，为太阴。RNA 4种碱基A、T（U）、C、G与四象对应做出了确定。六十四卦可看作是四象的排列组合而成，$4^3=64$，四象按三联体排列正好是六十四卦，而DNA的4种碱基A、T、G、C按三联体排列，正好是64个遗传基因密码。在RNA中由于碱基U替代了DNA中的碱基T，所以，密码的符号有所不同，但它们所翻译的氨基酸则是完全一致的。因此，它们在六十四卦中所处的位置和所具有的相生、相克、相合关系与DNA也是完全一致的。同时，4种碱基密码之间不仅有中和或相合的反义互补关系，还有相生的相互促进关系和相克的抑制关系，从而起到调节生物细胞的正常活性，所以，四象在生命体中起着十分重要的调节调控作用。

以上所述，《周易》太极四象的特殊地位决定了四象的特殊重要作用，揭示了宇宙中大大小小的阴阳体相互之间的基本关系，不外三种基本方式——相生（促进）、相克（抑制）、相合（结合）。它与五运六气三阴三阳学说中承乃制、制则生化的基本规律是一致的。太极、四象和六十四卦对应的月亮运动周期节律结构，四个特征点，显示了二分二至（春分、秋分、夏至、冬至）与五运六气三阴三阳学说有着特殊意义。太极、四象和六十四卦，蕴藏着人类生命 DNA、RNA 四碱基 T（U）、C、G、A 排列组成了生物体遗传密码的全部信息，这是现代科技的结晶，更是凝结了古人的智慧。笔者认为四象——太阳、少阳、太阴、少阴是五运六气三阴三阳学说形成的雏形，所以，五运六气三阴三阳学说渊源于《周易》。

第七章 运气三阴三阳学说完善于《黄帝内经》

运气三阴三阳学说完善于《黄帝内经》，为什么这样讲呢？

首先，我们说《黄帝内经》是在《周易》太极，八卦，四象（太阳、少阳、太阴、少阴）雏形基础上，两阳之间加阳明，两阴之后加厥阴，创造性地补缺和发明了三阴三阳学说。

其次，它在太玄序列影响下，三阴三阳学说有了长足的发展。它以三阴三阳作为三维时空坐标，又以日、月、地运行为背景，还以天、地、生（生物）、人为宇宙整体自然观来观察自然界与社会的变化。它不但把自然界的气候变化和人体生命现象统一起来，而且把自然气候变化与人体发病规律统一起来，从宇宙的节律上预测气候变化对人体健康与疾病发生的影响。

运气三阴三阳学说在阴阳、五行、八卦、六气的基础上，以天干、地支等作为演绎的工具符号，来推论气候变化、生物气化和疾病流行。

《素问》七篇大论展示了宇宙生命的运气规律。从此，运气三阴三阳学说日臻完善和发展，这是《黄帝内经》对中医学的伟大贡献。

第一节 《黄帝内经》运气三阴三阳学说概念简介

《黄帝内经》和《周易》的成书年代相距较远，但和《易传》的成书年代相近。《周易》的主要哲理在《黄帝内经》中大多有所反映，《黄帝内经》对《周易》的精华有着更为重要的发展。

在《周易》中，以阴阳变化为纲，以三阴三阳为三维时空坐标，以八卦、六十四卦为日、月、地运行为背景，以天、地、人三才之道为整体自然观来观察自然界与社会的变化。

《素问·阴阳应象大论》指出："阴阳者，天地之道也，万物之纲纪，变化之父母，生杀之本始，神明之府也。"对阴阳概念的重要性做了进一步的深刻论述。《黄帝内经》主张："提挈天地，把握阴阳。"通过把握阴阳来掌握自然节律规律；"处于阴阳，调和四时"，即和合阴阳变化，适应于四季气候节律的变迁。《素问》七篇大论，以2/3的篇幅对五运六气三阴三阳展开了论述。以日、月、地运动产生的天象、气象、物候为一整体，进行了深入广泛的探讨。正如《素问·气交变大论》指说："善言天者，必应于人；善言古者，必验于今；善言气者，必彰于物。"即我国古代是把人的变化、物的变化，以及自然界的变化，紧密联系在一起进行体验和理解的。这与现在讲的"实践是检验真理的唯一标准"的精神是一致的，与现代科学通过实验和认识客观规律的科学方法是吻合的，《黄帝内经》的这些论断，充分表明它是继承和发展了《周易》的理论思想。

《黄帝内经》中的《素问·天元纪大论》《素问·五运行大论》《素问·六微旨大论》《素问·气交变大论》《素问·五常政大论》《素问·六元正纪大论》《素问·至真要大论》等七篇大论，后世称为"运气七篇"或"七篇大论"（以下简称七篇）。《七篇》比较集中地、全面地、系统地介绍了五运六气三阴三阳"气化"学说与天地、生（生物）、人同构共振的医学气象学理论，并阐述了人体生命活动节律与天象、地象、气象、物候之间相互律动自助结构的关系，形成了比较完善的五运六气三阴三阳学说。

《黄帝内经》运气三阴三阳学说是中医学理论的核心，对中医学理论的形成和发展产生了巨大影响，尤其运气七篇，是一部伟大的综合巨著，除医学之外，还蕴含着天文、历法、物候、气象、哲学、地理学、生物学、农学等诸多学科知识，堪称一部大百科全书。因此，运气三阴三阳学说除在中医学中起着重要作用，还在自然科学，特别是现代生物节律方面也有着很高价值，是我国文化宝库的优秀宝典。

运气三阴三阳学说是中医学的基础理论之一。所谓"运"，是指天体在东南西北中五个方向的运行，这是古天文学客观规律的总结；所谓"气"，就是由于天体运行而形成的风、寒、暑、湿、燥、火等六气的不同变化情况。

《黄帝内经》五运六气三阴三阳学说主要是通过对天文、气象、物候等自然现象的观察和归纳而建立起来的，它是以五运配天干（土运统主甲己年，金运统主乙庚年，水运统主丙辛年，木运统主丁壬年，火运统主戊癸年）用来推算年岁运；六气配地支（逢子午两年是少阴君火司天，逢丑未两年是太阴湿土司天，逢寅申两年是少阳相火司天，逢卯酉两年是阳明燥金司天，逢辰戌两年是太阳寒水司天，逢巳亥两年是厥阴风木司天）用来推算年岁气，并以五运六气三阴三阳学说的结合来说明天时、地理、历法、五音等方面与医学的关系，以推算宇宙自然界（主要是天文因素）的变化影响到气象、物候变化，进而对人体生命活动节律的影响。如果掌握了天时、气候的变化规律，就可预测每年气候变化和发病情况，其步骤分为大运、主运、客运、主气、客气、客主加临。

一、运气推算分六步

（一）大运

什么是大运呢？大运就是主管每年全年的岁运，也就是推算60年气象变化和一年中气候变化的太过和不及，对人体生命活动节律影响的一般规律，大运分为甲己之年为土运、乙庚之年为金运、丙辛之年为水运、戊癸之年为火运、丁壬之年为木运五种，各运的特点与五行的特性一致，今年是哪一个大运主岁，今年的气候变化和人体生命活动节律的变化就会表现出与它相应的五行特性。

(二)主运

主运是推算一年中五个季节正常气候变化，这些变化基本上是年年如此，固定不变的，所以叫主运。主运分五步，可分司一年当中的五个运季，每步所主的时间，亦即每个运季的时间（为七十三日零五刻）。主运五步推算从每年的大寒日开始，按木、火、土、金、水五行相生的次序依次相移，即木为初运，火为二运，土为三运，金为四运，水为五运。

(三)客运

指推算60年中每年五个季节的异常变化，也就是客运，是指每年五个运季中的特殊变化，它虽然是每年轮转，也有一定规律可循，但由于10年内年年不同，如客之来去，所以叫客运。

客运推算是在每年值年大运的基础上进行的，每年值年大运就是当年客运的初运，客运的初运按照当年的大运确定后，以下即按五行相生的次序依次推移。

(四)主气

主气用以说明一年二十四个节气的正常规律。主气和主运的意义基本相同，也是指每年各个季节气候的常规变化，年年固定不变，所以叫主气。

主气的推算方法，根据一年的气候变化特点，一年之中可以分为二十四个节气，每一节气管十五天多一点，从每年大寒日开始计算，六气六步主时次序与五行相生的顺序是一致的，按木、火、土、金、水的顺次推移。

(五)客气

客气是用以说明一年节气的异常变化。客气十二年一转，在这十二年之中是年年不同的，所以，我们说客气是指各个年度的具体变化，逐年客气的推算也就依次序逐年推移，循环不已，六气六年一转，地支十二年一转，周而复始，如环无端。

客气的司天在泉左右间气六年一转换，这是客气的一般规律，但是在特殊情况下，也可以出现异常情况，司天在泉不按一般规律转移，这就是《黄帝内经》中所说的"不迁正"。

（六）客主加临

所谓客主加临，就是将客气加在主气上面，换句话说，也就是把主气和客气放在一起，按五行生克、君臣位置，同气加以比较分析和推算。

二、运气相合预算分析法

每年的年号上都有一个天干，也都有一个地支。天干的作用用来分析各年的运，地支的作用则是用来分析各年的气。但运和气不是孤立的，它们常是相互作用、相互影响的，这种情况在《黄帝内经》中叫"同化"（《素问·六元正大论》）。因为运气之间有同化关系，所以，我们要分析各年的全部情况，单从运上来分析，或者单从气上来分析都是不够的，必须把各年的干支结合起来分析，才能分析和推算出各年的大致变化情况，这也是干和支为什么必须结合起来运用的原因。

（一）运和气的盛衰

运和气的盛衰要根据运和气的五行生克关系来测定。运生气或运克气都叫运盛气衰。例如，辛亥年的年干是辛，丙辛化水，所以，辛亥年的大运是水运，辛亥年的支是亥，巳亥厥阴风木，所以，辛亥年的值年司天之气便是风木，水与木的关系是水生木，用在这里也就是运生气，因此，辛亥年这一年便是运盛气衰；又如，己亥年的年干是己，甲己化土，所以，己亥年的大运是土运，年支是亥，巳亥厥阴风木，所以，己亥年的值年司天之气便是风木，木与土的关系是木克土，用在这里也就是气克运，因此，己亥年这一年便是气盛运衰。

为什么要分别各年运和气的盛衰呢？目的有二：其一，根据运气的盛衰可以推算出各年变化的主次，运盛气衰的年份，在分析当年变化时，便以运为主，以气为次；反之，气盛运衰的年份，在分析当年变化时，便以气为主，以运为次；其二，根据运气盛衰可以进一步推算各年的复杂变化，根据生克的关系，气生运为顺化，气克运为天刑，运生气为小逆，运克气为不和，顺化之年变化较为平和，小逆及不和之年变化较大，天刑之年变化则特别剧烈。

（二）天符岁会

天符和岁会是根据运和气不同结合的情况而命名的，天符之中又可分为同天符、太乙天符。岁会之中又有同岁会，一般来说，逢天符之年气候变化较大，同天符之年同此；逢岁会之年气候变化较小，同岁会之年同此；如逢太乙天符之年，则气候变化最烈，其推算方法如下。

1. 天符

凡是每年的值年大运与同年的司天之气在五行属性上相同，便叫天符。如己丑年为例，己丑的年干是己，甲己化土，大运是土运，年支是丑，丑未太阴湿土司天。大运是土，司天之气也是土，五行属性相同，所以，己丑年是天符之年。在甲子一周六十年中逢天符者，计有乙卯、乙酉、丙辰、丙戌、丁巳、丁亥、戊子、戊午、己午、己丑、戊寅、戊申等十二年。

2. 岁会

凡是每年值年的大运与同年年支的五行属性相同，便叫岁会。如以乙酉为例，乙酉年的年干是乙，乙庚化金，大运便是金运，年支是酉，酉在五行上属金，大运是金，年支五行也是金，所以，乙酉年便是岁会之年。在甲子一周六十年中，逢岁会者，计有甲辰、甲戌、己丑、己未、乙酉、丁卯、戊午、丙子等八年，其中己丑、己未、乙酉、戊午等四年即属岁会，又属于天符，因此，单纯的岁会年份实际上只有四年。

3. 同天符

凡是年干与年支在阴阳属性上都属于阳，同时值年大运又与同年在泉之气的五行属性相同，便叫同天符。如庚子年为例，庚子年的年干是庚，庚为单数，属阳干，年支是子，子也是单数，属阳支，年支年干都属阳，所以，庚子年属阳年。庚子年干是庚，乙庚化金，大运是金运；年支是子，子午少阴君火司天，阳明燥金在泉，年干年支属阳，大运属金，在泉之气也属金，所以，庚子年便是同天符之年。在甲子一周六十年中，逢同天符之年计有甲辰、甲戌、庚子、庚午、壬寅、壬申等六年。其中，甲辰、甲戌两年既是同天符，又属岁会，因此，单纯的同天符之年实际上只有四年。

4. 同岁会

凡是年干与年支在阴阳属性上都属于阴，同时值年大运又与同年在泉之气的五行属性相同，便叫同岁会。以辛丑为例，辛丑年的年干是辛，辛是双数，属于阴干，年支是丑，丑也是双数，属于阴支，年干年支都属于阴，所以，辛丑属于阴年；辛丑年的年干是辛，丙辛化水，大运是水运，年支是丑，丑未太阴湿土司天，太阳寒水在泉，年干年支属阴，大运属水，在泉之气也属水，所以，辛丑便是同岁会之年。在甲子一周六十年中，逢同岁会者有辛未、辛丑、癸卯、癸酉、癸巳、癸亥等六年。

5. 太乙天符

既逢天符，又为岁会，也就是说这一年的大运与司天之气与年支的五行属性均相同，便叫太乙天符。以戊午为例，戊午年的年干是午，戊癸化火，大运是火运，年支是午，子午少阴君火司天，同时午在五行中也属于火。大运是火，司天之气是火，年支的五行也是火，所以，戊午便是太乙天符之年。在甲子一周六十年中，逢太乙天符者有己丑、己未、乙酉、戊午等四年。

（三）平气

五运之气平和，无太大变化，既非太过，又非不及，就叫平气，遇到这些年份，也就称平气之年。

1. 运太过而被抑：即凡岁运太过之年，如果同年的司天之气在五行上与它是一种相克关系，这一年的岁运便可以受司天之气的克制而不致太过，从而构成平气，如戊戌、戊辰、庚子、庚午、庚寅、庚申等六年。

2. 运不及而得助：即凡岁运不及之年，如果同年的司天之气在五行属性与之相同，或它的年支五行属性与之相同，这一年的岁运也可以成为平气，如丁卯、乙酉、丁亥、己丑、癸巳、辛亥、乙卯、丁巳、己未等九年。

3. 根据每年交运时干与日干的关系来推算，每年初运交运的时间总是年前的大寒节交接，交运的第一天，如果是年干和日干相合，或者年干与时干相合，也可以产生平气，如壬申年等。

总之，天符、岁会、同天符、同岁会、太乙天符、平气等都是在运气相结合的基础上变化出来的，也就是说只有通过运气相合，我们才能进一步全面地分析每年的各种复杂气象气候节律变化对生物和人体生命节律的影响，从而做出客观的判断。

第二节　运气三阴三阳学说在中医学中的应用

运气三阴三阳学说在中医学中的应用，可概括归纳为以下几个方面。

一、推测每年气候节律变化和疾病流行的大致情况

（一）对每年气候节律变化和疾病流行大致情况的推测

每年自然界气候和疾病流行的一般情况，我们都可以根据运气中所说

的主运主气变化的规律来加以推测。

从五运来说，木为初运，初运的时间是从每年的大寒节开始至春分前，相当于每年的春季。由于木在天为风，在人为肝，因此，每年春季在气候上便以风气变化较大，在人体中便以肝气变化较大、肝病较多为其特点。火为二运，土为三运，金为四运，水为五运，依次按二十四节气，每运分管四个节气，类推即是。

从六气上来说，基本上与五运相似，主气的初之气为厥阴风木，时间包括大寒至惊蛰四个节气，相当于每年初春，其一般气候节律变化亦以多风，疾病流行亦以多肝病为其特点。二之气少阴君火，三之气少阳相火，四之气太阴湿土，五之气阳明燥金，终之气为太阳寒水，依次按二十四节气，每一气分管四个节气，类推即可。

（二）对各年气候节律变化和疾病流行特殊情况的推测

前已述及，春风、夏热、长夏湿、秋燥、冬寒，春多肝病，夏多心病，长夏多脾病，秋多肺病，冬多肾病，这是每年气候节律变化和疾病流行的一般情况，年年如此，大致相同，不过在这个一般情况下，各个年份也有它的特殊变化和表现。各年自然界气候节律和疾病流行的特殊情况，古人认为仍然是有规律可循的，即可以根据各年值年大运和各年值年的客气变化规律来加以推测。

1. 从值年大运来推算各年气候节律和发病的特殊情况

其一，根据各年大运的五行属性来推算，甲己化土，乙庚化金，丙辛化水，丁壬化木，戊癸化火。比如大运是土，这一年的气候节律变化就可以湿为特点，疾病方面则以脾病较多，春夏秋冬四季都可以在其一般变化的基础上，表现出湿的变化或者发生脾病，余可类推。

其二，根据各年大运的太过不及平气来推算。岁运太过之年，在气候节律变化和疾病流行上，除了考虑其岁运本身的影响以外，还要根据五行生克的关系来考虑它之所胜；岁运不及之年，在气候节律变化和疾病流行上，除了考虑岁运本身的影响外，还要根据五行生克关系来考虑它之所不胜。以戊子年和辛丑年为例，戊子年在值年大运上属于火运太过之年，因此，戊子年这一年在气候节律变化上便以火为特点，在疾病上便以心病为特点。太过之年除了考虑火气偏胜之外，还要考虑它之所胜，火可能胜（克）金，因此，戊子年这一年除了在气候上考虑到火气偏旺的特点以外，还要考虑到燥的特殊变化，在疾病上除了考虑到心病多发的特殊点以外，还要考虑到肺病也可多发。辛丑年在值年大运上属于水运不及之年，因此，辛丑年这一年在气候节律变化上便以寒为特点，在疾病上便以肾病为特点，不及之年还要考虑它之所不胜，水不胜土，因此，辛丑年这一年除了在气候节律上考虑寒的特点以外，还要考虑到湿的变化，在疾病上除了考虑寒的特点以外，还要考虑到脾胃方面的疾病也会增多。除此之外，在太过不及的情况下，还要考虑到胜复的问题，所谓胜复，就是在偏胜的情况下，自然界或人体中都会相应产生一种复气，以制止这种过度的偏胜。岁运太过之年，它要影响其所不胜，但这个影响到了一定程度，便会产生复气来制止这个太过的岁运。例如，庚子年为金运太过，金可胜（克）木，由于五行相制，火可以克金，因此，在木气被克过甚的情况下，火气便可以成为复气而产生异常，所以，在庚子年中，我们不但在气候节律上要考虑到燥的特点、风的特点，同时还要考虑到火的变化，在疾病上要考虑到肺病、肝病，同时还要考虑到心病。又如辛丑年为水运不及，水不胜土，但由于五行相制，木气便可以成为复气而产生异常，所以，辛丑年中，我们不但在气候节律要考虑到寒的特点、湿的特点，同时还要考虑到风的特点，在疾病上要考虑肾病、脾病，同时也要考虑到肝病。

由此可见，不论是岁运太过之年，或者是岁运不及之年，一般都要考虑到本气、胜气、复气三个方面。还有两点：第一点是岁运太过之年，岁气来得比较早，不及之年岁气来得比较迟；第二点是如遇平气之年，则不论在任何情况下，其变化一般都相对地减小，这两点也很重要。

2. 从值年司天在泉之气推测各年气候节律和发病的特殊情况

推测各年气候节律和疾病的特殊变化，我们就必须运用值年司天在泉的客气来进行分析。因为各年气候节律和疾病方面的变化与各年值年司天在泉之气密切相关，一般来说，司天之气主管上半年，在泉之气主管下半年。仍以庚子年为例，庚子年的年支是子，子午少阴君火，所以，庚子年是火气司天；少阴是二阴，二阴司天就必须二阳在泉，所以，庚子年是阳明燥金在泉；由于庚子年是君火司天，燥金在泉，所以，庚子年这一年上半年便是火气主事，下半年便是燥气用事，从气候节律来说，上半年就要比平常热一点，下半年就要比平常燥一点；从疾病来说，上半年便以热病心病较多，下半年便以燥病肺病较多。需要注意的是，司天在泉之气虽然各主半年，但从总的情况来说，司天之气又可影响在泉之气和间气而主管全年。

二、作为预防疾病及临床诊断治疗各方面的重要参考

每年气候节律和疾病流行的情况既然可以应用上述运算方法来加以推测，那么在预防疾病及临床诊断治疗方面，当然可以以之作为重要参考。在预防方面，我们可以根据各年气候节律和疾病的大致情况，从而采取各种预防措施。例如，庚子年按照运气规律来说，应该是天气比较燥热，热证很多，容易发生抽搐的症状，病位一般以心、肺、肝三脏为主，因此，我们凡是遇到庚子年的时候，就可以根据上述这些情况采取相应的预防措施，从而消除或减少它们对人体的不良影响。在疾病的诊断和治疗方面也是一样，我们可以根据各年气候节律的变化及流行病所属的脏腑方面，应多考虑心、肺、肝，在证候性质方面，应多考虑热和燥，余可类推。其他如运气三阴三阳学说中所谈的各种内容，如太过、不及、平气、天符、岁会等，都无一不与预防、诊断、治疗密切相关。

总之，运气三阴三阳学说通过对运和气的推算，了解天气节律的变化、阴阳的对应关系，这实际上是研究自然规律和人体健康与疾病节律关

系的学说。从现代科学角度来看，是考虑比较全面的。天干与地支纪年可反映日、月、地三体运动的细微结构，包含了多种周期节律的有序性，在分析步骤中既考虑到六十年的趋势变化（大运），又着重研究了一年中五个季节和二十四节气的变化；既考虑到正常变化（主运、主气），又考虑到一些异常的、特殊的变化（客运、客气）。"运"与季节性变化有关，反映了中期变化；"气"与二十四节气有关，反映了短期变化。综合来看，它是研究长（甲子六十年）、中、短期日、月、地系统对气象、气候的影响和对生物人体生命节律的影响。在2000多年前，已经形成了研究方法的体系，这确实是难能可贵的。

第三节　生物节律是《黄帝内经》运气三阴三阳学说的核心内容

《黄帝内经》在《周易》自然哲学思想指导下，建立了一套完整的医学理论体系，那就是运气三阴三阳学说。它认识到生命现象与自然界的事物之间有着密切联系，并用类比的方法揭示了时间与生命节律之间的相关性。人体与生物体一样，存在着一个近似时钟的结构，指挥机体进行着节律性的运动变化，而在时间与外界的昼夜、四季寒暑的周期性交替相适应，并能在最适宜的时间或季节调动机体"内六淫"与自然界的"外六淫"协调一致，人具有适应外环境变化的内在能力，我们把它称之为"自愈"能力。这是我国古人的睿智，这些发现为运气三阴三阳学说奠定了坚实的理论基础，确实是很了不起的。

一、生物自然周期节律是运气三阴三阳学说的显著特点

《黄帝内经》以日常体验为依据，认为时间就是事物从古至今、从朝至夕的延续。古人认为时间总是体现在具体事物的运动过程中，如用天干

地支标记时间次序时，并且包含着一定的具体内容。十天干孕育着万物生长过程，形象地表述了阴阳二气的作用，万物从发生、成长，经历旺盛、繁茂，到衰老、死亡而后复始的周期。十二地支描述了一年十二个月中阴阳气的消长转化和万物生、长、化、收、藏的自然周期节律。《管子·乘马》认为："春秋冬夏，阴阳之推移也；时之短长，阴阳之利用也；日夜之易，阴阳之化也。"说明阴阳的相互推移和相互转化，导致了春暖、夏热、秋凉、冬寒的周而复始，昼夜明暗交互轮回和甲子六十年为一个大周期的气运变化，以阴阳交替盛衰的循环过程，形成了自然界的时间结构。自然界四时节律的变化问题，回答了时间节律的本质问题。这就告诉我们，阴阳是"万物之纲纪，变化之父母，生杀之本始"。宇宙之间阴阳二气的彼此消长和因此而形成春夏秋冬四时更替，直接决定了生物的生、长、化、收、藏，使万物的变化按自然界或昼夜日光时间节律一致进行，万物在其发生与发展过程中，就必然形成了与四时节律相对应的结构和运动规律，人体三维时空三阴三阳坐标体系则相应，而且构成了人体生命活动的时间节律。

二、生物"气化"节律是运气三阴三阳学说的核心内容

运气三阴三阳学说的核心理论是气化理论，《黄帝内经》认为，气是宇宙的本原，气的运动变化是产生自然界万物的源泉。正如《素问·五常政大论》所说："气始而生化，气散而有形，气布而蕃育，气终而象变。"《素问》运气三阴三阳学说的七篇大论将气候、气象、物候、病候的变化与人体生命活动节律紧密地联系在一起，纳入"五运"和"六气"三阴三阳六个坐标系统中，从整体上研究和考虑它们之间的相互关系，并且认为运气三阴三阳学说有太过、不及、胜复、郁发等具体变化，气候、气象、物候、病候也会随之发生相应的变化。例如，《素问·气交变大论》载木运太过，出现大风流行，天上云物飞动，地上草木摇动不宁，甚至倒偃摇落，人体易得肝病；木运不及之年，出现燥气流行，肃杀之气太甚，发生

之气不能应时而至,草木不荣,谷物不能成熟,人易得肺病。这充分说明了候与象是反映事物的客观征象。正如《素问·五运行大论》中所说:"天地阴阳者,不以数推以象之谓也。"运气三阴三阳学说的客观基础正是观察了自然界生物节律的变化而总结出来的,并且认为"气化"是决定物候变化的因素。运气三阴三阳学说的"气化理论"着重揭示了宇宙气化节律和人体生命活动气化节律在宏观整体关系上保持着高度协调的一致性。气化便是连接宇宙运动节律与物候、病候关系的枢纽。

人类对生命节律的认识,是在与疾病作斗争中总结和发展起来的。古人发现了时间、空间、物质三者之间有着必然联系和运动规律,《素问》七篇大论运气三阴三阳学说以生物节律为核心内容对其进行了详细回答,并且深入广泛地阐述了三者之间的关系,当今的时间生物医学也证实了它的客观性,这充分说明了《素问》七篇大论运气三阴三阳学说的科学内涵。

下篇

《伤寒杂病论》的生物节律思想

下篇
《伤寒杂病论》的生物节律思想

第八章 《伤寒杂病论》概述

《伤寒杂病论》的《伤寒论》部分，医圣张仲景仅言太阳、阳明、少阳、太阴、少阴、厥阴为标杆，看似简单，但其意深奥。医圣以三阴三阳为布局，以六个靶向时空为坐标而立论，充分展示了医圣张仲景立足于宇宙全息律的最高层次和卓有远见的至高思想境界。这不仅说明了张仲景的睿智，而且更加显示了《伤寒论》的高妙所在。

《伤寒论》可以说是我国最早、最杰出的一部临床生理病理学巨著。其中蕴含着日五运六气三阴三阳学说，以及六个靶向时空坐标体系中"证"与"生物节律"规律性和辨证论治的全息思维方法，有的放矢，精准施方，疗效神奇。不仅可操作性强，而且极为切合临床实际，历经千年而不衰，具有较强的实用价值。

第一节 《伤寒杂病论》简介

《伤寒杂病论》为东汉名医张仲景（名机，字仲景）所著，共16卷，包括伤寒和杂病两个部分。该书自问世以来，由于战火纷飞、民不聊生、社会动荡等诸多因素，原书散乱缺失，直到西晋太医令王叔和将散乱的《伤寒杂病论》收集整理，编辑成册，其功劳是巨大的。

唐代孙思邈为撰《备急千金要方》，广泛搜集民间医家的书籍和秘方，在收集时偶然发现了张仲景《伤寒杂病论》的部分药方，应用于临床其效如桴鼓，倍感振奋，遂将其收录于《千金翼方》中，为后世研究《伤寒杂病论》提供了可行的路径。他在传承仲景学术思想方面功德无量,是后世"精诚大医"的楷模。

北宋医家林亿与高保衡、孙奇等人受朝廷之命校正《伤寒论》时(当时已经有了王叔和校订的《伤寒论》单行本传世),他们便重点将王洙发现的《金匮玉函要略方》编辑成册,书名为《金匮要略方论》,就是我们现在所见到的《金匮要略》。现在通行的《伤寒论》版本有两种:一是林亿等人校正的宋本,但这个版本国内遗失,现在的只有明代万历二十七年,即1599年赵开美的复刻版。我们现在看到的《伤寒论》就是赵开美版本,基本保持了宋版《伤寒论》的原貌。可以说林亿等人整理校订《伤寒论》和《金匮要略》的成绩是斐然的。另一是金代医家成无己的《注解伤寒论》,成书于1144年,是现存最早的《伤寒论》全注本,该书以经释论,以经论证,颇有独到见解,开创了以注解方法研究《伤寒论》的先河,这也是他的一个创新思想。

此外,还有白云阁藏本《伤寒杂病论》,是我国著名已故中医科学家黄竹斋先生于20世纪30年代发现并刊印的珍贵版本。黄老的弟子米伯让研究员于1981年12月亲自将该书木刻原版送往南阳医圣祠收藏。1980年由广西人民出版社出版发行,称之为桂林古本《伤寒杂病论》,得到国内外中医学界的高度评价。

我们现在看到的是流行于明代赵开美的复制宋本,称为"赵刻本",并且分为《伤寒论》和《金匮要略》两部分,还有1980年由广西人民出版社发行,称之为桂林古本的《伤寒杂病论》献世,这些都对《伤寒论》的研究和学习产生了巨大影响。

第二节 《伤寒杂病论》的基本特点

有人说《伤寒杂病论》是一门古老的经验医学,从历史角度讲,它的确起源甚早，继《周易》《黄帝内经》之后，已具有1800多年漫长的历史。医圣张仲景"乃勤求古训，博采众方，撰用《素问》《九卷》《八十一难》《阴阳大论》《胎胪药录》，并《平脉辨证》，为《伤寒杂病论》，合十六卷"。它的产生吸取了先人医理之精华，并且是在长期医疗实践中验证发展起来的。我们把它说成单纯的"经验医学"，未免又太片面了。因为张仲景的《伤寒杂病论》吸收了《周易》《黄帝内经》等不同时代的科学技术成果。比如《周易》六十四卦揭示了一阴一阳对立统一错综变化的64种方式，被现代生物学家发现《周易》六十四卦与生物遗传密码有着惊人的相似，实际上这是证明《周易》六十四卦揭示了自然界的若干基本规律。六十四卦不是主观的臆想，而正是反映了自然界的普遍规律，即生物节律的普遍性。张仲景吸收了《周易》卦象研究的成果和《黄帝内经》在天文学、气象、物候等方面的先进思想，经过探索和研究，精心制订设计方案，是不断实践总结而向前升华发展的，所以，《伤寒杂病论》不仅有自己的特点和规律，而且具有不同历史时期的特点和规律。

一、"天人相应"整体性的特点

《素问·举痛论》云："善言天者，必有验于人。"即指研究日、月运行和天时气候变化规律时，必须结合人体的生理病理乃至临床诊治用药。《伤寒论·伤寒例》总论明确指出"四时八节二十四气七十二候决病法"，就是以人的整体状态为基础，与自然界风、寒、暑、湿、燥、火六气，立太阳寒水、阳明燥金、少阳相火、太阴湿土、少阴君火、厥阴风木为标杆，确立了天人合一的六个靶向时空坐标系统，按标本中气气化功能的特点，还以开、阖、枢三个重要时空环节紧密联系为一个相互律动自助调节的有机整体。《伤寒论·伤寒例》云："若两感于寒者，一日太阳受之，即与少阴俱病，则头痛口干，烦满而渴。二日阳明受之，即与太阴俱病，则腹满，身热，不欲食，谵语。三日少阳受之，即与厥阴俱病，则耳聋，囊缩而厥，水浆不入，不知人者，六日死。若三阴三阳五脏六腑皆受病，则荣卫不行，脏腑不通，则死矣。"即阐述了两感于寒，三阴三阳受病，荣卫不行，脏腑不通的病理变化。又说："至七日太阳病衰，头痛少愈也。八日阳明病衰，身热少歇也。九日少阳病衰，耳聋微闻也。十日太阴病衰，腹减如故，则思饮食。十一日少阴病衰，渴止舌干已而嚏也。十二日厥阴病衰，囊纵，少腹微下，大气皆去，病人精神爽慧也。"即是从整体上对人体功能自愈力的分析预判，充分说明了张仲景从运动变化的生理节律和相互作用中去研究探讨人体功能生理病理节律变化的医疗问题。从整体上把握分析，而不是把人体分成各个部分孤立地、静止地加以研究，这一特点的形成，体现了医圣张仲景的聪慧睿智。

二、临床辨证论治实践性特点

《素问·举痛论》云："善言古者，必有合于今；善言人者，必有厌于己。"所谓"善言古者，必有合于今"，是指研究学习古人的经验时，一定要联系并结合当今医学技术的发展和人们的认识观念；所谓"善言人者，必有厌于己"，是指研究和应用别人的医学经验或成果时，一定要结合自己的心得体会而融会贯通，并且为自己所用。这是《伤寒杂病论》以实践方法为出发点，构建日五运六气三阴三阳学说，临床辨证论治就是"实践"过程中的具体体现。

据张仲景在《伤寒杂病论·序》中记载："余宗族素多，向余二百，建安纪年以来，犹未十稔，其死亡者三分有二，伤寒十居其七。"所以，他痛心疾首，立志苦读中医古籍，并师从他的老乡名医张伯祖，"勤求古训，博采众方""留神医药，精究方术"，从医数十载，立足于临床实践，着眼于提高临床疗效，并且通过"方"和"证"的反复验证，形成了历经1800多年而疗效不衰的辨证论治方法。

张仲景在《伤寒论》中立太阳、阳明、少阳、太阴、少阴、厥阴为标杆，独创日五运六气三阴三阳学说，始终以卫气营血运行为基础，并密切联系周日视运动形成的昼夜（日）节律，对生物尤其是对人体功能产生的影响非常大,在阴阳消长理论的指导下,运用营卫气血理论解释人体生理活动中的生理病理机制,比如觉醒和睡眠的昼夜节律等,为了进一步运用临床实践的方法来验证这一理论的正确性,张仲景循此思路创造了桂枝加龙骨牡蛎汤调治因睡眠失常导致的男子梦遗、女子梦交,至今仍是临床治疗这类疾病的重要思路和常用方法。

如1800多年前,桂枝汤就能治疗:"太阳病,头痛,发热,汗出,恶风,桂枝汤主之。"而今天,桂枝汤仍然对太阳中风证有奇效,这就是临床辨证论治的疗效,也是中医临床的根。《履园丛话·耆旧·西庄光禄》云:"世之言学者,以先生为圭臬云。"

第三节 生物节律是《伤寒杂病论》一大亮点

生物节律是《伤寒杂病论》的一大亮点。为什么这样讲呢?因为《伤寒杂病论》创作的理论体系来源于《周易》太极太玄序列和《黄帝内经》五运六气三阴三阳学说,所以,张仲景在《伤寒论》中立太阳、阳明、少阳、太阴、少阴、厥阴为标杆,独创五运六气三阴三阳学说。看似言简,其意深奥,医圣张仲景以其为标杆,实质蕴含着天、地、生(生物)、人和宇宙自然界全息同构律动自组同一整体的六个时空坐标系统,展开对人体生命节律和疾病病理节律的论述,从而使古老理论被赋予了新的内涵,得到了新的解释。

一、六个坐标系反映了天体运动的时间节律

生命节律不仅存在于空间之中,而且是时间的产物。《伤寒论》以太阳、阳明、少阳、太阴、少阴、厥阴为标杆的六个坐标系统,充分反映了天体运动的时间节律。古代阴阳初指日光的向背,而五行则是阴阳的衍化。所以,五行代表了日行周天的主要自然节律,五运六气三阴三阳学说

便应运而生。

这就告诉人们，宇宙间阴阳二气的彼此消长，直接决定着生物及人的生、长、化、收、藏，使万物的变化按照自然界或日光时间节律一致进行。万物在其发生与发展过程中，必须形成与时间节律相对应的结构和运动规律，人体生命的节律亦是如此。

《伤寒论》六个坐标系更揭示了"天人相应"的生命时空结构序和功能序相统一的协调一致性。例如，六经辨证论治时，标本中气、开阖枢就体现了空间结构序和功能序相统一的协调一致性。人体在生命结构序和功能序的基础上，以完成生命系统生物节律的调控过程为目的。结构序可分为时间和空间两种，生命节律属于时间结构序，而生理节律、药理节律，以及疾病有关病理节律，正是特殊形式的生物节律。各种生物节律是机体在长期进化过程中，为适应外环境各种周期性变化而形成的，其更重要的生理意义在于使机体更好地适应外环境的变化，并使机体生命活动和生理功能正常有序地进行，保持机体内环境的稳定，因而可称为"反映性稳态"。

医圣张仲景认识到生命现象与自然界的事物间有着密切联系，所以，立太阳、阳明、少阳、太阴、少阴、厥阴为标杆的六个坐标系统，用来揭示时间与生命节律之间的相关性，并由此对人体生命和疾病节律的关系展开广泛深入的探讨和研究，揭示和总结了天人相应六个坐标系统与人体生命节律和疾病节律之间的奥秘，取得了丰硕的成果，并著《伤寒杂病论》，至今无人超越。

二、《伤寒论·伤寒例》"七十二候决病法"表述了历法与生物节律的重要性

《伤寒杂病论》赵开美版本和桂林古本《伤寒杂病论》都有关于《伤寒论·伤寒例》的记载。我们从《伤寒例》中不难发现，张仲景是以《周易》解释一年的节气变化，与四时八节二十四气七十二候决病法相配合，

以坎、离、震、兑为四正卦，主春、夏、秋、冬四时，其爻共二十四，主二十四节气，余六十卦主三百六十五又四分之一日，每卦主六日七分。其中自复至乾，自姤至坤为十二消息卦，主十二辰。其爻共七十二，主七十二候。用易卦卦象模拟四时更迭、星移斗转的节律性，周而复始，生生不息。后又有《易纬·乾凿度》(即郑玄创立)，以易卦阴阳六爻与子、丑、寅、卯等十二时辰，乃至黄道十二次、二十八宿、十二律等相配，以显示一日十二时的节律。如乾坤两卦十二爻阴阳交错排列，结合十二地支，以子午为经，卯酉为纬，代表四方。又以二十八宿分四象到四方，并以北斗之柄所指为标，观察测量日、月、五星运行的方位和时间节律。

如《伤寒例》言：

四时八节二十四气七十二候决病法：

> 立春正月节斗指艮，雨水正月中指寅，
> 惊蛰二月节指甲，春分二月中指卯，
> 清明三月节指乙，谷雨三月中指辰，
> 立夏四月节指巽，小满四月中指巳，
> 芒种五月节指丙，夏至五月中指午，
> 小暑六月节指丁，大暑六月中指未，
> 立秋七月中指坤，处暑七月中指申，
> 白露八月节指庚，秋分八月中指酉，
> 寒露九月节指辛，霜降九月中指戌，
> 立冬十月节指乾，小雪十月中指亥，
> 大雪十一月中指壬，冬至十一月中指子，
> 小寒十二月节指癸，大寒十二月中指丑。

以上《伤寒论·伤寒例》四时八节二十四气七十二候决病法，是以四时阴阳和二十四节气为主的斗历，斗历是我国古代用"日晷"直接实质同准天地测量得出二十四节气的历器。将天地周期一年每天每刻的日晷运行刻记的规律时间对照相应，即与天地准同，丝毫不差，是实质的同准天地

自然的时钟，数千年来一直应用至今的黄历二十四节气等，就是用日晷计时，误差几乎为零，这是我国古代伟大智慧的结晶。古人依"候"（五日为之候）、"气"（三候为之气）、"时"（六气为之时）、"岁"（四时为之岁）进行编序，并以北斗七星斗柄建指二十八宿星座为标记，以木星天周十二年一周期为参照对象（即十二个月定为一年的天文背景），将天球赤黄带自西向东划分为十二节次为标识点，使年、月、日的计算达到量化要求，这就是历法知识体系的真正内涵。使年月日的时间节律变化与日月星辰的运行规律，以及实际气象、气候、物候、病候的变化相吻合，准确地显示生物、人体生命活动的周期节律和生理病理节律。

二十四节气七十二候存在着太过和不及，既有四时主气（正气）为病，又有四时客气（时行之气）为病。《金匮要略·脏腑经络先后病脉证》明确讨论了"有未至而至，有至而不至，有至而不去，有至而太过，何谓也？师曰：冬至之后，甲子夜半少阳起，少阳之时阳始生，天得温和。以未得甲子，天因温和，此为未至而至也；以得甲子而天未温和，此为至而不至也；以得甲子而天大寒不解，此为至而不去也；以得甲子而天温如盛夏五六月时，此为至而太过也"。

以上论述了节令与气候应该相适应，太过和不及的气候即为六淫，六淫之邪成为致病因素，故《黄帝内经》指出："夫百病之生也，皆生于风寒暑湿燥火。"于此可知张仲景从临床实践出发，《伤寒论·伤寒例》以"四时八节二十四气七十二候决病法"作为《伤寒论》的总论，详细阐述了历法与生物节律的重要性，这的确是难能可贵的。

三、六经病欲解时显示昼夜（日）生物节律

《伤寒论·伤寒例》"四时八节二十四气七十二候决病法"是其精华部分，在此基础上张仲景又提出了六经病欲解时，如"太阳病，欲解时，从巳至未上；阳明病，欲解时，从申至戌上；少阳病，欲解时，从寅至辰上；太阴病，欲解时，从亥至丑上；少阴病，欲解时，从子至寅上；厥阴

病，欲解时，从丑至卯上"。并将其贯穿于六个坐标之中，突出显示了人体生命活动中昼夜（日）生物节律的特性。说明人体天人相应、天人共律的变化规律，体现了中医把人放在自然环境中探讨人体节律的研究特点，强调了自然界对人体节律活动的重要影响，特别是光照的变化与人体节律密切相关。

昼夜（日）生物节律周期性，如《灵枢·顺气一日分为四时》解析五脏病的昼夜所出现的慧、安、加、甚这一周期性变化规律及其机制，正气与邪气盛衰的关系。张仲景就此根据六经卫气营血、阴阳消长、正邪盛衰的特殊生理病理周期节律变化，提出了《伤寒论》六经病证的邪气可能获解向愈的时辰节律。《伤寒论》六经传变以七日为候，各有欲解时。三阳病欲解时，正是天之阳时；三阴病欲解时，是天之阴时。天之阴阳盛衰，人体阴阳也会产生相应变化，从而形成规律性的相愈时刻。在此时给予治疗效果会更好，或可防止传变，在此时观察病情，可测病之愈后。

《伤寒论》除"六经病欲解时"之外，还有第61条云："昼日烦躁不得眠，夜而安静。"第145条云："昼日明了，暮则谵语，如见鬼状。"第30条云："夜半手足当温……夜半阳气还。"又如第332条云："期之旦日夜半愈。"第398条云："而日暮微烦。"第212条云"日晡所发潮热"等有关人体昼夜（日）生理病理节律的论述。可以说，"六经病欲解时"昼夜（日）节律是《伤寒杂病论》最为突出的亮点之一，在疾病生理病理的循证治疗中，对调节人体生命昼夜节律向愈起着重要作用。

四、"自愈力"是人体功能生物节律的重要标志

人体具有一种非常神奇的力量，那就是控制着体内各种功能修复的力量，称之为"自愈力"。它包括人体的自我适应机制、自我防御机制、自我净化机制和自我修复，以及自我管理调节功能等。当这一复杂的系统在天人相应的运气三阴三阳学说六个时空坐标体系协调配合下，开始工作的时候，身体自愈的开关就会自动开始，人体的这种能力是世界上非常神奇

的一项"技术",它是与生俱来的,又是完全智能化的,发现身体哪里出了问题,就会自发地调节哪里。

身体的修复需要固定的时间和一定的能量,这个时间与自然界宇宙的运转是协调一致的。日、月、地运行和周日视运动给了我们白天和黑夜,为我们提供了白天工作、夜间休息的昼夜节律生活方式,这与我们人体内的生物钟也是吻合的。身体内的生物节律和身体健康状况存在着直接关系。人体的修复必须遵循生物节律的规律,因为它不仅控制着人体在某个特定时间段的修复能力,还控制我们的感性强度和稳定性。迎合身体的力量,而不是违背这种力量去行事,才能获得健康。所以,"自愈力"是人体功能生物节律的重要标志。

然而,早在1800多年前张仲景所著的《伤寒杂病论》中,就已经认识到了人体内"自愈力"的重要性。在《伤寒论》398条条文中,探讨疾病当愈的条文(包括六经病欲解时)有64条,其中论述"自愈力"的条文有20余条之多。如《伤寒论》第10条云:"风家,表解而不了了者,十二日愈。"这时病邪已除正未复,生理功能有恢复正常的动向,故需假以时日,待其自愈。《伤寒论》第59条云:"大下之后,复发汗,小便不利者,亡津液故也。勿治之,得小便利,必治愈。"此为汗下之后,邪气虽去,而津液受损,但其生理功能有正复津回的动向,故待其治愈。又如《伤寒论》第287条云:"少阴病……手足反温,脉紧反去者,为欲解也。虽烦,下利必自愈。"这里,仲景抓住了"脉紧反去"这个寒邪退去、生理功能即将恢复的信号,断言"必自愈"。诸如这种在病势处于高峰之时,能准确抓住自愈的征兆,属不药待愈之法,这在《伤寒论》中屡见不鲜。这不仅说明仲景对生理功能的动态密切关注,而且他之所以能够掌握和利用这种动向,更说明他确实了解并掌握了人体生理功能活动这个"内部规律"。

人体每时每刻都在进行着复杂的运动,生物节律对人体生理功能平衡的破坏和重建起着重要作用。因而疾病和健康其实质上是不一样的,二者均为身体的某一种状态，是机体平衡被打破和重建的过程。比如"发热恶寒"是正气与邪气相争，机体主动防御而发出的一种信号，是一种表现形式，或者是一种状态。人体很多所谓的"疾病"，张仲景都把它视为"证"的一种状态，在医疗的协助下，提高强化自己身体的功能，使身体的"自愈力"保持最佳状态，利用人体自愈系统帮助身体实现自我修复，这也许是张仲景所著《伤寒杂病论》的初衷吧。

第四节 《伤寒杂病论》"统领百病"的实用价值

《伤寒杂病论》至今已有1800多年的历史，从古至今历代医家都把它作为圭臬。张仲景创立的日五运六气三阴三阳学说、六个靶向坐标系统、辨证论治的方法，仍然像一座明亮的灯塔，屹立于世界东方，是中医界也是世界医学前进发展的航标和导向。

一、《伤寒杂病论》创日五运六气三阴三阳学说功泽千秋

张仲景《伤寒杂病论》首立太阳、阳明、少阳、太阴、少阴、厥阴，独创日五运六气三阴三阳学说，明显确立了天人相应的六个靶向坐标系统。勤于临证之要义，深谙古中医天人"内部生物节律"之规律，开创了日五运六气三阴三阳学说六个坐标系统辨证论治之大法，有的放矢，遣方用药少而精准，疗效神奇，达到了医学的至高境界。

自这部经典著作问世以来，书中揭示了日五运六气三阴三阳学说"内部生物节律"辨治大法和经方协助自愈力的实践运用，救助了无数患者，历经1800多年而不衰，实可谓"历久弥新"无人超越者，据说东汉名医华佗见到此书后，深感此书的重要性，感叹道："此真活人之书也！"

《伤寒杂病论》日五运六气三阴三阳学说辨证论治法则充分体现了中医治病天人合一的整体性和宏观性，其中蕴含着"证"与"生物节律"的

规律性，在严谨而又圆融的辨治学术思想指导下，可操作性强，极为切合临床实际，具有较强的实用价值，真乃功泽千秋。

二、《伤寒杂病论》是后世医家之准绳

《伤寒杂病论》为历代医家必读之经典，经方之本源，辨证论治之准绳。其中既有辨证之严谨法度，更有用方之圆机活法，中医欲求提高疗效，济世救人，非《伤寒杂病论》经方而莫能为之。

汉代以后的中医大家名家辈出，没有不精通《伤寒杂病论》者，并纷纷著书立说，为《伤寒杂病论》添翼，从而形成中医学术史上甚为独特而令人瞩目的伤寒学派。

唐代医家孙思邈在《千金翼方》中云："伤寒热病，自古有之，名贤睿哲，多所防御，至于仲景，特有神功，寻思旨趣，莫测其致。"可见孙氏对张仲景尊崇而敬仰之心。

金代医家成无己在《伤寒明理论·序》中说："汉张长沙感往昔之沦丧，伤横夭之莫救，撰为《伤寒论》数卷，三百九十七法，一百一十三方，为医门之规绳，治病之宗本。"

金代医家李东垣在《内外伤辨惑论》中说："易水先生云：仲景药为万世法，号群方之祖，治杂病若神。后世医者宗《黄帝内经》法，学仲景心，可以为师矣。"

元代医家朱丹溪在《局方发挥》中说："仲景诸方，实万世医门之规矩准绳也。"

上述可知，金元时期的著名医家都认为张仲景《伤寒杂病论》是医方之祖，是历代医家必遵的规矩和准绳。

实践证明，不懂《伤寒杂病论》，便难以成为中医名家或明医，这可以说是中医界的共识。正如清代医家徐灵胎在《慎疾刍言》中所说："一切道术必有本源，未有目不睹汉唐以前之书，徒记时尚之药数种而可为医者。"清代医家俞根初在《重订通俗伤寒论》中说："前哲徐洄溪曰：医者

之学问，全在明伤寒之理，则万病皆通。"一语道破了为医临证实践的理法根源，必须掌握《伤寒杂病论》辨证论治的核心学术思想。

三、《伤寒杂病论》"统领百病"效如神

《伤寒论》共398条条文，113首方剂，最为朴素无华。有是证用是方，方证对应，病机相合，用好了治病疗效如神。

如《伤寒论》第147条云："伤寒五六日，已发汗而复下之，胸胁满微结，小便不利，渴而不呕，但头汗出，往来寒热，心烦者，此为未解也，柴胡桂枝干姜汤主之。"这是伤寒邪传少阳，枢机不利，兼停水饮，症见胸胁满微结，小便不利，渴而不呕，但头汗出，往来寒热，心烦。抓住主症，切其病机。刘渡舟教授将此条病机概括为"胆热脾寒，饮停津亏"。方中柴胡、黄芩同用，能和少阳之邪；栝楼根、牡蛎并用，能逐饮解结；桂枝、干姜、炙甘草同用，能振奋中阳，温化寒饮。此是和解少阳、疏利枢机、宣化寒饮之剂。故初服则正邪相争，而见微烦，复服则阳气通，表里和，故汗出而愈。所以，常用于治疗少阳气郁而兼脾阳不足或心阳不足之病变。

这就是抓住主症，切其病机，有是证用是方，就能解决临床实际疑难问题，是何等简洁明了。

自古以来，就有人为《伤寒论》定了调子，说《伤寒论》论述的是外感热病的治法，不能治疗杂病。还有"古方不能治今病"等误导，心存疑虑。其实不然，《伤寒论》六经条文论治，突出了"证"的内涵是人体生物节律内环境失调导致的必然结果，也就是说，辨证暗含于《伤寒论》理法条文之中，详尽阐明了辨证论治之大法，不独辨治外感，而是包括千灾百病，是一切疾病的辨证论治大法。清代医家俞根初就认为，《伤寒论》是以"六经钤百病"，百病都可以用六经来辨证，这才是深得仲景心法之要领。

第九章 《伤寒杂病论》日五运六气三阴三阳学说思想的形成

《伤寒杂病论》古朴率真，内蕴奥义，条理简洁，独树一帜，堪称后世医家辨证论治之法典。

《伤寒杂病论》以其天人相应的全息原理，运用《周易》的"三才"之道，揭示了宇宙生化运动与人体全息周期规律。在天文背景上，以《黄帝内经》日、月、天、地运行规律为基础，二十八宿为参照背景，北斗星辰为运转枢机，在自然机制上，以八卦、河图洛书为框架，五行相克制化为依据，以时空变化规律为法则；在应用上，以其六个靶向坐标系统，循证模拟的信息演示功能，三阴三阳布局的自然科学模式，通过分析判断进行辨证论治。同时，突出展示"日"节律在五运六气三阴三阳学说中的重要性，为我们整体把握宇宙能量自然变化的规律与天人相应的全息对应关系，提供了具有普遍意义的象数模型和有机联系的多维信息。

第一节 "天人相应"的全息原理

《伤寒杂病论》立太阳、阳明、少阳、太阴、少阴、厥阴为标杆，展示了太极太玄序列三维时空三阴三阳坐标系统天人相应的整体全息思维模式。先哲认识到，人与自然相通、与天地相合，人与天地万物本来就是一个有机的整体，天地之道与人合为"三才"。《周易·系辞下》云："易之为书也，广大悉备，有天道焉，有人道焉，有地道焉，兼三才，而两之，故六；六者非他也，三才之道也。"这充分说明天地之道与人道所遵循的法则是一致的，它们直接对立统一，和谐共处，有着共同的运行规律，因此，可以天人相通，万物相感。天、地、人三才的整体思维全息模式，把人与自然合为一体，不可分离。宇宙星辰影响着地球，地球的自转受到太阳活动的影响，天地之间的相互感应又影响着自然变化及人类活动。《黄帝内经》说："人生于地，悬命于天，天地合气，命之曰人。"又言："人以天地之气生，四时之法成。"由此表明，在易学思想"天人相应"的整体全息思维模式中，非常重视天地之道与人类的关系，寓人于天地之中，天人相通，外物相感，突出了人与天地之间的整体互联关系。

《伤寒杂病论》以太阳病、阳明病、少阳病、太阴病、少阴病、厥阴病为首，以"六经病欲解时"将其巧妙地串联起来，并且与阴阳五行、四时八方、二十四节气、十二时辰和十二消息卦相结合，构成了一个动态的模拟天地万物的生理病理自然节律规律。

由于这六个靶向时空坐标系统中寓含着太阳寒水、阳明燥金、少阳相火、太阴湿土、少阴君火、厥阴风木，且分别具有阴阳五运六气的性质，由于相互之间存在物质、能量和信息的流通，从而达到天地人"三才"合一（信息感应沟通），这种以天人感应为核心的"天人相应"理论，是通过阴阳五行四时八方六合的组成而构成的体系，是以物类的相似和数的相同为感应基础。站在当代信息科学和自然辩证法的高度，我们就会发现，《伤寒杂病论》三阴三阳时空坐标数理模型是建立在科学基础之上，它的理论是唯物的，思维方法是辩证的，临床应用是循证的，施治方法是靶向的，从多维立体时空的整体角度，对人体生理病理节律进行全方位分析，综合、归类与论证，体现出天人相应、天人合一、对应平衡、中和一致的全息思维方式，这种全息思维方式是科学的，是符合客观实际的，临床便捷实用，是一部疗效卓著的医学宝典。

第二节 《伤寒杂病论》的天文学背景

《伤寒杂病论》是一门以天文历法为背景，象数理论为基础的临床脉证决策科学。其天文背景是以日月星辰的运行为依据，并通过对九星悬朗、寒往暑来、节气推移、昼夜节律交替等一系列现象的仰观俯察，临床实践体验总结，以《周易》"观象授时"之法为指导，以《黄帝内经》学术思想为理论框架，并以此探索天地人三阴三阳时空坐标体系中宇宙万物及生物节律运动变化的规律，形成了一个结构宏大的理论体系。

《伤寒论》部分条文如下：

第 1 条云："太阳之为病，脉浮，头项强痛而恶寒。"

第 9 条云："太阳病，欲解时，从巳至未上。"

第 180 条云："阳明之为病，胃家实是也。"

第 193 条云："阳明病，欲解时，从申至戌上。"

第 263 条云："少阳之为病，口苦，咽干，目眩也。"

第 272 条云："少阳病，欲解时，从寅至辰上。"

第 273 条云："太阴之为病，腹满而吐，食不下，自利益甚，时腹自痛。若下之，必胸下结硬。"

第 275 条云："太阴病，欲解时，从亥至丑上。"

第 281 条云："少阴之为病，脉微细，但欲寐也。"

第 291 条云："少阴病，欲解时，从子至寅上。"

第 326 条云："厥阴之为病，消渴，气上撞心，心中疼热，饥而不欲食，食则吐蛔，下之，利不止。"

第 328 条云："厥阴病，欲解时，从丑至卯上。"

以上"六经病提纲"与"六经病欲解时"合而观之，表述了《伤寒杂病论》以"六经病欲解时"为纽带，贯穿于三阴三阳六个靶向坐标时空系统，反映了日月星辰的运行、寒暑往来、四时八节二十四节气和昼夜（日）节律对人体生命病理节律的影响。"六经病提纲"是人体自愈力受外邪而发出的求救信号，即生物节律紊乱失调的标志性节律。

一、以日、月运行为基础

《黄帝内经》记载了太阳在黄道有周年视运动和周日视运动两种规律。常用一岁、一年、四时、八正（《素问·八正神明论》）、八纪（《素问·阴阳应象大论》）表述太阳的周年视运动。所谓"八纪"，是指立春、春分、立夏、夏至、立秋、秋分、立冬、冬至（《灵枢·九宫八风》）八个节气，这八个节气正是太阳运行至黄道上八个不同的节点，并记载了精确计算后的周年视运动时间周期为周天"三百六十五度四分度之一"。因此，《黄帝内经》依周年视运动创建了年五运六气三阴三阳学说。

地球在围绕太阳公转的同时，也伴随着自西向东进行自转，于是就产生了日出日落的周日视运动及昼夜（日）节律。医圣张仲景对此节律感悟很深，便提出了"六经病欲解时"的科学论断。

太阳视运动运行一度为一日，"阳主出，阴主入"，阴阳消长变化，营卫气血运行，生理病理节律的改变，都会受到太阳周日视运动的影响，而有昼夜节律的变化，而且诸多疾病都受到昼夜节律的影响，而有周期性的波动。《伤寒论》第61条云："昼日烦躁不得眠，夜而安静。"充分表述了昼夜（日）节律对人体功能的影响。

《伤寒论·伤寒例》列"四时八节二十四气七十二候决病法"，就是以天体运动制定历法，根据天象、物候变化规律来计量时间、判断气候、划分季节的一种法则。我国古代先贤通过长期对日月星辰的观察，逐步了解和掌握了地球、月亮和太阳的运行规律，根据四季变化及月亮圆缺变化的周期（即朔望月），计算出每月长度及回归年长度，并根据气候变化制定相应的二十四节气，这是我国历法特有的创造和发明。医圣张仲景便是以二十四节气和七十二候为理论基础，建立起三阴三阳六个靶向时空坐标系统，用以判断"脉证"生成机制，以及人体生命内环境生物节律变化的规律。

二、以二十八宿为参照背景

《伤寒杂病论》与二十八宿有没有关系呢？有，回答是肯定的。

古代在进行天象观测时，为了描述日、月、五星的运行规律及方位，创建了一个坐标体系，称之为二十八宿。二十八宿是古代星空区划体系的主要组成部分，是先哲为了比较日、月、五星的运动，在黄道和赤道之间选择的二十八个星官，而作为观测的标志。二十八宿是恒星，在天空中的位置是相对不变的，太阳在"天球"的视运动轨迹称为"黄道"。因为太阳系中各行星是围绕太阳在一个近视同一平面上做周天运动，所以，黄道不仅是太阳视运动的轨迹，就连月亮和其他行星也都在黄道附近移动。二十八宿是太阳以黄道及赤道的两侧，绕天一周所取得的观象坐标。

北斗七星，亦是恒星，在二十八宿之中位于大熊星座，悬于北天，绕北极星运行。中国最早的历书《夏小正》中记载："斗柄指东，天下皆春；斗柄指南，天下皆夏；斗柄指西，天下皆秋；斗柄指北，天下皆冬。"以北斗七星为运转枢机，其亮度、光谱和磁场强度有着周期性变化规律。古人根据这一天文现象，创造出一种模拟天体运行规律的模型，对各星赋予其不同的特征，且与地之九宫、八方、九州分野、三阴三阳坐标相对应，反映出古人万物一体和天人感应的整体思想。

二十八宿分别分布在天穹的东、南、西、北方位中，"一面七星，四七二十八星，房昴为纬，虚张为经"（《灵枢·卫气行》）。其中东方苍龙星群为角、亢、氐、房、心、尾、箕七宿，南方朱雀星群为井、鬼、柳、星、张、翼、轸七宿，西方白虎星群为奎、娄、胃、昴、毕、觜、参七宿，北方玄武星群为斗、牛、女、虚、危、室、壁七宿，并且据其连缀组合所成之形和苍龙、朱雀、白虎、玄武四种动物神象相匹配，称之为四象。《尚书传》云："四方皆有七宿经，可成一形，东方成龙形，西方成虎形，皆南首而北尾。南方成鸟形，北方成龟形，皆西首而东尾。"二十八宿是以北斗斗柄所指角宿开始自西向东排列，与日、月视运动的方向相同。当代学者郭扬先生在《易经求正解》一书中认为：日、月、五星、二十八宿为易学的渊源。

《伤寒杂病论》吸取了《黄帝内经》的精髓，以二十八宿为天文背景构建其相关医学理论。

（一）运用二十八宿确定十天干统运的原则

十天干统运是五运六气三阴三阳学说理论的基本法则之一，即《素问·天元正纪大论》所说的："甲己之岁，土运统之；乙庚之岁，金运统之；丙辛之岁，水运统之；丁壬之岁，木运统之；戊癸之岁，火运统之。"张仲景据此独创日五运六气三阴三阳学说。

（二）确认人体经脉长度并推论营卫气血运行规律

人体经脉主干的总长度为 16 丈 2 尺，气在其中运行"一周于身，水下二刻，日行二十五分"。一昼夜十二时辰中，日行周天二十八宿，水下漏百刻，人呼吸的总次数为 13500 息，在一次呼吸的时间段，脉内气血运行的速度为 6 寸，根据这些相关数据进行四则运算，推算出卫气一昼夜在体内运行 50 周次（《灵枢·五十营》），并进一步测算出卫气在体内运行 0.5 周时，漏壶滴水计时器就会标记为水下一刻（一昼夜的时间，漏壶滴水标记为一百刻）。然后根据测算的卫气运行速度解释营卫失常所致病证（《灵枢·卫气行》）。《伤寒杂病论》据此以卫气营血运行，开创了昼夜（日）节律脉证并治大法，且助体内"自愈力"发挥积极的防御和抗邪力量，达到疾病的恢复和自愈。

（三）根据二十八宿观测太阳运行规律，确立二十四节气

二十四节气是根据太阳运行周天二十八宿的不同时段而确定的，冬至

是太阳运行到"虚星"（即子位）时点，夏至是太阳运行到"张星"（即午位）时点，这就是"房昴为纬，虚张为经"（《灵枢·卫气行》）之义。二十四节气体现了日、地间阴阳二气的消长变化，以及十二消息卦由此产生的气候、物候变化，人体的生理节律、病理节律变化与之相应，故可根据脉证的相应变化进行疾病诊断和治疗。

《伤寒论》第52条云："脉浮而数者，可发汗，宜麻黄汤。"这一条讲的不是风热证，而是风寒表证。1800多年前张仲景已经观察和认识到"病有恶寒发热者，发于阳也"（第7条），这句话的意思是：阳经的寒证（尤其是表寒实证）往往表现为恶寒、发热相伴出现，此时虽然是寒邪郁遏了阳气，但阳气与寒邪相争，就会产生发热，同时也可以脉数。表寒证恶寒无汗，寒邪闭表导致头身紧痛，它的病因是寒邪，是由于人体卫阳与闭于表的表寒相争而发热，发热脉浮而数是正邪相争的生物节律标志，亦是人体卫阳对寒邪有抵抗力的表现，即人体自愈力发出来的救助信号。

三、《伤寒论》的"神兽四方"来源于二十八宿

《伤寒论》著名的"神兽四方"，就是青龙汤、白虎汤、朱雀汤（黄连阿胶汤）、真武汤（玄武汤）这四首方剂，其命名来源于二十八宿、东方苍龙七宿、西方白虎七宿、南方朱雀七宿、北方玄武七宿。方剂的命名与二十八宿有关，"阳主昼，阴主夜"，这是中国古代对周天的一种划分，也是古人对周日视运动的观察，大抵是沿天赤道从东向西将周天分为十二个部分，用地平方位中的十二地支名称来表示，即子、丑、寅、卯、辰、巳、午、未、申、酉、戌、亥，它与二十八宿相对应。子为正北，午为正南，卯为正东，酉为正西，以子午为经，卯酉为纬，辰、戌、丑、未、寅、酉、戌、亥居乾、坤、艮、巽（指后天八卦方位），四维之地分别列于西北（后天之乾卦）、东北（后天之艮卦）、西南（后天之坤卦）、东南（后天之巽卦）。在伏羲六十四卦方位图中，乾位在西北，坤位在东南，以乾坤为天地门户。正如《易传》所云："是故阖户谓之坤，辟户为之乾，一

阖一辟谓之变。"而六十四卦原图中的乾坤之位，则是宇宙万物阴阳消长进退规律的体现，也是《伤寒论》"脉证并治"和"六经病欲解时"昼夜（日）生物节律的依据。

第三节 《伤寒杂病论》的自然原理

《伤寒杂病论》在太极太玄序列的基础上，以八卦河洛为框架，五行理论为依据，时空规律为法则，运用天人相应的整体思维与自然万物的全息原理，为人们提供了一种以生物节律把握人体生命生理病理节律变化的宇宙观和方法论。

一、以河洛八卦为框架，以五行理论为依据

《周易·系辞》说："河出图，洛出书，圣人则之。"由此可知，先哲据河洛之图，得其奥理而作易。古往今来，无数学子为此做出了论证，这不但是远古时期留下的杰作，而且是穿越时空的千年智慧，更是中华民族文明的源头活水。

河图、洛书分别是中国古代天文与地理方位图。张志春《神奇之门》云："空间符号主要是河图、洛书，先天八卦和后天八卦。以后天八卦和洛书九宫相配，表示地面上的九个方位，即东、南、西、北、东南、西北、西南、东北和中央；以后天八卦和河图相配，表示上下左右、正转反转、天高地卑、山泽通气、风雷相搏、水火不相容的立体动态球形空间。"

河图反映的是以地球为中心的宇宙空间结构，为先天本体宇宙模式。河图中共有代表"天地之数"的五十五，以白点为单数为阳，代表天；以黑点为双数为阴，代表地。一阳六阴，位于宇宙之北，二阴七阳，位于宇宙之南，三阳八阴位于宇宙之东，四阴九阳位于宇宙之西，五阳十阴位于宇宙之中，即人类生存的地球。又以一、二、三、四、五为生数，

合中五，便为六、七、八、九、十之成数。北方，阳气初生之地，"天一生水，地六成之"。东方，日出之处，阳气渐长，"天三生木，地八成之"。南方，阳气盛极而阴生，"地二生火，天七成之"。西方，日落之处，阴气渐增，"地四生金，天九成之"。中央为中心太极，"天五生土，地十成之"。奇数得阳而合，偶数得阴而居，说明天地之道孤阴不生，独阳不长，而必须阴阳相合，互根互存，其左旋（顺时针方向）表示五行相生，一六水生三八木，三八木生二七火，二七火生五十土，五十土生四九金，四九金生一六水，四正之数相对表示生中有克，寓克于生，体现出奇偶相配、生成相依、阴阳聚会的特点。真可谓奇偶各个相连，内外相钳，凡生而未盛者皆在内，已盛而就终者皆在外，是亦生数在内，成数在外之义也。其中有奇偶相连之妙，有内外微盛之象，有上下定位之秘，有根阴根阳之首，有循环不息之机。

根据王大有先生的研究，他说："河图为宇宙模式，象征天，不论作方图，还是作圆图，按1-3-7-9和2-4-6-8连线，都是周流不息的S太极共和曲线旋臂结构，这是天道自身运行轨迹。地球自转和太阳公转，都是左旋，即自西向东转，逆时针转。"

洛书为后天宇宙模式，是由河图演化而来，将河图中的四九与二七易位则形成洛书。蔡元定说洛书结构为："戴九，履一，左三右七，二四为肩，六八为足，五居中央，龟背之象也。"图式总数为四十五，其纵横对角之数的和均为十五，以1、3、7（7是质数最大一个数，也是周期节律的一个数，"七日愈"就是自愈力形成的一个自然周期）和9为奇数，奇数为阳；以2、4、6、8为偶数，偶数为阴。阳数为主，位居四正，以示天气；阴数为辅，位居四维，以示地气；五居中央，为土之气，土能生万物，为五行之祖，位居中宫，为太极，是天地之和的象征，在五行中起调和作用。洛书图式体现了事物阴阳平衡，得其中和来复反转，生化不已的天道运行规律，阳气由北方始生，按顺时针方向左旋转，阳气逆增，至东方渐盛，达南方后极盛，阳极而阴生，至西方阴气渐盛，达北方后阴气盛极,阴极则阳生。体现了万物相对平衡、相对稳定的状态,同时有生机藏于中的意思。反映阳主动、阴主静、阳化气、阴成形的含义,体现阴阳分居、生成分离的特点。如此阴阳变化,说明了事物运动升降往复的周期性节律,成为世界万物不断变化、发展、更新的自然法则。

《灵枢·九宫八风》《黄帝内经太素》九宫八风图都与河图洛书中太乙(天一)运行与地之九宫,以及地球方位季节的对应关系相一致。医圣张仲景研究《周易》河图洛书太极太玄经后,在《黄帝内经》学术思想的影响下,尤其是《灵枢·九宫八风》后,以其为文献蓝本,贯穿于《伤寒杂病论》中。

《伤寒论》第7条云:"病有发热恶寒者,发于阳也;无热恶寒者,发于阴也。发于阳,七日愈;发于阴,六日愈。以阳数七、阴数六故也。"参见表9-1。

表9-1 《伤寒论》第7条解析

阴阳	六坐标	病位	证	生物节律	易数
阳	太阳病	阳之表	病有发热恶寒者,发于阳也	发于阳,七日愈	以阳数七
	阳明病	阳之里			
	少阳病	阴阳之交半表半里			
阴	太阴病	阴之表	无热恶寒者,发于阴也	发于阴,六日愈	阴数六故也
	少阴病	阴之里			
	厥阴病	阴阳之交半表半里			

1. 该条文表述了阴阳消长"气数"盛衰的流行变化,以及对人体生理病理节律的影响。洛书在表示阳气与阴气的流行时期有一个渐变(渐衰)的过程,阳气在极盛九渐衰一之间有一个渐衰的七,阴气在极盛八与衰微二之间有一个渐衰的六。张仲景领悟到了阳主动,阴主静,提出"病有发热恶寒者,发于阳也;无热恶寒者,发于阴也"。并且"以阳数七、阴数六",提出"发于阳,七日愈;发于阴,六日愈"的病理节律周期。

2. 洛书乃据天体气候、阴暗、阳光寒热比数演化而来。洛书四正位之1、9、3、7说明阴阳之变，为径；四隅位之2、8、4、6说明寒热之变，为纬；故仲景提出第7条可作为《伤寒论》辨病之总纲。

3. "七日愈""六日愈"，是洛书图阴阳渐衰气数能量流的自然规律，用八卦法天之气逢六必变，可以说，七、六是天体运动周期性变化，各值其旺日而处于机体适应这一变化的主导地位，其气与该日旺盛而助病经祛邪，使邪气渐退经气和，时序运转至病经旺日，其气一鼓，则邪去正安。

以上从洛书解析《伤寒论》第7条，说明张仲景《伤寒杂病论》以《黄帝内经》学术思想为指导，以河图洛书为框架，为我们提供了宇宙全息同构的自然节律模式。

二、以时空规律为法则

《伤寒论》是在《周易》阴阳五行八卦，河图洛书和太极太玄序列，以及《黄帝内经》天文历法，五运六气三阴三阳学说等时空观的基础上，发展升华形成的临床医学体系，1800多年的医疗实践验证了它的科学性。

时间、空间、物质和场，是表征客观物质主要属性的结构体系，每一种时空理论都从属于一定的宇宙学说。为了说明自然界与人体生命生理病理生物节律的规律性，《伤寒论》建立了自己对宇宙本原的看法。

张仲景在《伤寒论》中仅言辨太阳病、阳明病、少阳病、太阴病、少阴病、厥阴病"脉证"并治的六个靶向时空坐标系统，是以《周易》"三才""天""地""人"合一的宇宙全息统一，同构律动自助结合的日五运六气三阴三阳学说为构建的太极太玄模式，形成了别树一帜、体系精微、深奥玄妙而又遵循时空自然规律的辨证论治法则，为古代医经之经典。

毋庸置疑，《伤寒论》融合吸取了《黄帝内经》三阴三阳的全部内容，如热病论证候三阴三阳分类，治疗及传变，阴阳之气各有多少其用不同，六经的标本中气。《伤寒论》将上述内容统一起来，蕴含着人体时空分三阴三阳的六个坐标系统，各司开、阖、枢之用的生物节律律动自启的理论。

脏腑是构成人体时空的形质器官，六气是其内无形的生命物质，气街、经脉为其气血信息通道，开、阖、枢则是人体生命时空三阴三阳生物节律律动自启的生理病理节律过程。

第四节 《伤寒杂病论》生物节律律动自启的六个标志性节律

《伤寒论》曰五运六气三阴三阳学说提出六个"之为病"，人们称之为"六经病提纲"，笔者认为它是生物节律律动自启的六个标志性节律，有着十分重要的临床意义。

第一，《伤寒论》第1条云："太阳之为病，脉浮，头项强痛而恶寒。"

首先，我们要了解"太阳"指的是什么？它的功能和区划又是什么？为什么产生"脉浮，头项强痛而恶寒"的脉证，就称之为太阳病呢？

"太阳"是指太阳寒水而言。例如，地球表面水约占70%，太阳光照地球表面，水气升腾为雨，循环不已，滋润万物生长，犹如太阳寒水，本寒而标热，中见少阴之热化，在五行属水。由于太阳标本气异，故有从本和从标之说，然而，寒水虽为太阳之本，但它能产生标阳之热，因为"中气"是少阴，少阴之气为热，这个热把太阳寒水温化而为气时，则外出于太阳，达于体表，布达周身，而起到固表御邪的标阳作用。可以看出"气"是从水生，"水"则由气化，与依赖少阴之"中气"的气化作用是分不开的。

太阳的功能是什么呢？太阳主开。

《素问·阴阳离合论》《灵枢·根结》明确指出"太阳的功能为开"。"开"即打开之意也，如律动自启，人体生命六气能量流与宇宙自然界能量交换，升降出入形成圆运动，循环不已，这就是人体生物节律律动自启的自然法则。

太阳主表，主三阳之表，"表"指体表，包括卫气、皮肤，称之为藩篱，即第一道防线。

太阳区划，关于太阳寒水：

1. 依据河图、洛书，太阳位居南方，与人体心（阳）有关。《黄帝内经》认为，心为"阳中之太阳""心部于表，肾治于里"，其义有三：

（1）表为阳，里属阴，"心部于表"指心为阳脏，居于膈上，故《素问·金匮真言论》云："阳中之阳，心也。"肾为阴脏，居于下焦，故《素问·金匮真言论》云："阴中之阴，肾也。"

（2）是指代心肾的水火属性。正如《素问·刺禁论》王冰注曰："心部于表者。""阳气主外，心象火也；肾治于里者，阴气主内，肾象水也。"《黄帝内经素问集注》解释得更为贴切，说："心为阳脏而至火，火性炎散，故心气分布于表；肾为阴脏而主水，水性寒凝，故肾气主治于里。"

（3）是指心肾的气机升降规律。心居膈上，属阳主火，在上者必然下行，故心阳心火要不断地下降，温煦于肾；而肾居下焦，属阴而主水，在下者必升，故肾阴、肾水要不断地上升，滋润于心。从而维持心肾之间阴阳水火的相互协调关系。正如朱震亨《格致余论·膨胀论》所言："心肺之阳降，肾肝之阴升。"《格致余论·房中补益论》云："心为火居上，肾为水居下，水能升而火能降，一升一降，无有穷已。"

2. 寒水位居北方，肾主水，《黄帝内经》有"肾为之主外"（《灵枢·五癃津液别》）和"肾者为外"（《灵枢·师传》）之说。即指肾是卫气的发源地，肾脏通过化生卫气，"顾护人体，卫外御邪，卫出于下焦"（《灵枢·营卫生会》）即是此意。卫气的产生，与肾所藏之精气有着密切关系。卫气具有"温分肉，充皮肤，肥腠理，司开阖"（《灵枢·本脏》）的功能。肾所藏之精，本身就具有卫外御邪之功能，《素问·金匮真言论》云："夫精者，身之本也。故藏于精者，春不病温。"就是对精气防御作用的具体描述，故曰："肾为之主外。"

3. 太阳寒水，本寒而标热，中见少阴之热化，说明太阳与少阴在气化功能中有密切关系，在五脏与心、肾互联。

4. 太阳主表，即三阳之表，表指体表、皮肤。说明人的体表皮肤属太阳管辖。然而，《黄帝内经》认为："肺主宣发，外合皮毛，通调水道。"所谓"肺主宣发"，主要是指由于肺气的推动，使卫气和津液输布全身，以起到温润肌腠皮肤的作用。《灵枢·决气》云："上焦开发，宣五谷味，熏肤、充身、泽毛，若雾露之溉，是谓气。"这里所说的"上焦开发"，主要是指肺的宣发作用。皮毛位于体表，是人体防御外邪的屏障，通过肺的宣发功能，才能发挥抵御外邪的作用。所以，《素问·五脏生成》云："肺之合皮也，其荣毛也。"通调水道，即指肺气的宣发升降功能在水液的输布中起着一定的调节作用，使全身的水道通畅与肺、脾、肾、三焦、膀胱、大小肠密切相关。太阳病经证，人们一般认为是膀胱、小肠经的病变。李时珍提出质疑，他指出："风寒之邪，皆由皮毛而入，皮毛者，肺之合也。肺主卫气，包罗一身，天之象也。"并以风寒之邪由皮毛而入，肺合皮毛为前提，推演出"是证虽属乎太阳，而肺实受邪气"的结论。并由此推出"麻黄汤虽发汗重剂，实为发散肺经火郁之药""桂枝（汤）虽太阳解肌轻剂，实为理脾救肺之药也"的新观点。

（1）五脏之间表里从属关系：①"心部于表，肾治于里"（《素问·刺禁论》）。②肾与足太阳膀胱经相表里。③心与手太阳小肠经相表里。

（2）经络关系：手太阳小肠，足太阳膀胱，督脉；手少阴心经。

（3）"脾为之卫""其主肝也""肝生于左，肺藏于右"之说。

《灵枢·五癃津液别》云："脾为转运之官，故主为卫。"脾何以为卫？因为指脾胃居中焦，是气机传输之枢纽，通上达下，无论是居于上焦的心肺之气的下降，或者位于下焦肝肾之气的上升，皆赖乎中焦脾升胃降之斡旋。这也是"脾者主为卫"（《灵枢·师传》）的理由之一。《素问·玉机真脏论》云："脾脉者，土也，孤脏以灌四旁者也。"关于"脾"，《素问·太阴阳明论》云："常以四时长四脏。"其运化的水谷精气营养着五脏六腑、四肢百骸和皮毛孔窍。因此,《灵枢·师传》云:"脾脏者,常著胃土之精也,土者生万物而法天地,故上下至头足,不得主时也。"

《素问·五常政大论》云:"土疏泄,苍气达。"是说树木对土的疏泄作用,认为"土得木而达"(《素问·宝命全形论》)。因此,《素问·五脏生成》云:"脾其主肝也。"

"肝生于左,肺藏于右"是天人相应的观点,取象天体左升右降之理,类比人身肝肺气机升降的运动方式。肝位于下焦,在下者必升,人体之左侧为气机上升的道路;肺居于上焦,在上者必降,人身之右侧为气机下降之通路,故有"左右者,阴阳之道路也"(《素问·阴阳应象大论》)的观点。肝肺气机之升降,统率着整体气机之运动,并影响着全身各个脏腑的气机活动。

《素问·六节藏象论》云:"肝生于左……阳中之少阳,通于春气。"肝有升发生化的生理特性,又通过少阳春生之气,从下焦由人身之左侧向上升布运转全身,肝气的升发作用可概括为以下四个方面。

一则可以反向调节肺气之肃降,疏通气机。肝之与肺,左升右降,两者相辅相成,相互促进,互相制约,共同推动整体气机的升降转运,故有"肝者,贯阴阳,统气血,居真元之间,握升降之枢者……肝者,升降发始之根也"的研究结论(《读医随笔》)。

二则可以辅助心之血脉。心之功能需赖肝木升发之资助,此即所谓"肝属木,木气冲和条达,不致遏郁,则血脉通畅"(唐容川《血证论》)。薛己在其《薛氏医案》中说:"肝气通则心气和,肝气滞则心气乏。"

三则开启肾脏,升发元气。化生于肾精的元气,有赖于肝气之升发,尔后送达于各脏腑组织,以发挥其激发和推动作用。张锡纯(《医学中衷参西录·治气血郁滞肢体疼痛方》)中说:"人之元气,根基于肾,萌芽于肝。"

四则疏通脾胃,促进消化;肝主疏泄,调畅气机。一方面促进中焦脾升胃降之气机运转斡旋,正如《临证指南医案》所说:"脾宜升则健,胃宜降则和。"在肝气升发的推动下，脾升清，主运化，胃受纳，腐熟，消化功能旺盛。另一方面，化生和排泄胆汁，以助消化，因此，《血证论》云："木之性主于疏泄，食气入胃，全赖肝木之气以疏泄之，而水谷乃化。设肝之清阳不升，则不能疏泄水谷，渗泄中满之证，在所不免。"

第二，《伤寒论》第180条云："阳明之为病，胃家实是也。"

阳明燥金，位于人体时空坐标之三阳之里，功能为阖。

阳明包括足阳明胃与手阳明大肠，二者一为燥土，一为燥金，性质皆为燥。故阳明以燥为本，阳明本燥而标阳，中见太阴之湿化。由于受到太阴湿土的滋润，故阳明保持一定的燥度而不至于患病。按照标本中气理论，阳明之燥从湿化。燥胜其湿是为常，湿胜其燥是为变，故有"实则阳明，虚则太阴"之说。如《伤寒论》第191条云："阳明病，若中寒者，不能食，小便不利，手足濈然汗出，此欲作固瘕，必大便初硬后溏。所以然者，以胃中冷，水谷不别故也。"阳明由于标阳本燥，阳气素旺，即使感受阴邪也易从阳化热，于是燥热亢盛，因而容易导致本燥太过，而成阳明胃家实之三承气汤证，或阳明热盛之白虎汤经证，或者灼热伤及太阴之液，形成麻子仁丸证。

阳明区划，脏腑为胃、肠、脾，经络为足阳明胃经、手阳明大肠经、足太阴脾经等。

第三，《伤寒论》第263条云："少阳之为病，口苦，咽干，目眩也。"

少阳相火，位于人体时空坐标阴阳之交，少阳半表半里，功能主枢。少阳本火而标阳，中见厥阴风木。少阳为标本同气，故应从火化，少阳包括胆和三焦，二者同司相火。如《伤寒论》第263条少阳病提纲："少阳之为病，口苦，咽干，目眩也。"就是从标化火、胆火上炎的表现。如胆虚火衰，往往易从中见化，而内陷厥阴，即所谓"实则少阳，虚则厥阴"。由于少阳火为本，因此，胆气有火才能升发，肝与胆相表里，经气亦相通。

邪入少阳则气化形，阳入阴的枢机功能失司，引起形气物质升降出入异常。阳气出入失常则往来寒热，升降失常则头晕，目眩，心烦喜呕；气不化形则引起呕吐，下利，心下痞硬，小便不利，胸胁苦满，这一体表脉证体现了体内病机阴阳定态的坐标层次。小柴胡汤以柴胡、半夏、黄芩的辛开苦降，调治少阳枢机，人参益气化阴，使枢机一转"上焦得通，津液得下，胃气因和，身濈然汗出而解"（第230条）。

少阳区划，脏腑为肝胆、三焦，经络为足少阳胆经、足厥阴肝经、手少阳三焦经、手厥阴心包经。

第四，《伤寒论》第273条云："太阴之为病，腹满而吐，食不下，自利益甚，时腹自痛。若下之，必胸下结硬。"

太阴湿土，位于人体时空坐标三阴之表，功能为开。

太阴包括足太阴脾和手太阴肺，二者一为阴土，一为凉燥，其属性皆属于阴，故太阴以湿为本，按照标本中气理论，太阴标本同气应从本湿化。《伤寒论》太阴湿盛时病证为之"常"，燥化为之变。太阴病提纲第273条云："太阴之为病，腹满而吐，食不下，自利益甚，时腹自痛。若下之，必胸下结硬。"就是太阴湿化证的典型症状。特殊情况下，则从中见阳明燥化而转实。如《伤寒论》第279条云："本太阳病，医反下之，因而腹满时痛者，属太阴也，桂枝加芍药汤主之；大实痛者，桂枝加大黄汤主之。"太阴在正常情况下，由于与阳明燥湿互济，因而不病；倘若脾阳虚，中气下陷，则易直接感受寒邪，或表寒乘虚内陷，或者湿化太过，皆可致诸疾变生。所以，太阴湿化其常与变的关键，取决于阳气，尤其是中气的盛衰。

太阴区划，脏腑为脾、肺、胃、肠，经络为足太阴脾经、手太阴肺经等。

第五，《伤寒论》第281条云："少阴之为病，脉微细，但欲寐也。"

少阴君火，标阴本热，位于人体时空坐标三阴之半表半里，功能之枢。少阴包括手少阴心及足少阴肾，二者一为君火，一为相火，故少阴以热为本。按照标本中气理论，少阴标阴本热，标本异气，故或从本寒化，或从标热化。如少阴病提纲第281条云："少阴之为病，脉微细，但欲寐也。"便是寒化证的典型表现。寒化和热化的一般规律是寒化证为其变，热化证为其常，如《伤寒论》第303条黄连阿胶汤证便是少阴热化证的代表方证。正常情况下，少阴虽以热为本，却并不至于热化太过，主要是有肾水心血的滋养，由于水火的互济而不亢。如果寒邪直中少阴，或表虚寒邪内陷，则可发展成为少阴寒化证。少阴火衰则成寒化证，水亏则热化证。所以，少阴心肾水火偏颇，决定着少阴从化的方向。寒证则见手足厥冷，下利清谷，但欲寐等症。热证则见心烦不得卧，下利咽痛等症。

少阴区划，在脏腑为肾、心，经络为手少阴心经、足少阴肾经。

第六，《伤寒论》第326条云："厥阴之为病，消渴，气上撞心，心中疼热，饥而不欲食，食则吐蛔，下之，利不止。"

厥阴风木，中见少阳，位于人体时空坐标三阴之里，功能主阖。

厥阴包括足厥阴肝与手厥阴心包络。肝为风木，包络为相火，子从母化，故以风为本。按照标本中气理论，厥阴中见少阳，根据木火同气的观点，故木应从火化，如《伤寒论》第326条云："厥阴之为病，消渴，气上撞心，心中疼热。"就是厥阴病木从火化的症状，反映了厥阴病寒热错杂、阴阳相交、肝胃不和等病机。由于阴阳胜复的斗争，故可出现厥与热往来，或多或少的情况，说明了在阴阳变化之中正邪相争的具体反应。为此，可以体现厥阴从中见少阳之化的理由，以尽阴阳对立统一、转化与律动自调的规律性。

厥阴区划，在脏腑为肝、胆，经络为足厥阴肝经、足少阳胆经、手厥阴心包经。

以上所述，《伤寒杂病论》曰五运六气三阴三阳学说的形成，是以时空规律为法则，以六个靶向时空坐标为提纲，并作为生物节律律动自启的六个标志性节律，展示了《伤寒杂病论》三阴三阳标本中气、开阖枢功能，以及区划管辖范围内多维、多级、多层次、自助生物节律律动开启的全过程。

我们列太阳时空坐标示意说明如下。

1. 以河图洛书为框架，内圆为河图，外方为洛书。

2. 以三阴三阳为时空层次，太阳时空图。

3. 以五脏六腑、经脉为内容。

4. 以气街（头脑腔、胸腔、腹腔、下肢、上中下三焦）为气化信息的通道。

5. 以卫气生物节律为自然律动自启程序（同声相应，同气相求）。

阳明、少阳、太阴、少阴、厥阴均可参照太阳时空坐标示意。

第五节 《伤寒杂病论》体现了生物人体日节律的重要性

我们在学习和研究《伤寒杂病论》时，发现医圣张仲景立太阳、阳明、少阳、太阴、少阴、厥阴六个靶向时空坐标体系为模式的三阴三阳学说，即重点突出生物人体日节律的重要性，何以见得呢？

一、受"一日一气象"的启迪

《易图探秘》认为："一日为十二辰，配以太极图，说明一日之昼夜明暗。一年二十四节气，配上太极图，说明春生、夏长、秋收、冬藏，都体现了太极图一年之气象，一日之气象之中。"医圣张仲景受"一日一气象"的启迪，创造了《伤寒论·伤寒例》"四时八节二十四气七十二候决病法"和《伤寒论》"六经病欲解时"。

《伤寒论》明确提出"六经病欲解时"，将太阳、阳明、少阳、太阴、少阴、厥阴六个时空坐标串联成一个天人相应的整体。

太阳病，欲解时，从巳至未上（第9条）。

阳明病，欲解时，从申至戌上（第193条）。

少阳病，欲解时，从寅至辰上（第272条）。

太阴病，欲解时，从亥至丑上（第275条）。
少阴病，欲解时，从子至寅上（第291条）。
厥阴病，欲解时，从丑至卯上（第328条）。

二、"六经病欲解时"的机制

古人将十二支分配于周天空间，同时也分配于每一昼夜的时间，空间和时间都以太阳的运行为标志，所以是统一的，以子午为经，卯酉为纬，标志着太阳左升右降的日出、日中、日入、夜半四个中心方位与时间，随着季节的不同方位和时间则略有改移，日出日入最标准的时间和方位是二分，即春分和秋分，太阳都是出于卯中，入于酉中，昼夜相平，各五十刻，但在二至就不同了，冬至太阳出于晨初刻入于申正四刻，夏至则出于寅正四刻入于戌初初刻。前者昼长41刻，夜长59刻，后者则与之相反，是昼长59刻，夜长41刻（见《类经图翼·气数总论》），这可见于昼短夜长时，太阳是辰时出辰方，申时入申方，而昼长夜短时，又是寅时出寅方，戌时入戌方，都不是出卯入酉。由于寅在东方偏北，辰在东方偏南，申在西方偏南，戌在西方偏北，都属于四隅，所以，综合全年来说，日出的空间和时间就不仅仅在卯上，而是寅至辰上，日入的空间和时间，也不仅仅在酉上，而是申至戌上。这也是《伤寒论》六经病欲解时为什么各有三个时辰的原因之一。另外，夜半至平旦而日中，阳生于子而极于午，阳之进者阴之退；自日中至黄昏夜半，阴生于午而极于子，阳之退而阴之生。阴阳的进退升降，一日之内既然按时而不同，人们日出日作，日入而息，随着天之阳气的变化，其人体自身的阳气也会因时而有盛有衰，这就必然会对人体生物节律产生影响。由于六个靶向时空坐标的病位、病态、病势各不相同，所以，六个靶向时空坐标"欲解时"揭示了人体功能自愈力节律向愈的时间。

三阳病欲解时，分别是日出、日中、日入前后，共占九个时辰。《素问·生气通天论》云："阳气者，一日而主外，平旦人气生，日中而阳气隆，日西而阳气已虚，气门乃闭。"人体之阳若天与日，天阳由于日之升降而有盛衰，人亦应之。卯属东方，是日出阳升之时，少阳病解于此时，是被郁之少火随天阳之升而容易升发，这和柴胡剂发越郁阳有相同之处。午属南方，午时是一日阳气最盛之时，太阳病欲解于此时，是人体阳气随天阳而盛于外，亦如太阳病得桂枝汤、麻黄汤可以助阳解表之意。酉属西方，是日入之时，日入则阳气已虚，阳明病本属阳热过亢，其解于阳虚之时，亦如得石膏、芒硝、大黄可以泄热之义。

三阴病欲解时，则都在夜半之后至日出之前的这段时间，共占四个时辰。其中，太阳病为什么解于子前、子后呢？这仍然可以从阳气的变化中得到解释，《金匮要略·脏腑经络先后病脉证》云："冬至之后，甲子夜半少阳起。"《伤寒论》第30条云："夜半阳气还。"张景岳云："阳生于子而极于午。""阳之进，阴之退。"所以，子时是阳气内生的开始。阳从内生，有如干姜之温脏，所以，太阴病欲解是以夜半时为中心。子午卯酉是北南东西四个正中方位，代表着夜半、日出、日中、日入等天阳的不同变化，人体阳气既然随着天阳的变化出现盛衰升降的不同，那么，太阳、阳明、少阳、太阴四经病的欲解时也就不难理解了。这里需深入探讨的是少阴病为什么解于丑前、丑后，厥阴病为什么解于寅前、寅后。丑和寅都属于东北隅，它不代表人气生，阳气隆，阳气虚，阳气还。为什么却解于此时呢？这是不是说少阴、厥阴病的欲解时可以和阳气的变化无关呢？否！这是与阳气密切相关的问题。丑和寅虽然都不是正中方位，但它对关于阳气的活动是和太阴病主时之子，少阳病主时之卯相关联，子、丑、寅、卯共同构成阳气从初生到出生地是统一的，但每个阶段的程度又是不同的这样一个全过程。更明确一点说，丑在子后，寅在卯前，丑是子的发展，寅是卯的前奏。明白了这一点，就成为了解少阴病和厥阴病的关键所在。因为夜半阳气还，虽然有助于扶阳抑阴，但子时之阳毕竟是阳之初生，只可缓解太阴之脏寒，未必能消除少阴病之肾阳虚衰，心肾交惫，所以，仅仅是阳之初生还不够，还有待于阳生之后再逐渐伸张，因此，其欲解的中心时间不是子时,而是子时稍后的丑时,子和丑是有差别的。《汉书·律历志》云:"万物滋于下,孳萌于子,纽芽于丑。"可见,子是阳之始萌,丑是阳之渐伸。太阴病和少阴病相比,太阴病是肠胃局部虚寒,而少阴病则是全身衰竭,太阴病尚轻,少阴病则较太阴病为重,故太阴病以守而不走的干姜温中即可,而少阴病则需配入走而不守的附子,用以振奋肾阳,走十二经,故少阴病解于此时。厥阴病为什么解于寅前、寅后,寅在卯前,是太阳即将出于地面的前奏。《素问·阴阳离合论》云:"天覆地载,万物方生,未出地者,命曰阴处,名曰阴中之阴;则出地者,命曰阴中之阳。"又曰:"厥阴之表,名曰少阳。"《素问·金匮真言论》云:"阴中之阳,肝也。"以上都是一个意思。《素问·阴阳类论》云:"一阴至绝作朔晦。"意思是说,厥阴和少阳,本同一气,未出地之前,犹每月之晦,则为厥阴;已出地之后,犹如每月之朔,即为少阳。所以,张令韶说:"厥阴解于此时者,中见少阳之化也。"可见,寅前、寅后之蠢然,就是阴尽阳生,即将冒出地面的形象。厥阴篇有"厥阴中风,脉微浮,为欲愈"之交,脉象之所以微浮,就是相火即将由阴出阳,"蠢然"之象也。

三、六经病欲解时蕴含着周日视运动生物节律的规律

六经病欲解时是医圣张仲景从日、月、地天体运动中总结得出来的结果,其中蕴含着周日视运动生物节律的规律,也是日五运六气三阴三阳学说形成的主要原因之一。

地球在围绕太阳进行公转的同时,也伴随着自西向东的自转,于是就产生了日出日落的周日视运动及昼夜(日)节律,这是人们感知最早、认识最为深刻的日地关系最短节律,同时也是对人体生命运动影响最大、最直接、最易体悟感知的时辰节律。

《黄帝内经》运用周日视运动的昼夜节律解释人体相应的生理活动。《素问·生气通天论》认为人体的阳气"一日而主外,平旦人气生,日中而阳气隆,日西而阳气已虚,气门乃闭。是故暮而收拒,无扰筋骨,无见

雾露，反此三时，形乃困薄"。平旦、日中、日西、日暮是太阳周日视运动在不同位置上的时间段，人体阳气伴随着太阳的周日视运动而不断地调整着分布状态和分布部位，阳气在白昼时段则分布并活跃于体表阳分，晚上则收敛并静藏于内脏部分。如果阳气应当在外面，却不能充分发挥作用，或者应当内敛静藏而不能闭藏，以上均属病态。若能掌握阳气昼夜分布状态和分布部位，并随时调整自己的生活起居，就能达到保养阳气的养生要求。如果不能掌握并遵循阳气昼夜运行规律，就可能导致病痛，因为这是不能遵循阳气昼夜运行节律进行养生的结果，故《素问·生气通天论》曰："此谓自伤，气之削也。"

就营卫气血的昼夜运行规律而言，《灵枢·卫气行》云："卫气之行，一日一夜五十周于身，昼日行于阳二十五周，夜行于阴二十五周，周于五脏。"如果邪气"客于五脏六腑，则卫气独卫其外，行于阳，不得入阴"，就会导致"阴虚，故目不瞑"（《灵枢·邪客》）。或者因病而致"气血衰，其肌肉枯，气道涩，五脏之气相搏，其营气衰少而卫气内伐，故昼不精，夜不瞑"（《灵枢·营卫生会》）。《黄帝内经》认为，人体感邪或年迈体衰，营卫气血的运行节律紊乱，如果白昼不能充分地运行并分布阳气，就会形成阳虚而生嗜睡，精神萎靡不振之病；如果夜间不能充分地运行并静藏阴气，就会产生阴虚而失眠之疾。《黄帝内经》不但论述睡眠障碍性疾病受太阳周日视运动的影响而有昼夜（日）节律的变化，而且对诸多疾病都受昼夜（日）节律的影响而有周期性的波动，并将其总结为"旦慧、昼安、夕加、夜甚"的一般变化规律（《灵枢·顺气一日分为四时》）。同时，《黄帝内经》又根据五脏病证的具体情况，在五行理论指导下，将太阳周日视运动按五行理论分为五个时段，各脏腑的昼夜变化则遵循"脏气之所不胜时者甚，以其所胜时者起也"（《灵枢·顺气一日分为四时》）的特殊规律。

张仲景在《黄帝内经》周日视运动昼夜日节律的影响下，发明创造了《伤寒论》日五运六气三阴三阳学说，提出了六经病欲解时的科学论断，对中医临床"脉证并治"有着现实的指导和实用价值。

《金匮要略·脏腑经络先后病脉证》云："冬至之后，甲子夜半少阳起。"《伤寒论》第30条云："夜半阳气还。"《伤寒论·辨脉法》云："夜半得病，明日日中愈。日中得病，夜半愈。"《伤寒论》第61条云："昼日烦躁不得眠，夜而安静。"以上都说明了六经病欲解时蕴含着周日视运动生物昼夜（日）节律，其对人体生命具有重要意义。

四、自愈力是《伤寒论》生物节律的内在因素

《伤寒论》第7条云："七日愈……六日愈。"《伤寒论》第8条云："太阳病，头痛至七日以上自愈者，以行其经尽故也。"《伤寒论》第10条云："风家表解不了了者，十二愈。"《伤寒论》第58条云："阴阳自和者，必自愈。"《伤寒论》第145条云："妇人伤寒，发热，经水适来，昼日明了，暮则谵语如见鬼状者，此为热入血室，无犯胃气及上二焦，必自愈。"《伤寒论》第287条云："少阴病，脉紧，至七八日，自下利，脉暴微，手足反温，脉紧反去者，为欲解也，虽烦，下利必自愈。"《伤寒论》第336条云："伤寒病，厥五日，热亦五日，设六日，当复厥，不厥者自愈。厥终不过五日，以热五日，故知自愈。"以及六经病欲解时，虽然都与天阳的活动有关，但外六淫的影响只不过是一个有利或者不利的条件，究竟能否自解，关键仍取决于邪正进退的情况。也就是说，只有在人体内环境（内六淫）自愈力强大的情况（也可比作正气）下，才有自解必愈的可能。

"七日愈""六日愈""十二愈""必愈"，体现了张仲景十分注重生物节律自愈力的内在因素，积极发挥人体强大自愈力的作用，因势利导，扶正祛邪，病愈体安。现代研究人员通过科学研究实验证实，如果一个人的身体各项功能完好，人体的自愈能力可以抵抗80%以上的疾病。当然，在人体自愈的过程中，医生只是借助自愈力辅助调和阴阳，以平为期，以达自愈。要求患者保持积极向上，清净、恬惔虚无的心态，均衡的饮食习惯，适当运动和健康的生活习惯尤为重要。

五、人出生日在生物节律过程的重要性

中国古代的大智慧家创立了以"炁"为研究对象的自然科学体系，从"气"的角度揭示一切事物的发展规律，神秘的出生年、月、日、时称之为"八字"，古人试图通过人身出生时的自然"炁场"来揭示出人生的运动节律规律。

每个人都有一个出生时间，抓住了六十甲子四时六气之阴阳，尤其是日柱甲子更为重要，这是研究人体生命生物节律中的关键日子，生物节律根据人体体力周期为23天，情绪周期为28天，智力周期为33天。人出生时这三种节律周期都从临界日开始，临界日又叫危险日。这个出生日柱就确定了一个人的生物磁场，因为每一个时空坐标都是一个能量场，当一个人出生时，吸进体内第一口"大炁"的时候，肺泡打开，自己的生命节律律动自启。《黄帝内经》所云："天地合气，命之曰人。"从此便和宇宙天人相应，构建宇宙全息统一同构律动自助的三阴三阳靶向时空坐标体系。

综上所述，《伤寒杂病论》曰五运六气三阴三阳学说思想的形成，是在《周易》宇宙自然法则的启迪下，在《黄帝内经》学术思想的影响下，以昼夜（日）生物节律为出发点，立太阳、阳明、少阳、太阴、少阴、厥阴为六个靶向时空坐标系统，以"六经病欲解时"为纽带，形成一部以"脉证"为特色的辨证论治的中医学巨著。

第十章 《伤寒杂病论》"脉证并治"是开创中医循证医学之楷模（新纪元）

循证医学（evidence based medicine，EBM）是医学领域近20年来迅速发展起来的一门新兴学科，并受到人们的瞩目。循证医学是临床流行病学理论和方法学在临床实践中的具体应用，是指对个体患者临床医疗决策的制订不能单纯依靠经验和直觉，而是要建立在最佳科学研究证据的基础上。循证医学是一种以治疗患者为目的，不断获得有关重要的病因、诊断、治疗、预防及其他相关健康信息的自我学习实践活动。通过这一活动，临床医师可以尽最大可能捕捉到可靠的事实证据，以解决各种各样的临床问题，正确评价建立在事实证据之上的实践结果，并将这些结果应用于临床实践中，同时还可以评价医师的临床行为，以促进临床医学的发展。

循证医学虽然是西医学临床研究的一门前沿学科，但并非西医学之专利。我国1800多年前医圣张仲景所著的《伤寒杂病论》，提出"脉证并治"的思想，可以说是开创中医循证医学之路最早的典籍，实为中医循证医学之楷模（新纪元）。

第一节 "脉证"来源于临床研究，强调证据的可靠性

"脉证"一词来源于临床研究，《伤寒论》有"辨某某病脉证并治"，

强调证据的可靠性是《伤寒杂病论》古而不朽，老而不衰，是历代医家研究不尽、光辉永存的奥妙所在。仲景学说思想境界之高深，就是术和道在临床实践中的完美结合。术者，知识也，古代科学技术；道者，规律也，是"天人相应"宇宙全息统一的生物节律，通过临床流行病学实践的具体运用，并非单纯依靠经验和直觉得来的，而是建立在当时高科技基础之上，通过研究后所得的具有指导临床实践的真实性、可靠性的中医循证医学证据，用来解决各种各样的临床问题，广泛应用于临床实践中，深受历代医家赞赏。清代医家俞根初在《重订通俗伤寒论》中说："前哲徐洄溪曰：医者之学问，全在明伤寒之理，则万病皆通。"此为画龙点睛之说，一语道破了为医临床实战的理法根源，故尊为"众方之宗，万法之祖"。同时，历代医家应用"脉证并治"后亦评价了医师的临床行为，促进了中医临床医学的发展。

一、流行病学始于《伤寒杂病论》

流行病学研究的对象是人群，它通过对人群中疾病和健康状况的分布及影响因素的研究，探索和评价疾病的防治策略和措施。流行病学是人类与多种疾病，特别是传染病（疫疠）作斗争的实践中逐渐形成和发展起来的，早在东汉建安年间，由于疫病流行，百姓患病者较多，据张仲景在《伤寒杂病论·序》中记载，他的家族原有二百多人，自建安以后不到十年间，就有2/3的人感染疫病身亡，其中死于伤寒的竟然占到7/10。可见这场瘟疫流行时间长，范围广泛，死亡率高，具有急性传染病、群发性相似的特征，"寒疫"呈现出大规模流行的严峻形势。医圣张仲景看到百姓疾苦，疫灾连年，痛心疾首，立志习医救民，深入疫区调查研究，辨证论治，通过大量的人群和临床医案，经过分析探索，再经过他设计的顶层方案，应用于临床实践，经过反复验证，并将自己的研究成果著成《伤寒杂病论》，为流行病学的发展奠定了基础。因此，笔者认为流行病学始于《伤寒杂病论》，不是没有根据的。

二、"脉证"来源于临床实践，真实可靠

《伤寒论》398条条文，112首方剂，其中约有2/3的条文是有方有证，属于合而"主之""宜之"，《伤寒论》言条文而不言案例，这是具有特殊意义的。仲景把大量的临床经验（包括教训），在实践过程中通过分析、归纳、综合、分类等，从中找出能反映疾病变化的人体生理病理节律特征，即独具共性的"脉证"。

仲景所指"脉证"，即是一个"症候群"。

"脉"：指切脉，是中医独具特色的诊病方法之一，还包括腹诊等，由医生所得到的信息，称之为"征"。

"证"（症候群的组合）＝自觉不适"症"＋医生检查的"征"（切脉，腹诊，还应包括望诊，如面诊、舌诊等）。

《伤寒论》概括为"脉证"，可以说是仲景通过对日五运六气三阴三阳学说顶层设计方案的研究，运用于临床实践中，获得真实可靠具有共性的生理病理节律的标志性指标。

以发热为例，太阳伤寒表证"发热，头痛……身疼腰痛，恶风，恶寒，脉浮紧，无汗而喘"；阳明里热证发热，"大汗出……大烦渴不解，脉洪大"；阳明湿热证发热，"头汗出，身无汗，剂颈而还，小便不利，渴饮水浆"；阳明里实证发热，多见"潮热""汗出不恶寒""短气，腹满而喘""手足濈然汗出……大便已硬"。以上都有发热这个共同症状，故治疗时就不能只针对发热而退热，这正是西医学的弊端，因此，西医学看到中医"脉证"在临床实践中的重要性，提出了发展西医学"循证医学"，然而，我们中医则体现"观其脉证，知犯何逆，随证治之"。

太阳伤寒表证发热，用麻黄汤发汗退热；阳明里热证发热，用白虎汤甘寒清热；阳明湿热证发热，用茵陈蒿汤清利湿热；阳明里实证发热，用承气汤苦寒泄热。这些充分说明了中医临床循证施治的现实意义和价值。

第二节 "脉证"在六个时空靶向坐标中的运用

《伤寒论》六个时空靶向坐标体系，创造性地确立了以"脉证"为依据的中医循证医学原则和方法，同时也符合现代科学系统的基本内容。因此，几千年来，千锤百炼而能经得起临床反复实践和验证，它之所以能够指导我们认识和处理多种疾病，起到纲举目张的作用，实由于它在辨证思维方法上以其真实可靠的"脉证"为证据。

一、"脉证"是最佳的临床证据

《伤寒论》六个时空坐标体系就是六个大的"脉证""方法"集合系统，包括其中的子系统。这些集合系统中，有条不紊，层次分明，可分可合，相互联系，随着天人相应生物节律律动自组同构的宇宙全息节律，起到了纲举目张的作用，反映了天、地、生（生物）、人不同时空观的事物特定本质和性质。

六个时空靶向坐标系统的实质就是把人体和宇宙时空观紧密联系在一起，把疾病的反应分为三阳和三阴六个提纲，即六个集合症候群，每一个时空坐标的病证还有子系统的病证，但它们都有其特定的病位、病性和病态，各有其典型的主症和主方。

中医学辨证论治，首先要抓纲。《伤寒论》六个时空坐标系统中（六经）各有一条重要的以"脉证"为证据的提纲证。提纲很重要，抓住了它，就是抓住了病证的根本。因为很多病证都不出这六大纲要，所以，"脉证"是最佳的临床证据，也可以说，"脉证"是中医临床循证医学的最佳方案。

二、"脉证"在六个时空靶向坐标中的应用

（一）太阳时空靶向坐标系太阳病，"脉证并治"纲领集合系统

《伤寒论》全书共有398条条文，仅太阳篇就占183条，所占比例最大，叙述得也最为详尽。

当然，这些条文不是仅仅单纯辨治太阳病，各时空靶向坐标系的辨治大法和经方应用都归属于太阳病篇，太阳为人身之表，即三阳之"表"，功能主"开""心部于表""肺主皮毛""卫出上焦""肾为主外""卫出下焦""脾为主卫"等，都与太阳有关联。所以，张仲景以伤寒为基点，以"脉证"为依据，进行辨证用方。张仲景《伤寒杂病论》冠用"伤寒"，其意有三：一是当年"寒疫"流行，是以寒邪为基本特征，外感寒邪所导致的病证最为多见，寒为冬季主令，气候严寒与风、湿等，常相交合肆虐，人体最易伤于寒邪。春三月，本应春暖花开，但也有较长一段为春寒，秋季来临，也有一段凉燥之气，暑月天气炎热是之常气，但是反观现代人的生活，人为"自造"寒邪，贪凉饮冷亦可感受寒邪。二是因为寒为阴邪，最易伤人阳气。人禀阴阳二气生，《素问·生气通天论》云："凡阴阳之要，阳密乃固。"阴阳的主要关键，在于阳气致密而卫固于外，要使人体阴阳协调平衡，重点在于保持阳密，也就是人体自愈力的强大，则邪气不外淫，而精不内亡。寒邪犯表则直接伤及卫阳，寒邪直犯中焦，伤及中阳，寒凝下焦则伤真阳，所以，寒邪伤人既能导致外寒，也能导致内寒。所以，我们提出"寒为百病之首"。三是张仲景以风寒之邪侵入人体致病为切入点，由浅入深，由外及内，层层剖析，示人以最详尽的六个时空靶向坐标（六经）系统，以"脉证"为证据的中医辨证论治法则，并结合最有效的靶向方药，择时选药施治，乃助人体自愈力恢复节律功能。

1. 太阳时空靶向坐标系（太阳病）提纲证

太阳时空靶向坐标系（太阳病）的提纲证为"太阳之为病，脉浮，头项强痛而恶寒"（第1条），这就从生物节律方面概述了太阳时空靶向坐标系（太阳病）的基本特征。

太阳中风证和太阳伤寒证（太阳时空坐标下的子系统）都可见到"脉浮""头项强痛""恶寒"这三大主症。临床上见到这三大主症，即可认定为太阳时空靶向坐标系的太阳病。

"脉浮"是太阳时空坐标系太阳病的特征性脉象。

太阳（时空坐标）病位在三阳之表，风寒之邪侵入人体，首先侵犯肌表，此时，机体在病邪侵入时的防御反应较为剧烈。为抵抗外邪入侵，机体正气应激抗邪，卫外功能首当其冲，奋战抗邪，营血充盈，流速上浮，故脉象应指而浮。

"头项强痛"是太阳时空坐标太阳病的特征之一，头和颈项部在人体最上之处，经常暴露在外，属于上位表位，头为诸阳之会，是气血运行汇聚之所，最易感受风寒入侵。头部，特别是后头部连及颈项部，是卫阳行经聚盛之处，与病邪交争，脉络、津液壅阻不通，故出现"头项强痛"等，又如"背痛""腰痛""四肢骨节疼痛"等，也应认为是太阳时空坐标太阳病的临床表现。

关于"恶寒"，风寒外邪袭表，卫气津液（卫阳）趋表抗邪，正气盛，邪气实，不仅恶寒，还会发热，恶寒或恶风，都是因为风寒之邪袭表，卫阳被遏，不能正常温煦肌表而出现憎寒怕冷的症状。发热是因为正邪交争较剧烈，机体欲通过发热汗出的自我抗病机制而鼓邪外出，这就是机体生物节律"自愈力"律动自启的功能作用。所以，"恶寒"是外感表证的重要特征之一。关于"发热"，其在太阳中风和太阳伤寒证中多次出现，然而提纲证将"发热"省略未提，是因为"有一分恶寒，便有一分表证"，即三阳表证就应包括"发热"才是。

2. 太阳时空坐标系太阳病子系统中风证脉证并治

《伤寒论》第2条云："太阳病，发热，汗出，恶风，脉缓者，名为中风。"这条太阳中风证又叫太阳中风表虚证，其"脉证"是太阳时空坐标太阳病子系统中风证的一个重要证型。言"太阳病"，这就说明此证应包括太阳病提纲"脉浮，头项强痛而恶寒"的"脉证"。

平素体质比较虚弱的人遭受风邪侵袭时，卫气奋起抗邪，与外邪交争于腠理肌肉，就可出现发热、汗出、恶风、脉缓等一组症候群。

营为阴，卫为阳，营和卫在正常情况下，应当是营行脉中，卫行脉外，《素问·阴阳应象大论》云："阴在内阳之守也，阳在外阴之使也。"

卫阳奋战外邪，营血津液亦趋于表，但处于"荣弱"状态，以致营阴外泄，故而汗出。

汗出肌腠疏松，毛孔开放，风邪袭之，故有恶风之表现。

太阳时空坐标系太阳病子系统中风证的病机：卫强营弱，营卫不和。当解肌祛风，调和营卫，使用桂枝汤，"微似有汗"，以助卫气发表祛邪，邪风去，使卫阳之气与营血之气恢复自愈力节律的状态，邪去营卫和，以平为期。

3. 太阳时空坐标系太阳病子系统伤寒证脉证并治

《伤寒论》第3条云："太阳病，或已发热，或未发热，必恶寒，体痛，呕逆，脉阴阳俱紧者，名为伤寒。"

这条条文讲述了太阳时空坐标中太阳子系统又一大证型太阳伤寒证的主要"脉证"。开言之"太阳病"，即指有提纲证的"脉证"表现。"或已发热，或未发热"，这是太阳病初期常见的，因为太阳病是表阳证，只要是太阳病，终究是会出现发热症状的。

人体感受风寒之邪，主要是寒邪，寒主收引，束缚了皮肤肌表，毛窍闭塞，寒性凝滞，致使腠理致密不通，卫阳被郁遏而不能达表抗邪，营阴也被郁滞而壅遏卫阳发挥抗邪作用，营卫失于谐和。风寒之邪有轻重之分，风寒之邪较轻，发热就可能出现得早，即"或已发热"；寒邪较重时，卫阳被寒邪所束，发热出现就较迟，即"或未发热"。

"必恶寒"，是太阳病太阳伤寒的一个特有症状，风寒之邪外袭，卫阳本应温分肉、充皮肤以护卫体表，但因毛孔闭塞，营卫失调，卫阳被寒邪所束而不能达表固护温煦，则必然会出现恶寒。

"体痛"，太阳伤寒时，卫阳被寒邪所束，血气运行受阻，营阴也因寒性凝滞收引而郁滞不通，阳气不达，营卫皆受邪气郁遏，气血郁滞而不畅通，不通则痛，故见头项强痛，腰背及全身关节肌肉酸困疼痛。

"呕逆"，寒邪犯表，营卫受阻，表气郁滞可致里气不和，气机内外出入升降失常，向上冲逆，故见呕逆。

"脉阴阳俱紧"，阴阳在这里指脉的部位，"阴为关后，阳为关前"（《伤寒杂病论》）。脉紧主病为寒、为痛，寒主收引，寒邪在表，多为浮紧之脉。表寒闭遏卫阳，寒邪凝结气机，寒邪内闭阳气，故脉出现阴阳俱紧之象。

太阳时空坐标系太阳病子系统伤寒证病机，为风寒束表，卫阳被遏，营阴郁滞。证候特征是无汗，治则是透表发汗，散寒降逆，方用麻黄汤开表祛寒邪，麻黄得桂枝后发汗解表力更强，所以，麻黄汤为祛寒、开腠理的发汗峻剂，为治疗太阳时空坐标太阳伤寒表实证的主方。

4. 太阳时空坐标系讨论太阳病时，还要了解外感温热病

《伤寒论》第6条云："太阳病，发热而渴，不恶寒者，为温病。若发汗已，身灼热者，名风温。风温为病，脉阴阳俱浮，自汗出，身重，多眠睡，鼻息必鼾，语言难出。若被下者，小便不利，直视失溲；若被火者，微发黄色，剧则如惊痫，时瘛疭，若火熏之。一逆尚引日，再逆促命期。"

这条讲述外感温热病的辨证，张仲景常用太阳病泛指外感表证，温病不是太阳病中的一个类型，而是与太阳病一样，是外感表证的一个类型，与太阳中风和太阳伤寒一样，都属于外感病的范畴。张仲景放在此处讨论，是为了与太阳伤寒和太阳中风进行鉴别。

太阳病的证候特点是发热与恶寒或恶风并见，而温病的证候特点是发热,汗出而不恶寒,属于阳明外证的范畴,但又不是阳明病。温病的主症和病机特点是发热而渴,不恶寒,以耗伤卫气津液为主,严重者会入营血。须以清解立法,可用白虎汤类经方辨治。张仲景在太阳病篇特别提到温病,主要是提醒我们注意弄清这个特殊外感病的含义,切不可将温病当外感病,误用汗法等进行治疗,不然会出现"再逆促命期"。

(二)阳明时空坐标系阳明病"脉证并治"纲领集合系统

1. 阳明病提纲证

《伤寒论》第180条云:"阳明之为病,胃家实是也。"

这一条是阳明病的提纲,也是正阳阳明的主治。所谓正阳阳明,即《伤寒论》第179条所云:"正阳阳明者,胃家实是也。"

"胃家",泛指肠胃。《灵枢·本输》云:"大肠、小肠,皆属于胃。"古人将运化食物的整个系统称之为胃家。另外,阳明病又与奇恒之腑的"脑髓"有着密切关系。脑又名"髓海",居于头颅内。《素问·脉要精微论》云:"头者精明之府。"由脑髓汇聚而成。如《灵枢·海论》云:"脑为髓之海。"《素问·五脏生成》云:"诸髓者,皆属于脑。"李时珍在《本草纲目》中说:"脑为元神之府。"这些都说明脑是精髓和神明汇聚之所,阳明时空坐标系与阳明病——胃、肠紧密相连,相当于西医学的"肠与脑轴"之说。

《伤寒论》以"胃家实"作为提纲,高度概括了阳明病里热实证,既包括阳明实证,也包括阳明病的里热证,即阳明外证。

胃家实的"实",是阳明病提纲证的重点,由《素问·通评虚实论》"邪气盛则实"可知,这个"实"就是指邪实,即指胃家的邪热盛实,这个邪热盛实,既指有热而无积滞的无形实热,又指有热又有积滞的有形实热,但不论是无形实热还是有形实热,都会耗伤津液。

2. 阳明时空坐标系阳明病的腑实证脉证并治

感受外邪,或误治、失治,入于阳明,即可表现为肠胃证候,而形成阳明腑实证。

如《伤寒论》第212条云："伤寒，若吐若下后不解，不大便五六日，上至十余日，日晡所发潮热，不恶寒，独语如见鬼状。若剧者，发则不识人，循衣摸床，惕而不安，微喘直视，脉弦者生，涩者死。微者，但发热谵语者，大承气汤主之。若一服利，则止后服。"

《伤寒论》第213条云："阳明病，其人多汗，以津液外出，胃中燥，大便必硬，硬则谵语，小承气汤主之。若一服谵语止者，更莫复服。"

《伤寒论》第248条云："太阳病三日，发汗不解，蒸蒸发热者，属胃也，调胃承气汤主之。"

以上3条条文，概述了阳明时空坐标阳明病三承气汤主症主方与"日晡所发潮热"的生物节律关系，"独语如见鬼状""发则不识人""循衣摸床，惕而不安，微喘直视""发热谵语"等证候，都是阳明邪热盛，耗伤津液，神志昏迷，意识不清的一系列肠－脑轴的临床"脉证"。

3. 阳明时空坐标系，阳明病，三阳律动"脉证并治"

《伤寒论》将阳明时空坐标阳明病分为太阳阳明、正阳阳明和少阳阳明，寓意着太阳时空坐标、阳明时空坐标和少阳时空坐标之间是相互关联的，三阳之间相互律动而发生不同的病理节律，故产生不同的"脉证"。

正如《伤寒论》第179条所说："问曰：病有太阳阳明，有正阳阳明，有少阳阳明，何谓也？答曰：太阳阳明者，脾约是也；正阳阳明者，胃家实是也；少阳阳明者，发汗利小便已，胃中燥烦实，大便难是也。"

①"太阳阳明者，脾约是也"。《伤寒论》第247条云："趺阳脉浮而涩，浮则胃气强，涩则小便数，浮涩相搏，大便则硬，其脾为约，麻子仁丸主之。"明确指明胃热气盛，故趺阳脉浮；脾阴不足，则"小便短数"；肠胃燥热，故大便硬，名曰"其脾为约"，即用"麻子仁丸主之"。②"正阳阳明"，可见阳明腑实证。③"少阳阳明者，发汗利小便已，胃中燥烦实，大便难是也"。《伤寒论》第189条云："阳明中风，口苦咽干，腹满微喘，发热恶寒，脉浮而紧，若下之，则腹满小便难也。"《伤寒论》第190

条云："阳明病，若能食，名中风；不能食，名中寒。"以上阳明中风，笔者认为"口苦咽干"，即少阳主症，说明了少阳阳明大便难的病理机制。

4. 阳明时空坐标系，阳明病外证脉证并治

《伤寒论》第182条云："问曰：阳明病外证云何？答曰：身热，汗自出，不恶寒，反恶热也。"

阳明时空坐标阳明病的特征是里热实证，胃中干燥，大便难，但还有表现于机体外部的证候：身热。因为阳明为里热证，里热亢盛，内外充斥，故全身发热。汗出，阳明里热炽盛，热从里蒸腾于外，迫使体内津液以汗的形式外泄。阳明为里热阳证，只发热而不恶寒。反恶热，为里热充斥感觉怕热。由此可知，阳明外证病机为里热亢盛，内外充斥。

《伤寒论》第219条云："三阳合病，腹满身重，难以转侧，口不仁，面垢，谵语，遗尿。发汗则谵语，下之则额上生汗，手足逆冷。若自汗出者，白虎汤主之。"

《伤寒论》第26条云："服桂枝汤，大汗出后，大烦渴不解，脉洪大者，白虎加人参汤主之。"

《伤寒论》第176条云："伤寒，脉浮滑，此以表有热，里有寒，白虎汤主之。"

《伤寒论》第350条云："伤寒，脉滑而厥者，里有热，白虎汤主之。"

总之，从以上条文中可知，身热，自汗出，不恶寒，反恶热，渴欲饮水，喜凉饮，或表里俱热，大渴，舌上干燥而烦，欲饮水数升，舌质红，或红绛，舌苔黄腻，脉滑数，或洪大等主要脉证，即可用白虎汤或白虎加人参汤施治。

（三）少阳时空坐标系，少阳病半表半里"脉证并治"纲领集合系统

少阳时空坐标少阳病为半表半里阳证，病位在太阳阳明之间，太阳为表，阳明为里，少阳就是半表半里，其证属于"半在里半在外"的阳证

（第148条）。

1. 少阳时空坐标少阳病提纲证

《伤寒论》第263条云："少阳之为病，口苦，咽干，目眩也。"

口苦、咽干、目眩乃人体孔窍三症，仲景以之作为少阳时空坐标少阳病提纲，另有深意。

少阳既定位于半表半里，可能与"膜原"有着紧密的联系。何谓"膜原"？我们即可从《黄帝内经》"气街"理论独特的结构特征进行分析，人身的气街分为头、胸、腹、胫四段，纵横交错，是多层次的立体网络结构，将人体各部分组织有机地联系在一起。正如气街所指，头为脑髓之腔，有脑之膜；胸为胸之腔，有胸之膜、纵隔膜、横膈膜、心包膜、胁膜等；腹为腹之腔，有腹膜、下腹腔，还包括盆腔等。五脏六腑外层都有一层特殊结构的膜，对人体起到保护作用，中医概之为"三焦"，称之为"募原"或"膜原"。这些"膜原"在腔隙和孔窍间，所处位置即半表半里之间，邪气阻滞于此，三焦少阳枢机不利，气机不畅，心火不能正常下达，就会上炎而出现口苦；少阳郁热，阻于孔窍，灼伤津液，就会出现咽干；少阳气机不得流畅，病邪郁聚，上逆于头目清窍，就会出现头晕、目眩。所以，口苦、咽干、目眩孔窍三症，基本反映了少阳病病位、病性的特点，是少阳病辨证的关键点。

2. 少阳时空坐标系少阳病本证"脉证并治"

《伤寒论》第96条云："伤寒五六日，中风，往来寒热，胸胁苦满，嘿嘿不欲饮食，心烦喜呕，或胸中烦而不呕，或渴，或腹中痛，或胁下痞硬，或心下悸，小便不利，或不渴，身有微热，或咳者，小柴胡汤主之。"

"伤寒五六日，中风"，指出太阳伤寒或中风，已经五六天了还没有痊愈，病邪由表传入了半表半里。

"往来寒热，胸胁苦满，嘿嘿不欲饮食，心烦喜呕"，人们通常称之为少阳病（柴胡证）四大主要"脉证"。

"往来寒热"，因为邪在半表半里这个病位。邪气盛时，要入于里，内里正气要奋起抗邪,就会出现发热。正气拒邪于表时,就会出现类似于太阳病表证那样的恶寒症状。所以,病邪在表里之间,正邪交争,或邪胜,或正胜,这样一来,寒热就会交替出现,呈休作有时的状态,这就是少阳病出现寒热往来的基本特征。

"胸胁苦满",是邪郁胸胁的证候特征。胸胁包括胸腹腔间、心下、胃上的腹部,以及胁下两侧,这些部位都是半表半里之处,上近上焦,下近中焦,外接近表,内接近里。邪气阻滞,气机必然枢转不利,故表现为胸胁苦满、闷胀不适的症状。

"嘿嘿不欲饮食",是因为邪郁胸腹,胸腹不适,心情不舒,神情漠然,不多言语,虽有饿感,但不欲食。

"心烦喜呕",是因为热邪郁于胸胁及心下胃部,枢机不利,上焦不得通,津液不得下,胃气不和,所以,热势上行,就会出现干呕或呕吐;心火不下而上炎,就会出现心烦。

另外,"或胸中烦而呕,或渴,或腹中痛,或胁下痞硬,或心下悸,小便不利,或不渴,身有微热,或咳者",通常称为柴胡汤证七个或然症,可以说是少阳病的兼症。

由于少阳病病位在半表半里之间,病势不定,病邪易于转变,病证易于兼夹,故出现多个或然症。少阳为三阳之枢机,通过枢机来调节太阳、阳明之开阖,使人体气机升降出入达到平衡状态。所以,张仲景根据少阳时空坐标、少阳提纲证和四大主症为主的"脉证",给出以小柴胡汤为主的辨证论治方案。

小柴胡汤是和解少阳枢机的基本方剂,具有扶正祛邪的功效,能助自愈力祛邪,疏利三焦,通达上下,宣通内外,和畅气机,致使少阳时空坐标少阳生物节律疏达正常。小柴胡汤的生物节律机制,正如《伤寒论》第230条所说:"上焦得通,津液得下,胃气因和,身濈然汗出而解。"

3. 少阳时空坐标系少阳病本证的发病原因和病机

少阳时空坐标系少阳病本证的发病原因和病机,正如《伤寒论》第97

条所说:"血弱气尽,腠理开,邪气因入,与正气相搏,结于胁下。正邪分争,往来寒热,休作有时,嘿嘿不欲饮食,脏腑相连,其痛必下,邪高痛下,故使呕也。小柴胡汤主之。服柴胡汤已,渴者,属阳明,以法治之。"

"血弱,气尽",指营卫俱虚,腠理疏松,邪气因乘虚入内,处于半表半里之位,正邪交争搏结,相互结聚胁下。正进邪退则恶寒,正弱邪胜则发热,所以,往来寒热,休作有时,交替出现。邪热郁于胸腹之间,胸腹不适,神情漠然,虽饿但不欲食。"脏腑相连,其痛必下,邪高痛下,故使呕也",脏腑之间,即指三焦内的诸多脏腑,如心脏、肝胆、脾胃、大小肠、肾等,这些脏腑都是以"膜"相连的,生理病理节律反应也是通过"气街"这个网络通道相互联系起来的,这就是所谓的脏腑相连。少阳通连三焦,位置偏上,称其"邪高",少阳受邪,中焦多受影响,因为中焦之气要祛上以抗邪,下焦的寒水就会乘虚上逆,导致呕吐和腹中痛,这就是"其痛必下"。《伤寒论》第97条详细阐述了少阳时空坐标系少阳病本证发病原因和病机,并指出以小柴胡汤主之的循证优选方案,也说明了"膜原"在少阳三焦生理病理节律中的重要作用。

4. 少阳时空坐标系少阳病主症辨治法则

《伤寒论》第101条云:"伤寒中风,有柴胡证,但见一证便是,不必悉具。"

这一条说的意思是,无论伤寒证还是中风证,只要见到柴胡证(孔窍三症:口苦、咽干、目眩;四大主症:往来寒热、胸胁苦满、嘿嘿不欲饮食、心烦喜呕),有一症便可辨为应用小柴胡汤的依据,不必证候都具备,这就是仲景"抓主症,用是方"辨证论治的优点。

对于这一条,不少医家的认识理解不同,观点各异,解释不一,但是这一条非常重要,如果理解不清,就难以明辨柴胡证,难以用好柴胡证。

这段说前提条件是"伤寒中风",主要是针对太阳伤寒或者中风传入少阳,因为太阳伤寒或太阳中风传入少阳的最为多见,故仲景将柴胡证放入太阳病篇进行讨论。主要是指少阳病与其他经病合病或并病时,"有柴胡证，但见一证便是"。也就是说，在辨证时见到柴胡四大主症之一，再加上提纲孔窍三症之一，便可合成一"证"，即可应用小柴胡汤辨证论治。

《伤寒论》第37条云："太阳病，十日以去，脉浮细而嗜卧者，外已解也。设胸满胁痛者，与小柴胡汤；脉但浮者，与麻黄汤。"说明太阳病日久，见到"胸满胁痛"一证，就可辨知病邪已由太阳传入少阳，就可使用小柴胡汤进行治疗。

《伤寒论》第99条云："伤寒四五日，身热恶风，颈项强，胁下满，手足温而渴者，小柴胡汤主之。"这是三阳合病，见到一症"胁下满"，即可以辨知邪偏重于少阳，可使用小柴胡汤治疗。

《伤寒论》第149条云："伤寒五六日，呕而发热者，柴胡汤证具，而以他药下之，柴胡证仍在者，复与柴胡汤。"

《伤寒论》第379条云："呕而发热者，小柴胡汤主之。"这些都指出病证在太阳，经过五六日，邪气有内传之机，出现了"呕而发热"这一个小柴胡汤的应用指征时，就可确定邪已传少阳，可以用小柴胡汤辨证论治。

"伤寒中风，有柴胡证，但见一证便是，不必悉具"，不仅明确指出了小柴胡汤的主症法则，而且是少阳病主症辨治法则，也可以说是"抓主症，用是方"的方法。

5. 少阳时空坐标系少阳病中风证

《伤寒论》第264条云："少阳中风，两耳无所闻，目赤，胸中满而烦，不可吐下，吐下则悸而惊。"

"两耳无所闻，目赤，胸中满而烦"，耳鸣、耳聋、耳闷胀，眼睛红赤，胸胁满，心烦，是因为病邪阻于孔窍腔隙和胸腹空间膜原，也就是少阳半表半里的病位，中、上焦枢机不利，气机不畅，少阳郁热较重而致。病邪偏于表就是少阳中风，偏于里就是少阳本证，少阳中风应理解为少阳表证。

少阳中风证主要脉证为"两耳无所闻，目赤，胸中满而烦"，而既然冠以少阳病，就要具备少阳病提纲孔窍三症——口苦、咽干、目眩。

除此之外，少阳中风还要与太阳中风进行鉴别。

《伤寒论》第99条云："伤寒四五日，身热恶风，颈项强，胁下满，手足温而渴者，小柴胡汤主之。"

《伤寒论》第144条云："妇人中风，七八日续得寒热，发作有时，经水适断者，此为热入血室，其血必结，故使如疟状，发作有时，小柴胡汤主之。"该条文明确指出，妇人经期前后，外感风寒，自愈力下降，续得寒热发作有时，可知邪入少阳之位，小柴胡汤主之。

《伤寒论》第265条云："伤寒，脉弦细，头痛发热者，属少阳。"头痛发热为太阳中风，从属少阳。

《伤寒论》第379条云："呕而发热者，小柴胡汤主之。"呕而发热太阳中风也可见到，但"呕"多见于少阳证。

总之，"身热恶风""续得寒热""头痛发热""呕而发热"是少阳中风证"脉证"的特征表现。

（四）太阴时空坐标系太阴病"脉证并治"纲领集合系统

1. 太阴时空坐标系太阴病提纲"脉证"

太阴时空坐标系太阴病提纲"脉证"为"太阴之为病，腹满而吐，食不下，自利益甚，时腹自痛。若下之，必胸下结硬"（第273条）。

太阴病病变在三阴的最里层，为大虚大寒之证。太阴病为里虚寒水饮盛。阳明为腑，太阴为脏，皆是位于胸腹腔部的内脏。太阴病里证的病位亦包含三焦，重点是中焦，中焦是人身胃气的发源地，脾胃相连，腐熟水谷，运化精微，以奉生身。正如《伤寒论》第398条所言："脾胃气尚弱，不能消谷，故令微烦，损谷则愈。"

《伤寒论》第280条云："太阴为病，脉弱，其人续自便利，设当行大黄、芍药者，宜减之，以其人胃气弱，易动故也。"脉弱是太阴病的主脉，太阴病脉弱。自下利不止，即"自利益甚"原因在于胃气弱，故不能用大黄、芍药，否则会加重脾胃虚弱。

太阴病里阳虚衰，阴寒内盛，气血水饮与阴寒互结于下焦则腹胀满，寒湿水饮内停不化，浊阴上逆于上焦则呕吐；里虚寒盛，中焦水饮不化，运化失常，则食不下；寒湿水饮下注则下利；寒为阴邪，其性收引拘急，寒饮凝聚，气滞不通，故时腹自痛。

太阴病病机为里虚寒饮（湿）盛，治法当以温里散寒化饮为主。

2. 太阴时空坐标系太阴病本证论治

《伤寒论》第277条云："自利不渴者，属太阴，以其脏有寒故也。当温之，宜服四逆辈。"

太阴病里虚寒，水饮湿盛，不能化气为津液，寒湿水饮下注则下利。

三阳病的下利多有口渴，是热盛伤津之故。太阴病的下利没有口渴，原因是脏有寒。由此可以得出一个辨证要点：下利而不渴，就属于太阴病。

太阴病病机为里虚寒水饮（湿）盛，其本证以中焦虚寒饮盛为主，所以，以四逆辈温阳理中、温化水饮的原则和方药治疗。

四逆辈应当是以附子、干姜为主药，包括四逆汤、通脉四逆汤、干姜附子汤、理中丸或理中汤等诸多温阳化饮的方剂。

3. 太阴时空坐标系太阴中风证，宜用桂枝汤

《伤寒论》第274条云："太阴中风，四肢烦疼，阳微阴涩而长者，为欲愈。"

太阴病主要是里证虚寒饮盛，但也有外证，那就是太阴中风证，太阴寒饮又复感外邪之证。太阴里虚寒盛，水饮不化，感风邪后，风为阳邪，又燥伤津液，四肢不得津液滋养，就会出现四肢烦疼。"阳微阴涩而长者"，说明有胃气，显示人体生物节律自愈力和自我修复能力正在恢复，向痊愈方面进展。

《伤寒论》第276条云："太阴病，脉浮者，可发汗，宜桂枝汤。"太阴之脉本弱，今脉不弱而浮，即太阴病外感风邪，证候与桂枝汤相似，太阴中风可以用桂枝汤微发汗，使邪从汗解而愈。

4. 太阴时空坐标系太阴寒饮辨三焦

（1）太阴虚寒水饮逆犯上焦

《伤寒论》第378条云："干呕，吐涎沫，头痛者，吴茱萸汤主之。"

这是因为太阴虚寒水饮太盛，上逆于上焦，而出现干呕，吐涎沫，上扰清阳则头痛，还会出现头晕等证候。温中降逆，化饮解表里，故用吴茱萸汤主之。

《伤寒论》第67条云："伤寒，若吐若下后，心下逆满，气上冲胸，起则头眩，脉沉紧，发汗则动经，身为振振摇者，茯苓桂枝白术甘草汤主之。"

《金匮要略·痰饮咳嗽病脉证并治》曰："心下有痰饮，胸胁支满目眩，苓桂术甘汤主之。"

这就是说，苓桂术甘汤能治疗因太阳虚寒水饮上逆于上焦而出现头晕目眩、胸满闷的证候。苓桂术甘汤证虽治上焦虚寒水饮之证，但虚寒的程度不及吴茱萸汤表里皆治，而内有久寒者疗效最好。

（2）太阴时空坐标系太阴虚寒水饮犯中焦

《伤寒论》第386条云："霍乱，头痛，发热，身疼痛，热多欲饮水者，五苓散主之；寒多不用水者，理中丸主之。"条文中的"寒多不用水"，即是指里虚寒较重，中焦阳虚，寒湿内阻，下利较重而寒多不渴。太阴寒湿水饮留滞于中焦，出现"胸腹胀满，或腹痛，或腹部喜温喜按，食不下，不利"等证候，这就可用理中丸（汤）治疗。在辨证施治中灵活应用，也可使用附子理中丸和桂附理中丸等。

（3）太阴虚寒，水饮在下焦

《伤寒论》第159条云："伤寒，服汤药，下利不止，心下痞硬。服泻心汤已，复以他药下之，利不止，医以理中与之，利益甚。理中者，理中焦，此利在下焦，赤石脂禹余粮汤主之。复不止者，当利其小便。"这条说的是太阳伤寒证误下而致太阴寒湿水饮下注于下焦，出现利下不止、腹胀满等证候。反复误下，伤及下焦之气，导致下元不固，统摄无权，阳气欲脱。虽然理中丸（汤）是治疗虚寒水饮的处方，但主要是治疗中焦虚寒水饮之证，而这是下焦不固之证，用理中丸（汤）已经不能起到作用了，所以，要用赤石脂禹余粮汤固摄下焦，收涩、止泻、固脱。

由此可见，仲景辨证论治，条理分明，抓主症，切病机，施方用药严谨，即同是太阴病，也要辨证思维，全面分析，丝丝入扣。

（五）少阴时空坐标少阴病"脉证并治"纲领集合系统

1. 少阴时空坐标少阴病提纲"脉证"

《伤寒论》第281条云："少阴之为病，脉微细，但欲寐也。"

这一条就是少阴时空坐标少阴病提纲脉证。少阴为三阴之表，为表阴证，即是一种表虚寒证。而三阴病都有虚寒的病机，所以，少阴病也有里阴寒证的一面。下焦的真阳和上焦的心阳也属于表阴，为少阴病的范畴。因为心为上焦之阴位，为表中之里；真阳位于下焦，根于里阴为体，系阴中之表，所以，居于三阴之表。

少阴真阳是机体的根本，正如医家胡希恕先生所说："少阴病气虚血少，为病根。"人体气血靠阳气的温煦和推动，真阳虚损，气血虚寒，机体各部位的功能整体衰弱，心阳也无力鼓动血脉而营养心脑（腔），即如胡希恕先生所言："营养失调，大脑皮层就不能自持的现象。"没有精神了，就会出现"脉微细，但欲寐"的证候。

"脉微细"就是因为机体虚寒沉衰，脉象就虚弱而收引，跳动无力，呈微细状，或微浮细，或沉迟无力。

"但欲寐"，就是心、脑不得气血的温煦濡养，精神疲乏困顿，闭目不想睁眼，头脑昏沉，想睡又睡不着，或嗜睡。

少阴伤寒证、少阴中风证和少阴病本证都有这个提纲证，所以，判断少阴病，就必须有这个提纲"脉证。"

2. 少阴时空坐标少阴病本证（里虚寒证）

《伤寒论》第282条云："少阴病，欲吐不吐，心烦，但欲寐，五六日自利而渴者，属少阴也，虚故引水自救，若小便色白者，少阴病形悉具。小便白者，以下焦虚有寒，不能制水，故令色白也。"

这一条就是少阴病本证的主要"脉证"，也就是说少阴真阳不足，虚寒水饮不化所致的一系列证候。少阴病里虚寒证，既然冠以少阴病，就必须具备少阴病提纲证，即"脉微细，但欲寐"。

"欲吐不吐"是真阳虚损，寒饮不化而内停，上逆就会出现想吐又无物吐出的难受症状。

"心烦，但欲寐"，阳虚水盛，水气凌心，则心悸烦乱。寒饮不化津液，心神不能濡养，则出现少阴病特有的"但欲寐"证候。

"五六日自利而渴者"，是病变传入太阴，但只是单纯的自利，是少阴太阴合病，以少阴为主。

"渴者"是因为真阳虚损较重，水饮不化津液，津液亏虚而口渴。所以，说"虚故引水自救"，就是机体生物节律发出自我修复的信号。

"小便白"，尿多，是因为真阳不足，里有虚寒，不能制约水液，致使尿白而清长。

如果不渴，就说明是疾病大部分传入太阴了，如《伤寒论》第 277 条云："自利不渴者，属太阴，以其脏有寒故也。当温之，宜服四逆辈。"太阴病寒饮内停于中焦，脏有寒而无热，所以，虽下利而不渴。少阴病里虚寒证的病机与太阴病病机基本相同，所以，治疗也是四逆类方药温里阳，化寒饮。

3. 少阴时空坐标少阴病中风证

《伤寒论》第 290 条云："少阴中风，脉阳微阴浮者，为欲愈。"这一条仲景以脉诊判断少阴中风自愈力恢复向愈。什么才是少阴中风证？《伤寒论》第 20 条云："太阳病，发汗，遂漏不止，其人恶风，小便难，四肢微急，难以屈伸者，桂枝加附子汤主之。"这一条说的就是少阴中风证。

太阳病，发汗不如法，发汗太过，导致表虚寒证而卫阳不固，津液亏损，肢体筋脉失养，就会出现四肢拘急，难以屈伸，汗漏不止，津液不足,小便难,所以,会恶风畏寒。

少阴中风证的对症治疗,要用桂枝加附子汤温阳解表固表,调和营卫。医家胡希恕先生亦持此观点。

胡希恕先生把少阴病列为表证,这是一个比较独特的临床学术观点,非常契合《伤寒论》少阴病理法深意,经过胡老先生的详尽解读和临床应用,证实这个观点是非常符合临床实际的。

太阳病病位在三阳之表,是在表的阳证,即表阳证,而少阴病病位在三阴之表,是在表的阴证,即表阴证。

少阴病比较特殊,既然属于三阴,三阴在里,都有虚寒的特征,那么少阴病不仅有在表的阴证,也有在里的阴证,即里虚寒证,而这个表里皆虚寒的特征都体现于少阴病为表阴证的病位上。

4. 少阴时空坐标少阴病伤寒证辨证论治

(1)《伤寒论》第301条云:"少阴病,始得之,反发热,脉沉者,麻黄细辛附子汤主之。"

既冠以"少阴病",就一定要有少阴病提纲"脉微细,但欲寐"之脉证。

"始得之,反发热",表阴证应当是只要恶寒而不发热的,不发热是少阴病本来应当具备的特征,因为《伤寒论》第7条云:"病有发热恶寒者,发于阳也;无热恶寒者,发于阴也。"少阴伤寒证,病发于阴,应当以不发热为其常,即使是发热,也是很短暂的,很快就会发生变化。

"反发热",是说刚刚得了少阴表寒证,属于新病,表邪比较明显,卫气郁而发热,是常中之变。

少阴病是表虚寒,机体卫气还有一定抗邪能力,所以,发病之时会出现发热的症状,因为少阴病整体功能较弱,这个发热也不是太高,主要是以畏寒怕冷为重,甚至四肢发凉。

"脉沉",这对辨识少阴病是非常重要的。少阴病为表阴证,虽为三阴之表,但三阴是属于里的,所以,"脉沉"是与太阳病"脉浮"相对而言。

《金匮要略·水气病脉证并治》云："脉得诸沉，当责有水。"所以，还提示少阴病伤寒证也存在有表里的寒饮。所以，少阴伤寒证要使用麻黄细辛附子汤，温里解表兼以逐饮，以助机体自愈力的恢复。

（2）《伤寒论》第302条云："少阴病，得之二三日，麻黄附子甘草汤微发汗。以二三日无证，故微发汗也。"

这一条说的是少阴伤寒证，是少阴伤寒的轻证。与麻黄细辛附子汤相比为轻，得少阴伤寒已经二三天了，病情没有向里传变。"无证"就是说没有里证，病位还在少阴表位，这时可以用麻黄附子甘草汤微发汗以扶阳解表。

（六）厥阴时空坐标厥阴病"脉证并治"纲领集合系统

1. 厥阴时空坐标厥阴病提纲证

《伤寒论》第326条云："厥阴之为病，消渴，气上撞心，心中疼热，饥而不欲食，食则吐蛔，下之，利不止。"

"消渴"是燥热伤津，口渴较重，欲多饮水自救，所以出现消渴。

"气上撞心，心中疼热"，是上热下寒，上焦热重，下焦虚寒，水饮不化津液，津液不足，所以出现"心中疼热"。下焦虚寒，水饮较多，乘虚上冲，与上焦热邪互结，所以气上撞心，心中疼热，这就是寒热错杂的痞证病机。

"饥而不欲食"，是中焦有虚寒水饮与热互结，寒热错杂，因有热，故有饥饿感，但有寒饮则消化能力差，所以知道饥饿，还不想吃饭。

"食则吐蛔"，如果强硬食之，则会使胃气弱而难以消化，中焦更虚，寒饮加重而上逆，就会出现呕吐，有蛔则吐，无蛔则呕吐。这是让我们学会理解病机，说明胃气虚寒，寒气水饮重而上逆。

"下之，利不止"，虚寒水饮证本应下利，但这个属于寒热错杂的病证，如果辨证不仔细，误以为心中疼热的证候出现就是实证，而误用下法，则更伤胃气，导致严重的下利不止。

厥阴就是六个靶向时空坐标的最后阶段，病入厥阴，易致阴阳失调，因为厥阴为两阴交尽的状态。《素问·至真要大论》云："帝曰：厥阴何也？岐伯曰：两阴交尽也。"两阴就是太阴和少阴，太阴和少阴两阴交尽了，就要去与阳气相接了，阴尽阳生，所以，厥阴可以沟通阴阳，有阴尽阳生、极而胜复的特征，也就是阴阳胜复的状态。

厥就是阴阳不和，厥的证候特征就是手足逆冷。正如《伤寒论》第337条云："凡厥者，阴阳气不相顺接，便为厥。厥者，手足逆冷者是也。"即明确说明了"厥"的病机为阴阳气不相顺接，阴阳营血不能正常运行，不能通达四肢，发生手足逆冷的特征，寒盛至极，就叫寒厥。如热盛至极而热深伏于内，阳气被遏，不能通达四肢，而发生手足逆冷的情况，就叫热厥。

"厥"往往见于危重患者，相当于西医学的机体循环功能急剧减退，组织器官微循环血液流量灌注严重不足，就会出现手足逆冷。慢性病和疑难病、危重症，厥阴病者多见。

厥阴病是三阴的半表半里病，病位在三阴之半表半里，病性（疾病性质）属于阴（半寒热，寒热错杂），病态（病理状态）属于半虚半实，为半表半里阴证。

厥阴病的证候特点是寒热错杂，厥热胜复。

厥阴病的病机：三阴虚寒，虚实交杂，寒热错杂，阴阳气不相顺接。

厥阴病的治则是温清并用。

2. 厥阴时空坐标厥阴病本证论治

《伤寒论》第338条云："伤寒，脉微而厥，至七八日肤冷，其人躁无暂安时者，此为脏厥，非蛔厥也。蛔厥者，其人当吐蛔。今病者静，而复时烦者，此为脏寒。蛔上入其膈，故烦，须臾复止；得食而呕，又烦者，蛔闻食臭出，其人常自吐蛔。蛔厥者，乌梅丸主之。又主久利。"这一条详细论述了厥阴病本证的证治。

这段话明确指出了脏厥的三个症状：脉微而厥、肤冷和躁无暂安。

伤寒脉微,应当是少阴病脉象,少阴病涉及真阳不足的状态。真阳虚衰则脉微;阴寒盛,阳气不能敷布四肢,则手足凉。而到了七八天时,不仅手足发凉,而且因阴衰不能敷布周身,而出现全身皮肤都发冷畏寒,这比四肢厥冷更严重,并且出现躁乱不宁而没有安静的时候,这就出现了危重症"脏厥",即真阳虚衰,阴寒极盛而四肢厥冷、阳气欲脱之证。

《伤寒论》第298条云:"少阴病,四逆,恶寒而身蜷,脉不至,不烦而躁者,死。"凡是见到但躁不烦而不安宁,就是到了阴盛格阳外越、孤阳无依的地步,属于病情危重,多为纯阴无阳的危候。

上述脉证,反映了脏厥的病机为虚寒极盛,阴盛格阳,真阳将绝,脏厥的治疗,就要速予通脉四逆汤来破阴回阳,通达内外。

《伤寒论》第338条云:"蛔厥者,其人当吐蛔。今病者静,而复时烦者,此为脏寒。"这段话简明扼要地指出了蛔厥与脏厥的鉴别要点。

"蛔厥者,乌梅丸主之。又主久利",指出了蛔厥证可用乌梅丸主之,并且可以治疗寒热错杂的久利之证。

我们把乌梅丸拆解分析,可以看出乌梅丸方中暗含《伤寒论》中5个经方的方药及方义:①四逆汤(干姜、附子)。②大建中汤(蜀椒、人参、干姜)。③当归四逆汤(细辛、桂枝、当归)。④黄连汤(黄连、桂枝、干姜、人参)。⑤干姜芩连人参汤(干姜、黄连、人参)。乌梅丸寒热并用,有温阳通脉、清上温下、清热除烦、燥湿止利、化饮降逆、益气补津等诸多功效,寒热表里气血同治和通治,是治疗厥阴病本证的代表方剂。

临床运用乌梅丸,要谨守阴阳不通、寒热错杂的病机,放宽思路,凡正虚邪亦不盛,上热下寒,寒热错杂,虚实互见,寒饮气机上逆之证者,都可用乌梅丸来辨治。

3. 厥阴时空坐标厥阴病中风证脉证并治

《伤寒论》第327条云:"厥阴中风,脉微浮为欲愈,不浮为未愈。"这一条指出厥阴中风的概念,厥阴中风为半表半里的阴证,脉应当是以沉细弱或沉弦为主,脉一旦见到微浮,就说明正胜而邪退,病由阴而出阳了,阳气趋于来复要好了，如果没有出现微浮，说明病还未愈。

《伤寒论》第147条云："伤寒五六日，已发汗而复下之，胸胁满微结，小便不利，渴而不呕，但头汗出，往来寒热，心烦者，此为未解也，柴胡桂枝干姜汤主之。"这一条就是厥阴中风的典型脉证。

《金匮要略·疟病脉证并治》中说："柴胡桂姜汤（即柴胡桂枝干姜汤）治疟寒多微有热，或但寒不热。"也是厥阴中风证。

伤寒五六日，是由表传入半表半里的时候，经汗出，又用下法，这种误治后不仅表不解，而且邪热内陷于少阳、阳明，汗后泻下，耗损津液，又伤里气，里有太阴寒水，是寒热错杂的厥阴病。

汗下之后，表邪内陷中上焦少阳病位，不仅可见往来寒热、胸胁苦满、心烦等半表半里的证候，还因少阳、阳明、太阴寒饮与热互结，有欲实之邪微结于胸胁的胸胁满微结之证，但不像阳明水热与瘀血痰水互结胸腹所致的结胸证，二者应区而别之。

柴胡桂枝干姜汤证是少阳、太阳、太阴合病证，病机为枢机不利，表里不和，阴阳不通，水热微结，中虚津亏，寒热错杂。全方具有调和枢机、解表通里、温中散结、清热养阴、降逆除满等多重功效，所以，这个方子临床应用非常广泛，疗效确切。医家刘渡舟教授将此方病机概括为"胆热脾寒"，比较切合临床实际。

4. 厥阴时空坐标厥阴病寒热错杂痞证用泻心

《伤寒论》第149条云："但满而不痛者，此为痞。"《伤寒论》第154条云："心下痞，按之濡。"

痞证，即指患者自觉心下窒塞胀闷不舒，但按之柔软而不痛。"痞"是气机互结阻滞不通之意，中医之痞证多指胸腹间满闷结滞、气机阻塞不疏的证候。

痞证多属于厥阴病的范畴，《伤寒论》的半夏泻心汤、生姜泻心汤、黄连汤、旋覆代赭汤等，都属于治疗寒热错杂厥阴痞证的临床用方。当然，痞证也有主症属于阳明病、太阳病范畴的可能，如大黄黄连泻心汤证等。

  综上所述,我们从流行病学始于《伤寒杂病论》,通过大量临床案例总结分析,并经过流行病学统计,获取的"脉证"来源于临床实践,具有真实可靠的价值。仲景以"脉证"为临床证据来反映人体疾病生物节律规律的本质,立太阳、阳明、少阳、太阴、少阴、厥阴六个时空靶向坐标为提纲的六个集合症候群,而每个时空坐标症候群的病证还有本证、中风、类证等子系统的病证,确实起到了纲举目张的作用,提纲很重要,抓住了提纲,就抓住了疾病的根本,因为诸多疾病的本质都不出这六个时空坐标的纲要,所以,"脉证"是最佳的临床证据。早在1800多年前,医圣张仲景著《伤寒杂病论》,最早以"脉证"为特征,应用于临床辨证论治,为我国中医临床循证医学开创了新的纪元,也为全世界医学界树立了循证医学之楷模。

下篇
《伤寒杂病论》的生物节律思想

第十一章 《伤寒杂病论》组方用药的生物节律性特征

《伤寒杂病论》不仅是对疾病治疗的真实记载和生物节律规律的总结，也是对方剂、中药靶向疗效的肯定，其中所用绝大多数中药就是《神农本草经》中所记载的；方剂来源的组成中不仅保留了一部分失传古籍，如《汤液经法》中的汤方之精华，而且创制了不少疗效确凿的名方。所以，《伤寒杂病论》与《神农本草经》和《汤液经法》堪称古代医学的"三驾马车"。

《伤寒杂病论》中经方配伍特点、剂型的确立、毒性药物的运用及服药时间等，基本上都是依据《神农本草经》中所论述的药物分类、四气五味及主治特色。对《神农本草经》所载药物的具体运用上不仅有继承，而且多有创新和发挥，如对桂枝、芍药、甘草、附子、半夏、大黄、人参等药物功效的继承和拓展应用等，使之更切合临床实际。毛进军认为，《神农本草经》的最大特点就是文字简洁古朴，主治简约直观，对于每一种药物的性味、功能、主治及配伍等，直接点出作用靶点，针对性很强，没有一丝的浮华和玄奥。

仅有中药还不行，一味中药势单力薄，虽然也有单味药治病的记载，但那是单方，很难有普遍的治疗意义。因为人体是一个复杂的"天人相应"的有机整体，治病还要依据中药药物特有的性味、主治功能，合理组成方剂才行，而最为合理的组方，就是经方。尤其是天然中药独具的自身"天人相应"的生物节律特性，对人体生理病理节律的调节起着十分重要的作用，这是一个值得探讨和研究的问题。

《汤液经法》主要论及方剂组方和用药法度，只可惜原书已经失传了。好在医圣张仲景见到过此书，被书中汤方的严谨配伍和神奇的疗效所折服，从而意识到这其中的不少汤方有解救世人病痛疾苦的价值，便在撰写《伤寒杂病论》时，将部分处方收录其中，并融于六个时空坐标生理病理节律的方证系统之中。历代医家和学者都认为，《汤液经法》是《伤寒杂病论》经方的源头。著名经方临床家胡希恕先生也据此认为，《汤液经法》是《伤寒杂病论》的蓝本，为传承和弘扬中医事业作出了重要贡献。

第一节 中药生物活性的自然生物节律

中药的应用源远流长，曾有人说过："有了人类，便有了人类的医药活动。"的确，医药活动是人类最早的生活实践。从"神农尝百草，一日而遇七十毒"（《史记·补帝王本纪》）的现象，到《神农本草经》问世，漫长的历史沿革，说明了我国最早中药学形成的专著是真实可靠的，为中药学的学科建立并奠定了坚实的基础。再到明代李时珍的《本草纲目》，中药的采备和积累已经不断扩大，至今已达3000种以上，这些中药除矿物质药物外，大部分是具有生命力的生物类，包括植物类和动物类，但它们有一个共同的生物活性的自然生物节律特性。

一、气化决定着中药的性味

《素问·天元纪大论》云："太虚寥廓，肇基化元，万物资始。"即天、地、生（生物）、人宇宙全息统一论，万物资始是大自然天地气化对物候产生着密切影响，物化对人、动物和植物必然形成自然（天然）的生物节律。

由于我国很多地方地处温带，适合天然植物的生长，且中国幅员辽阔，气候兼备寒热温凉，又地势复杂，风、寒、暑、湿、燥、火六气俱全，因此，各种各样的植物应有尽有，为我国的中药材资源提供了丰厚的基础。

中药的要害一是讲究"气"（即性），二是在于"味"，因为药物是由气味组成的，其气味是由大自然气化所产生的，也即天地气化所禀赋的。

气化决定着中药的性味，所谓"得天地之精华""质地而异"等，中药的"气"包括寒、热、温、凉四性，"味"指酸、苦、甘、辛、咸五味。

《素问·六元正纪大论》所说："厥阴所至为生化，少阴所至为荣化，太阴所至为濡化，少阳所至为茂化，阳明所至为坚化，太阳所至为藏化。布政之常也。"说明生物的生、长、化、收、藏都是自然界风化、热化、火化、湿化、燥化、寒化的结果。中药亦是如此，而产生寒、热、温、凉四性和酸苦甘辛咸五味。所谓"在天为气，在地成形，形气相感而化生万物"（《素问·天元纪大论》）。

二、"药有阴阳"是中药生物节律的基本特性

"药有阴阳"其义甚广，《神农本草经》对《黄帝内经》这一理论予以践行。若仅从植物药与矿物药分阴阳，矿物药质地沉重而至降属性为阴，植物药质地轻清而为阳。若就植物而言，凡药用其花其叶其枝者多属阳，若用其根其干者多为阴。如若对药物的深层内涵分阴阳，则"阳为气，阴为味……阴味出下窍，阳气出上窍。味厚者为阴，薄为阴中之阳，气厚者为阳，薄为阳中之阴。味厚则泄，薄则通；气薄则发泄，厚则发热"。《素问·阴阳应象大论》又说："气味辛甘发散为阳，酸苦涌泄为阴。"

四气又称"四性"，中药药物之寒、热、温、凉是也，四气之中又有阴阳属性之分，具有温热之性者为阳，具有寒凉之性者属阴。药味之中亦再分阴阳，辛甘之味者为阳，酸苦咸者属阴，五味之外又有淡味属阳，涩味属阴。就中药药物自然的生物节律在与人体内生物节律的作用趋向而

言，有的中药能升提，如《神农本草经》所载有的药物能治下气，治正虚之头晕、目眩等，其药皆有升提、举陷之作用。有的药物能治疗气逆、奔豚、喘、水肿、大小便不利等，说明这类药物具有降逆、下行之功效。有的药物治疗伤风感寒之身痛、疹痒、无汗者，提示此类药物有向外、向表发散之功效。有的药物能治疗多汗、少气等，提示此类药有内敛的功效。后世将其归纳为"升降浮沉"，这一作用趋向性也可分为阴阳，凡药物具有升、浮作用趋向者为阳，具有沉降作用趋向者为阴。此外，凡属花、叶、细枝之药者属阳（但亦有特殊者，如旋覆花虽属阳，其功能却主降而不升）。凡属植物药之根、干者属阴。凡此种种，皆属于经文所言"药有阴阳"之意及其临床意义，亦说明了药有阴阳，是中药生物节律的基本特性。

三、"四气五味"是中药别具特色的生物节律效应

"四气"是指中药药物有寒、热、温、凉之性的生物节律效应。

"五味"是指中药药物有酸、苦、甘、辛、咸之味，以五味应五行的生物节律特性。

由于中药药物"入口则知味，入腹则知性"，所以，古人很自然地将中药的"四气五味"与药物独特的生物节律功效及主治病证紧密地联系在一起。"四气五味"中，四气属阳，五味属阴，此即"阳为气，阴为味"（《素问·阴阳应象大论》）之意。古人确定药物寒热温凉四性，是从药物作用于患者机体后药效反应而确定的。显然，药物的性质与药物所治病证是相对立的。因此，药性的确定是以临床为基础，以药物效应为依据，以所治病证的寒热为前提。凡能减轻或消除热性病药物的性质，可以确定其为寒性或凉性，如石膏、黄芩、黄连等；凡能减轻或消除寒性病证药物的性质，可以确定其为热性或温性，如附子、干姜、乌头、黄芪、桂枝等。

"五味"酸、苦、甘、辛、咸，明确指出辛散、酸收、甘缓、苦坚、咸软等功能作用，至今仍然指导着临床用药。

总之，中药材是天然的，具有中药生物活性的自然生物节律，中药内含着天然赋予的生物活性物质——"肽"。肽是多样性的，具有较强的穿透性和亲和力，能够与人体内生物活性肽相匹配。气化决定了中药药物的"四气五味"，依据四气五味指导临床用药，可以说，"四气五味"是中药对病证产生别具特色的生物节律效应，进一步证实了"药有阴阳"是中药生物节律的基本特性。

第二节 《伤寒杂病论》用药生物活性节律列举

近代有人将《伤寒杂病论》与《神农本草经》进行对比研究，据学者统计《伤寒杂病论》共使用药物215味，其中植物药127味，动物药39味，矿物药25味。发现《伤寒论》中所用药物共92味，其中除潦水、甘澜水、苦酒、清酒、人尿、粳米、饴、香豉、白粉、猪肤、羊胆、猪胆汁12味药物外，其余80种药物均为《神农本草经》所载。在药物的具体运用上，张仲景则在《神农本草经》所载功效的基础上加以发挥，并且领悟到"欲疗病，先察其源，先候病机，五脏未虚，六腑未竭，血脉未乱，精神未散，服药必活。若病已成，可得半愈。病势以过，命将难全"（《神农本草经·序录》）的真谛。张仲景《伤寒杂病论》首先重视中医治未病的思想，提出"见肝之病，知肝传脾，当先实脾"的防治观点。从而认识到机体的防御功能和在药物干预下，机体祛邪愈病的内在能力起着决定性作用。也就是说，除了药物自身的节律功能外，主要取决于患者自身的反应能力，取决于人体在药物干预下机体自愈力调节的能力。张仲景重视机体内在因素的观点和立场，不但是难能可贵的，而且在今天甚至今后的医学研究中都有着十分重要的意义。

《伤寒论》依据中药独特的多样性特性，与性能的亲和性、穿透性结合在一起，辨证靶向用药，扶助机体自愈力祛邪愈病独具特色，现将用药自然生物节律列举如下。

一、人参多样性的活性节律

人参味甘，性平，入脾、肺二经，张仲景用人参的条文共76处，涉及42首方剂。

《神农本草经》记载："人参，味甘，微寒。主补五脏，安精神，定魂魄，止惊悸，除邪气，明目，开心益智。"

关于《神农本草经》记载的人参究竟是什么？从20世纪初就引发了争论，至今仍未平息。有人认为，当时的人参是主产于山西潞州上党所产的党参而代之。

人参（党参）味甘，性平，具有生物肽的多样活性节律，可补气助阳。人参（党参）不仅补气，而且补心阳，如人参汤；合附子还能补心肾，以壮火之阳，而阴自和，如附子汤；更能健脾温中阳，治疗虚寒性吐利，如吴茱萸汤；乌梅丸治蛔厥，加人参以蛔动中虚，故以之安中而止吐；治疗"发汗后，腹满者"，以致脾阳虚而不运，用厚朴生姜半夏甘草人参汤补虚健脾，"塞因塞用"，以消胀满。

1. 人参（党参）益气生津

太阳病发汗太过或是伤寒若吐若下后，热结在里；或虽未经吐下，表邪也可入里化热伤津；或太阳中热者，皆可造成阳明经燥热炽盛，损伤气阴，仲景以白虎加人参汤治疗，加人参可益气生津。茯苓四逆汤加人参、茯苓以复阴。竹叶石膏汤中人参同甘草、麦冬共用，且助益气而生津。仲景还用四逆加人参汤回阳益阴，这些都说明人参具有益气生津的作用。

2. 人参（党参）补诸虚

薯蓣丸治疗"虚劳诸不足，风气百疾"；炙甘草汤治虚劳不足之心悸，证属阴阳两虚；竹叶汤主产后中风，气血不足，又复感外邪；温经汤治疗瘀血少腹不去；侯氏黑散治大风；《古今录验》续命汤治疗中风痱；鳖甲煎丸治疟母；九痛丸治九种心痛；橘皮竹茹汤治疗哕逆。新加汤治疗发汗后,身疼痛脉沉迟;黄连汤治"伤寒胸中有热,胃中有邪气,腹中痛,欲呕吐者"。以上各方证多是虚实夹杂,需用人参以补诸虚之不足,方中扶正祛邪并施,正寓意了仲景用人参味甘平的生物活性节律扶助机体自愈力的自律调节作用。

二、山药(薯蓣)多样性的活性节律

山药味甘,性平,归脾、肺、肾经。仲景以"补虚羸"为主创薯蓣丸、肾气丸及栝楼瞿麦丸3方,3方所用共5处。

《神农本草经》云:"薯蓣,味甘,温。主伤中,补虚羸,除寒热邪气。补中,益气力,长肌肉。久服耳目聪明。"

1. 山药补脾肺之气,疗"风气百疾"

《金匮要略·血痹虚劳病脉证并治》云:"虚劳诸不足,风气百疾,薯蓣丸主之。"薯蓣丸由21味药组成,方中以山药分量独重,突出了山药活性节律在于调节脾肺之气,在疗"风气百疾"中起着非常重要的作用,故以山药命名为薯蓣丸。

2. 山药补益肾气,凸显双向节律

金匮肾气丸中用山药,在《金匮要略·血痹虚劳病脉证并治》中治疗"虚劳腰痛,少腹拘急,小便不利",在《金匮要略·消渴小便不利淋病脉证并治》治疗"小便反多",在《金匮要略·妇人杂病脉证并治》治疗小便不利"转胞"。为何一方既治小便不利,又治小便反多?山药在该方中既能助桂枝、附子补肾气,又能助地黄、山茱萸滋肾阴,起到了肾之阴阳双补的作用,凸显了山药补益肾气,且具双向节律的活性效应,这正是仲景制方用药之妙矣。

三、黄芪多样性的活性节律

黄芪味甘,性微温,入脾、肺二经,在《金匮要略》中凡7见。《神农本草经》云:"黄芪,味甘,微温。主痈疽,久败疮,排脓止痛,大风癞疾，五痔，鼠瘘，补虚，小儿百病。"

1. 黄芪补虚劳，且疗"诸不足"

《金匮要略·血痹虚劳病脉证并治》云："虚劳里急，诸不足，黄芪建中汤主之。"黄芪建中汤即小建中汤内加入黄芪一两半而成。"虚劳里急"即"悸，衄，腹中痛，梦失精，四肢酸疼，手足烦热，咽干口燥"，这也是小建汤证。由此可见，黄芪则是主治"诸不足"的药物。"诸不足"即气血皆不足，但以中焦气虚为主。可知黄芪的活性节律是益气健脾，生血长肌。

2. 黄芪通阳行痹，补气诸药之最

《金匮要略·血痹虚劳病脉证并治》中有黄芪桂枝五物汤，是治疗血痹的名方。"血痹"的主要症状为肌麻痹，而无痛感，如受邪较重，亦可如"风痹状"而发生疼痛。本病由气血不足加感受风邪而致，仲景用桂枝汤去甘草倍生姜，增强温煦之力，加入黄芪为主药，借黄芪为补气诸药之最的特效节律，"气为血之帅，血为气之母"，一则补气行血，二则通阳行痹。

3. 黄芪护卫固表，疗肌表水湿有特效

《金匮要略》中的防己黄芪汤、防己茯苓汤、黄芪芍药桂枝苦酒汤、桂枝加黄芪汤及乌头汤，皆为治肌表水湿之证。若风水得黄芪则卫阳固而水湿去，皮水得黄芪则补卫气祛表湿，黄汗得黄芪则宣通阳气排除水湿，历节得黄芪则增强祛湿行痹之力。总之，黄芪对于肌表水湿有特效，是因为黄芪护卫固表的活性生物节律对机体自愈力的恢复起着重要作用。现今不少医生受仲景的启示，将黄芪应用于心源性、肾源性及营养不良性水肿，取得了很好的疗效。

四、当归多样性的活性节律

当归味甘苦，性温，入心、肝、脾三经。《伤寒杂病论》使用当归者，共见18处，涉及17首方剂。

《神农本草经》云："当归，味甘，温。主咳逆上气，温疟，寒热洗洗在皮肤中。妇人漏下，绝子。诸恶疮疡，金疮，煮饮之。一名干归。"

1. 当归补血调经，活血解毒

仲景的胶艾汤、当归散、温经汤等，适用于妇人血虚寒凝、痛经及月经不调诸证。《金匮要略》有"狐惑阴阳毒"，赤小豆当归散主之，因为当归主恶疮，活血解毒，赤小豆排脓消肿。另外，升麻鳖甲汤中纳当归，以治阴阳毒，乃取当归活血解毒、以治喉痹之功。还有麻黄升麻汤亦治咽喉肿痛，当归活血消肿功不可没。

当归不仅上治咽喉之痹，下消肛门会阴痈肿，而且是疮家圣药。当归活性肽既能补血，又能活血，穿透性特强，尤能理血，伍破血药则破，合止血药则凝，配温经药其性则散，入清热剂就有清热活血解毒之功，所以，当归活性节律具有多样适应性。

2. 当归质润多液，活血通二便

《金匮要略·妇人妊娠病脉证并治》云："妊娠小便难，欲食如故，当归贝母苦参丸主之。"故以当归和血润燥，贝母清肺开郁，苦参逐水利窍兼清利湿热，以除膀胱之热结，则二便自利。

3. 当归益气行血，活血通络除诸痹

当归四逆汤、当归四逆加吴茱萸汤，君以当归活血通脉。古今续命汤治风痹，麻黄、桂枝散风为君，合当归、川芎、人参益气活血通脉。薯蓣丸中以当归配薯蓣补气养血，通脉活络。侯氏黑散，君以白术健脾燥湿，臣以当归、川芎养血活血，更佐以桂枝，以达行血除痹之功。

4. 当归养血和营，疏肝止痛

妊娠腹中疼痛的当归芍药散，君以当归补血活血，配白芍疏肝且止痛。当归生姜羊肉汤，取当归养血和营止痛。《金匮要略》奔豚汤治疗肝气郁结、化热上冲的奔豚气病，以当归、川芎、白芍养血调肝，疏通肝胆郁结之气机，养肝和营。又如乌梅丸治蛔厥和寒热结聚之腹痛，其中取当归配乌梅，以调气和血，理肠胃之滞而降逆止痛。

以上所述，当归实为血家圣药，这与当归具有生物活性肽的多样性、节律功能的穿透性、临床应用广泛性是分不开的。

五、桂枝多样性的活性节律

桂枝味辛温，微甘，入肺、心、膀胱三经。仲景共用桂枝130余处，涉及77首方剂，可见桂枝在《伤寒杂病论》的作用功效是非同一般。

《神农本草经》云："味辛、温。主上气咳逆，结气，喉痹，吐吸，利关节，补中益气。久服通神，轻身不老。"

1. 桂枝治表证，调和营卫

《伤寒论》治疗太阳表邪的主要代表方剂是桂枝汤和麻黄汤。桂枝汤称经方第一方，治疗表虚汗出之中风，且有调和营卫、解肌发汗、敛阴和阳的双向调节作用。桂枝即桂树之枝，生于南方，光照时间长，大自然赋予了它向上辛散的天然活性肽，具有温通卫阳的生物节律作用。桂枝汤中桂枝配伍芍药敛阴和营，两者一散一敛，调和营卫，使人漐漐汗出，表邪而解。

麻黄汤为开表发汗逐邪之峻剂。桂枝与麻黄配伍，桂枝之温可助麻黄发表散寒，麻黄得桂枝后发汗解表之力更强。

2. 桂枝温阳通痹

《金匮要略·中风历节病脉证并治》以桂枝芍药知母汤治疗风寒湿痹，"诸肢节疼痛，身体尫羸"，取桂枝宣发卫阳的生物节律特性，达温阳散寒宣痹之功。

又桂枝附子汤，桂枝与附子相合，治疗表阳虚偏重的"风湿相搏，身体疼烦，不能自转侧"。甘草附子汤中，桂枝、附子、白术并用，能助阳温经以除风湿，治表里之阳兼虚，症见"风湿相搏，骨节疼烦，掣痛不得屈伸"。这些都说明了"桂枝辛能发散，温可化寒湿"的生物节律效应。

仲景用黄芪桂枝五物汤温阳以通血痹，阴阳俱微，阳气不足，阴血涩滞，故方中用桂枝通阳为主。

《金匮要略·妇人妊娠病脉证并治》用桂枝茯苓丸治疗妇人宿有癥病，又复受孕经停未及三月，忽漏下不止。只有祛其宿癥，新血可生，胎孕得安，桂枝茯苓丸中用桂枝通阳，配伍桃仁、牡丹皮、芍药通其血瘀以消癥。

仲景用枳实薤白桂枝汤治疗胸痹，方中用桂枝通阳散结，急通其痹结之气，而开胸痹。

总之，风寒湿痹、血痹、胸痹等，皆为气机痹阻不通，取桂枝温阳通痹之节律功效，以恰合痹证之机。

3. 桂枝补中益气，以安四旁

仲景用桂枝于"补土建中"，用其"补中益气"，此用见于小建中汤和黄芪建中汤。这就是说，脾为中土，能生营卫，通行津液，若脾失健运，必须用温甘之药建中脏，中脏建以安四旁（即其他四脏），以桂枝辛温微甘的节律特性，佐饴糖补中而建中气。

4. 桂枝温阳化饮，化气行水

《伤寒杂病论》论述水饮的生成，有因中阳不运水停为饮者，亦有因下焦阳虚，不能化气行水，以致水邪上泛。总之，水邪内阻多为阳气不化，故仲景提出"病痰饮者，当以温药和之"的治饮大法。饮为阴邪，又最易伤人阳气，用温药和之，又具有振奋阳气的意义，阳能运化，饮当自除。诸如苓桂术甘汤、肾气丸、大青龙汤、小青龙汤、木防己汤、木防己去石膏汤加茯苓芒硝汤、桂苓五味甘草汤、五苓散、泽漆汤、苓桂甘枣汤、防己茯苓汤、桂枝去芍药加皂角汤、茯苓泽泻汤、桂枝去芍药加麻黄细辛附子汤等。仲景在治疗痰饮的方剂中选用桂枝，取其温阳化饮，化气行水，犹如"桂枝振心阳以退其群阴，如离照当空则阴霾全消，而天日复明也"（《金匮方歌括》）。

六、柴胡多样性的活性节律

柴胡性味苦平，微寒，入肝、胆、心包络、三焦四经。此药是《伤寒杂病论》中出现较多的药物之一，仲景用柴胡共35处，涉及10首方剂。

《神农本草经》云："味苦，主心腹，去肠胃中结气，饮食积聚，寒热邪气，推陈致新，久服轻身，明目益精。"

柴胡之药，天然生物活性肽的多样性决定了它独入膜原的穿透性。柴胡入少阳半表半里，主和解少阳之功能，疏散少阳之邪热，是治疗少阳病的主药，故《神农本草经》云："柴胡主寒热邪气。"

小柴胡汤是一个基础方剂。柴胡味甘微寒，少阳主药以疏木升阳达表为君，黄芩清少阳之里热，生姜、半夏和胃降逆。人参、大枣扶正和中，甘草佐柴胡、黄芩调和内外，主治"口苦，咽干，目眩，寒热往来，胸胁苦满，嘿嘿不欲饮食，心烦喜呕"等。

若邪入少阳后出现"微呕，心下支结"，仍见"发热微恶寒，支节烦疼"，当用柴胡桂枝汤主之。

若小柴胡汤证兼有"日晡所发热已而微利"的阳明余热，可用柴胡加芒硝汤。

若兼有阳明里热燥结，可用大柴胡汤下之则愈。

若太阳病误用下法，邪气乘虚而内陷，出现表里俱病、虚实错杂的病证，仲景又立柴胡加龙骨牡蛎汤主之。

总之，以上四方都有少阳证，都是通过小柴胡汤化裁而得，用柴胡枢转少阳之邪，临床应用广泛。

以上列举6味中药在《伤寒杂病论》中的运用，从生物节律角度出发，对仲景用药进行了全新理念的探讨。笔者认为中药是大自然恩赐给人类、造福于人类的天然药物，是在不同的地域环境、生态环境和一年或多年的不同气象不同物候，而与人类共生的动植物，这些不同的天然中药禀赋了大自然给予的生物活性肽的多样性，形成了与人体功能相匹配的一致性和独具特色的生物节律性。

第三节 《伤寒杂病论》方剂组合的生物节律特征

《伤寒论》共113方，因禹余粮丸有方无药不计，所以，实际只有112方。关于《金匮要略》部分，实际上是在《伤寒论》的基础上增加了140首方剂。所以，实有方剂共252首。从这252首方剂组合中，不难看出仲景组方用药的生物节律特征，我们从以下几个方面概而述之。

一、从桂枝汤类组合谈阴阳失调的生物节律特征

（一）从桂枝汤方名的来源探讨生物节律寓意的特征

《伤寒杂病论》桂枝汤来源于《汤液经法》"小阳旦汤"。从方剂的命名桂枝汤就涵盖了"小阳旦汤"，寓意着周日视运动形成昼夜（日）节律，以及太阳病欲解时从巳至未上的六个时空靶向坐标的生物节律特征。

（二）桂枝汤组方用药阴阳双向调节的靶向节律特征

桂枝汤是《伤寒论》第一方，号称群方之冠，其中《伤寒论》19处，《金匮要略》3处，共计22处。

方药组成：桂枝三两（去皮），芍药三两，甘草二两（炙），生姜三两（切），大枣十二枚（擘）。上五味，㕮咀三味，以水七升，微火煮取三升，去滓，适寒温，服一升。

桂枝合甘草，辛甘发散为阳。甘草甘平，助桂枝和畅血行，增强心阳。芍药合甘草，甘草芍药同用，酸甘化阴，舒展痉挛，缓急止痛。桂枝合芍药，桂枝温经行血，通阳解肌，既能调营，又能和卫，以解除肌腠风寒之邪，又合芍药养血敛阴，以防桂枝汗散太过。桂枝、芍药相合，可使发汗而不致耗伤阴血，止汗而不致敛邪，一开一合，使表里和，有相反相

成之效。生姜佐桂枝解表，又能温中和胃。大枣之甘，佐芍药以和中，酸甘化阴，且可不因汗而伤及津液。甘草甘平，可调和诸药以为使。

上述诸药合用，使此方成为以桂枝、芍药相须，生姜、大枣相得，甘草调和诸药，刚柔相济以相合的一首方剂，以调和营卫，解肌发表，且更具阴阳双向调节的靶向节律特征。

（三）桂枝汤化裁从量变到质变的生物节律特征

桂枝汤加减化裁是《伤寒杂病论》变化最多的一首基础方剂，显示了从量变到质变的生物节律特征。

1. 桂枝加桂汤

在桂枝汤的基础上，加重桂枝的用量，由原方三两更加二两，为五两，为桂枝加桂汤。《伤寒论》第117条云："烧针令其汗，针处被寒，核起而赤者，必发奔豚，气从少腹上冲心者……与桂枝加桂汤，更加桂二两也。"仲景加重桂枝为五两，促使桂枝降逆下气，才能呈现降逆下气的作用，起到温肾阳降逆之功效，可见量变到质变的生物节律效应。

2. 桂枝加芍药生姜各一两人参三两新加汤

桂枝加芍药生姜各一两人参三两新加汤，简称"新加汤"，《伤寒论》第62条云："发汗后，身疼痛，脉沉迟者，桂枝加芍药生姜各一两人参三两新加汤主之。"方取桂枝汤重加芍药和营止痛，增生姜温散寒邪，通达阳气；芍药与甘草、桂枝相合，酸甘化阴，缓解挛痛；加人参补气养血，以达益虚扶弱之义。

3. 桂枝加芍药汤、桂枝加大黄汤

《伤寒论》第279条云："本太阳病，医反下之，因尔腹满时痛者，属太阴也，桂枝加芍药汤主之。大实痛者，桂枝加大黄汤主之。"

桂枝加芍药汤是桂枝汤中倍芍药剂量而成。桂枝汤方调和营卫，重用芍药酸敛平肝，缓解挛急，与桂枝配酸甘化阴，与甘草配缓急止痛，所以，它是温建中阳、缓中补虚的有效方剂。

桂枝加大黄汤是桂枝加芍药汤中加大黄一味，目的在解肌温阳的同时，攻下里实，祛其腹满硬结，协芍药和里止痛而取良效。

4. 桂枝去芍药汤、桂枝去芍药加附子汤

《伤寒论》第21条云："太阳病，下之后，脉促胸满者，桂枝去芍药汤主之。"《伤寒论》第23条云："若微寒者，桂枝去芍药加附子汤主之。"

方中去芍药者，因下后邪陷，伤及胸阳而致胸满，为避其酸寒敛阴之性，又非阳气郁遏之证所宜，故去之，以利宣通胸中阳气也。

桂枝去芍药汤与桂枝去芍药加附子汤，仅一药之差，所治不同，桂枝去芍药汤证之胸满，乃胸阳痹阻之谓，桂枝去芍药加附子汤之胸满乃胸中阳气不足所致。可见病理节律虚实之异，桂枝去芍药加附子汤意在温经复阳之中解肌散风，故言"微恶寒者"或兼有手足欠温、舌淡、苔白之临床表现。

5. 桂枝去芍药加麻黄细辛附子汤

《金匮要略·水气病脉证并治》云："气分，心下坚，大如盘，边如旋杯，水饮所作，桂枝去芍药加麻辛附子汤主之。"

此方是桂枝汤去芍药加麻黄细辛附子汤合方。方中桂枝、麻黄、细辛通阳解表，宣散水气；桂枝配附子温里散寒，通达阳气，化除饮邪；生姜、大枣、甘草调和营卫。全方相合，切合病理节律，通彻表里，宣散水饮，温阳散寒，水饮自解。去芍药因其性寒酸敛，于水饮不利，故去之。

6. 桂枝附子汤

桂枝去芍药加重桂枝量为四两，再加附子三枚，名"桂枝附子汤"。

《伤寒论》第174条云："伤寒八九日，风湿相搏，身体疼烦，不能自转侧，不呕，不渴，脉浮虚而涩者，桂枝附子汤主之。"

桂枝附子汤是桂枝去芍药加量桂枝为四两，再加附子三枚而成。方中重用桂枝祛风通经，与附子相配，性同辛温，温经助阳，祛肌表之风寒湿邪，又温经通络以止痹痛。生姜辛散外邪，助桂枝、附子以行温散之力；甘草、大枣益气和中，调和营卫。本方固护表阳而不大汗，祛风湿意在温

通以走表，勿汗多伤阳，致湿气独留之过也。

7. 桂枝加附子汤

《伤寒论》第 20 条云："太阳病，发汗，遂漏不止，其人恶风，小便难，四肢微急，难以屈伸者，桂枝加附子汤主之。"

桂枝加附子汤，桂枝与附子相配，祛风和营不伤阳，复阳固表不留邪，两者有相辅相成之妙，对表阳虚的汗漏不止、恶风者，用之良效；芍药与甘草相配，甘以缓急，酸以养阴；生姜、大枣和营卫以养气血；仲景扶阳温经，用炮附子。

8. 桂枝加葛根汤

《伤寒论》第 14 条云："太阳病，项背强几几，反汗出恶风者，桂枝加葛根汤主之。"

桂枝汤解肌散风，调和营卫。加葛根者，解肌退热，生津柔筋，与桂枝汤相配，既不失原桂枝汤方义，又增加生津解肌舒缓痉挛之效，使项背强痛之感立愈。

9. 桂枝加厚朴杏子汤

《伤寒论》第 43 条云："太阳病，下之微喘者，表未解故也，桂枝加厚朴杏子汤主之。"

桂枝加厚朴杏子汤，方以桂枝汤为基础散风解表，调和营卫，加厚朴、杏子者，下气除满，止咳平喘，对喘家中风尤为适宜，它不仅消除新感，兼顾宿疾，更加有利于肺气的肃降，以利喘咳。

10. 桂枝加黄芪汤

《金匮要略·水气病脉证并治》云："若身重，汗出已辄轻者，久久必身瞤，瞤即胸中痛，又从腰以上必汗出，下无汗，腰髋弛痛，如有物在皮中状，剧者不能食，身疼重，烦躁，小便不利，此为黄汗，桂枝加黄芪汤主之。"

桂枝加黄芪汤即桂枝汤加黄芪组成，方中以桂枝汤调和营卫，以解肌表之邪，啜热粥出微汗，水肿可消，再加黄芪助桂枝伸展郁阳，身瞤动如虫行可除，黄汗阳气足可愈。

11. 桂枝加龙骨牡蛎汤

《金匮要略·血痹虚劳脉证并治》云："脉得诸芤动微紧，男子失精，女子梦交，桂枝加龙骨牡蛎汤主之。"

桂枝加龙骨牡蛎汤是在桂枝汤的基础上加龙骨、牡蛎组成，取桂枝汤调和营卫，调理阴阳，加龙骨、牡蛎，涩精止遗，镇惊安神，尽收全功。

12. 桂枝去芍药加皂荚汤

《金匮要略·肺痿肺痈咳嗽上气病脉证并治》云："《千金》桂枝去芍药加皂荚汤：治肺痿吐涎沫。"

本方即桂枝汤去芍药加皂荚而成，去芍药之阴敛，取其温肺化饮调和营卫之义，而皂荚专化胶固顽痰，合而用之，共奏温肺涤痰去垢之功。

13. 桂枝去芍药加蜀漆牡蛎龙骨救逆汤

《伤寒论》第 112 条云："伤寒脉浮，医以火迫劫之，亡阳，必惊狂，卧起不安者，桂枝去芍药加蜀漆牡蛎龙骨救逆汤主之。"

桂枝去芍药之酸收敛阴，加牡蛎、龙骨以潜镇浮越之心阳，并能安神镇惊，蜀漆理痰截疟为用，配合桂枝温经通阳，涤痰逐邪，诸药共奏涤痰降逆、镇潜安神之功。

以上是张仲景根据人体功能阴阳失调的病理节律性改变的特点，创造了以桂枝汤为基础，并且具有双向调节的十余首方剂，这十余首方剂依据人体功能病理节律改变的多样性，选择以桂枝汤为主体，或加或减，或变量等灵活化裁，严谨配伍，使方剂具有直达病所、精准靶向的治疗作用，此等绝妙之医术，非医圣仲景莫属。

二、从汗、吐、利、下谈仲景因势利导、顺其病理节律组方的特点

仲景遵循《黄帝内经》"开鬼门，洁净府，去菀陈莝"的治疗大法，开创了以汗、吐、利、下诸法，因势利导，顺其病理节律组方用药为特点，祛邪不留寇，邪去则自愈（安）的新理念。

（一）汗法

汗法乃中医治病八法之一，即"开鬼门"，发汗解表祛邪外出，张仲景根据太阳时空坐标生理病理节律特点，认为太阳主人体一身之表，表者皮肤毛窍也，功能为开。风寒之邪气首先入侵太阳之表，故仲景因势利导制麻黄汤发汗解表。

《伤寒论》第35条云："太阳病，头痛发热，身疼腰痛，骨节疼痛，恶风，无汗而喘者，麻黄汤主之。"

麻黄汤方

麻黄三两（去节），桂枝二两（去皮），甘草（炙）一两，杏子七十个（去皮尖）。

上四味，以水九升，先煮麻黄，减二升，去上沫，内诸药，煮取二升，去滓，温服八合。覆取微似汗，不须啜粥，余如桂枝汤将息。

麻黄味辛性温，发汗解表，宣肺平喘，桂枝解肌散风，协麻黄发汗，兼除骨节疼痛；杏仁苦温，宣降肺气，得麻黄以助止咳平喘之功；炙甘草调和诸药。本方为发汗峻剂，是治疗太阳伤寒表实无汗证的主方。

发表主用麻黄，解肌主用桂枝，伤寒脉紧无汗用麻黄，伤风脉缓有汗用桂枝，二者界畔明确。但是，麻黄汤中加用桂枝，而桂枝汤中不用麻黄。用麻黄汤后有再用桂枝之法，而用桂枝汤后，绝不可再用麻黄汤法，即使是风寒营卫两伤，风寒二证同见，亦不用二方互加麻黄、桂枝，而是二方合用，如用"桂枝麻黄各半汤"或"桂枝二麻黄一汤"。麻黄汤作为解表之主方，当出现内有郁热时，则变化为大青龙汤；当内郁水饮时，则变化为小青龙汤；内陷于脾，则变化为越婢汤；内热重者，则变化为麻杏石甘汤。张仲景立法组方用药有严谨之法度，张之为大青龙，缩之为小青龙，驯之为越婢，或温或清，或辛温或辛凉，或发汗平喘，或利尿消饮，均为麻黄一味之组方应用，可见仲景用"麻黄"开太阳之门、发汗解表之深意。

（二）吐法

吐法乃中医治病八法之一。

《金匮要略·痉湿暍病脉证治》云："太阳中暍……一物瓜蒂汤主之。"

关于瓜蒂，《神农本草经》云："主大水，身面四肢浮肿。"出现"心烦欲吐"等症，仲景因势利导治宜一物瓜蒂汤吐之。瓜蒂一物确有催吐之神效，可惜今医很少用之。

在临床上对于一些痰涎伏在胸膈上下，胸背、颈项、腰胯隐痛不可忍，筋骨牵引作痛，走易不定，或手足冷痹，痰唾稠黏的疑难病及顽疾，常使用祛痰逐饮催吐泻下之妙剂《三因极一病证方论》控涎丹，此方由仲景十枣汤变化而来，由甘遂、大戟、白芥子三药组成。凡脏腑、经络、皮里膜外之停痰伏饮，或奇症痼疾，可见有滑腻之苔，脉滑而弦者，皆可应用掌握剂量，每获良效。

（三）利水法

利水法是张仲景因势利导诱邪从小便排出，即利水泄热通小便之法。

1. 五苓散方证

《伤寒论》第71条云："太阳病，发汗后，大汗出，胃中干，烦躁不得眠，欲得饮水者，少少与饮之，令胃气和则愈。若脉浮，小便不利，微热消渴者，五苓散主之。"

五苓散方

泽泻一两六铢，茯苓十八铢，白术十八铢，桂枝半两（去皮），猪苓十八铢（去皮）。

上五味，捣为散，以白饮和，服方寸匕，日三服，多饮暖水，汗出愈，如法将息。

本方以茯苓、猪苓、泽泻淡渗利水，白术健脾燥湿以制水，桂枝化气以行水，兼解表邪。全方以淡渗通利、化气行水为其功效，用于膀胱气化不行所致的水饮内停,导水下行,通利小便。

2. 猪苓汤证

《伤寒论》第223条云:"若脉浮发热,渴欲饮水,小便不利者,猪苓汤主之。"

猪苓汤方

猪苓(去皮)、泽泻、茯苓、阿胶、滑石(碎)各一两。

上五味,以水四升,先煮四味取二升,去滓,内阿胶烊化,温服七合,日三服。

水气内蓄膀胱,气化不行,水津不布,故以猪苓、茯苓、泽泻淡渗利水,化气生津,滑石性寒,甘淡通窍泄热,以利水道,与泽泻相配,渗利水湿,与阿胶相配,育阴利水,滋阴清热,养血止血,对阴伤蓄水有良效。诸药合用,既能养阴清热,通利水道,使热邪从小便而出,又能止血。

(四)下法

下法乃八法之一,仲景下法首选三承气汤。

1. 阳明三急下

(1)大承气汤方证

《伤寒论》第212条云:"伤寒,若吐若下后不解,不大便五六日,上至十余日,日晡所发潮热,不恶寒,独语如见鬼状。若剧者,发则不识人,循衣摸床,惕而不安,微喘直视,脉弦者生,涩者死。微者,但发热谵语者,大承气汤主之。若一服利,则止后服。"

大承气汤方

大黄四两(酒洗),厚朴半斤(去皮,炙),枳实五枚(炙),芒硝三合。

上四味,以水一升,先煮三物,取五升,去渣,内大黄,更煮取二升,去渣,内芒硝,更上微火一两沸,分温再服,得下,余勿服。

大承气汤峻下热结,急下存阴,是治疗阳明腑实证、肠燥便结之方。首用大黄,味苦性寒,攻下泻火,荡涤实热,热传阳明之腑,燥结伤津,大便必数日不得而成硬结,故配芒硝,咸寒软坚,与大黄协同使用,则攻下之力更峻。故用枳实、厚朴下气除满,协同芒硝、大黄行气泻下。

(2)小承气汤方证

《伤寒论》第213条云:"阳明病,其人多汗,以津液外出,胃中燥,大便必硬,硬则谵语,小承气汤主之。若一服谵语止者,更莫复服。"

小承气汤方

大黄四两(酒洗),厚朴二两(炙,去皮),枳实三枚(大者,炙)。

上三味,以水四升,煮取一升二合,去滓,分温二服。初服汤当更衣,不尔者尽饮之,若更衣者,勿服之。

小承气汤是承顺肠腑,而阳明胃燥,邪热内炽,故以大黄下其热邪,枳实、厚朴行腑气,气行则肠动,消痞满而利通便。

(3)调胃承气汤方证

《伤寒论》第248条云:"太阳病三日,发汗不解,蒸蒸发热者,属胃也,调胃承气汤主之。"

调胃承气汤方

甘草二两(炙),芒硝半升,大黄四两(清酒洗)。

上三味,切,以水三升,煮取二物至一升,去滓,内芒硝,更上微火一二沸,温顿服之,以调胃气。

调胃承气汤,大黄苦寒为君,泻阳明胃火,祛而下之,芒硝咸寒,攻伐肠热,软坚润燥,二药合用,荡涤有形之邪,无形之热随之而降;佐甘草者,缓其泻下之势,彻里热而非峻攻,故曰:"调胃。"

(4)三承气汤方

大承气汤具有痞、满、燥、实、坚、五症,故用此方荡积泻下,破气开结,取其大剂量欲急下其邪。

小承气汤是大承气汤去芒硝,且以大黄为主,枳实、厚朴为辅,减其剂量，以缓其邪。

调胃承气汤则以大黄、芒硝、甘草三味药组成，是取其调和承顺之义，泻阳明胃火，祛而下之。

2. 少阴三急下

《伤寒论》第320条云："少阴病，得之二三日，口燥，咽干者，急下之，宜大承气汤。"

第321条云："少阴病，自利清水，色纯青，心下必痛，口干燥者，可下之，宜大承气汤。"

第322条云："少阴病，六七日，腹胀不大便者，急下之，宜大承气汤。"

此三条仲景以"宜大承气汤"告知后人，少阴病必有"脉微细，但欲寐"少阴真虚之证，又有肠腑燥实，灼伤真阴，必须急用攻下，以峻泻燥实，方能挽救将竭之真阴，这是少阴三急下证病机的关键所在。据此，三条急下证当是土燥水竭，只有急下阳明之实，才能救少阴之阴。"口燥，咽干"就是燥实内结，灼伤津液，肾阴损伤的反映，故急下救少阴虚损之真阴。

3. 下焦血证类方

（1）热结膀胱之桃核承气汤方证

《伤寒论》第106条云："太阳病不解，热结膀胱，其人如狂，血自下，下者愈。其外不解者，尚未可攻，当先解其外。外解已，但少腹急结者，乃可攻之，宜桃核承气汤。"

桃核承气汤

桃仁五十个（去皮尖），大黄四两，桂枝二两（去皮），甘草（炙）二两，芒硝二两。

上五味，以水七升，煮取二升半，去滓，内芒硝，更上火微沸下火，先食温服五合，日三服，当微利。

本方为调胃承气汤加桃仁、桂枝组成。意在攻逐瘀血，泄热除满。方中桃仁活血破瘀；桂枝通行血脉；大黄入血分，活血逐瘀引血下行；甘草缓和药性，缓下有益逐瘀，邪热随血而泄。仲景组方之妙，贵在因势利导。

（2）下焦瘀热之抵当汤方证

《伤寒论》第124条云："太阳病六七日，表证仍在，脉微而沉，反不结胸，其人发狂者，以热在下焦，少腹当硬满，小便自利者，下血乃愈。所以然者，以太阳随经，瘀热在里故也。抵当汤主之。"

抵当汤方

水蛭（熬），虻虫各三十个（去翅足，熬），桃仁二十个（去皮尖），大黄三两（酒洗）。

上四味，以水五升，煮取三升，去滓，温服一升。不下，更服。

本方为攻破瘀血之峻剂，方中水蛭、虻虫破血逐瘀；配大黄荡涤邪热，攻逐瘀血；佐桃仁破血行瘀。此方意在入血活血，逐瘀破血，其力峻猛。仲景用虫类药，取其生物活性肽的亲和节律和穿透性的双重作用，作用于人体后，与人体功能活性肽相结合，入血活血，逐瘀破血，足见仲景用药之法度非同一般。

（3）下瘀血汤方证

《金匮要略·妇人产后病脉证治》云："师曰：产妇腹痛，法当以枳实芍药散，假令不愈者，此为腹中有干血着脐下，宜下瘀血汤主之。亦主经水不利。"

下瘀血汤方

大黄三两，桃仁二十枚，䗪虫二十枚（熬，去足）。

上三味，末之。炼蜜和为四丸，以酒一升，煎一丸，取八合，顿服之。新血下如豚肝。

下瘀血汤中大黄活血逐瘀荡血行，桃仁破血化瘀，䗪虫攻逐瘀血，三者合力，破血之力峻猛，炼蜜为丸，缓其性，酒煎引入血分。如血瘀引起的经水迟滞，瘀而不爽，亦可用本方治疗。

4. 结胸证类方证

《伤寒论》结胸证，分实热结胸证和寒实结胸证。

（1）实热结胸证类方

其一，大陷胸丸方证。

《伤寒论》第131条云："结胸者，项亦强，如柔痉状，下之则和，宜大陷胸丸。"

大陷胸丸方

大黄半斤，葶苈子半升（熬），芒硝半升，杏仁半斤（去皮尖，熬黑）。

上四味，捣筛二味，内杏仁、芒硝，合研如脂，和散，取如弹丸一枚，别捣甘遂末一钱匕，白蜜二合，水二升，煮取一升，温顿服之。一宿乃下，如不下，更服，取下为效。禁如药法。

本方为大陷胸汤加葶苈子、杏仁、白蜜组成，方中大黄、芒硝泻下实热，攻其里实，乃承气之义也。甘遂攻逐水饮，破其结聚，与芒硝、大黄合用，峻下里热水饮结胸之证；葶苈子泻肺通水气；与杏仁相合，肃利水道以通上源，使胸膈高位之邪饮迅导下行。本方之所以用白蜜，缓其泻下之势，避其峻攻，留于上焦饮邪恐不尽除，故改汤为丸剂，求峻药缓行，以攻为和，此方配伍之妙也。

其二，大陷胸汤方证。

《伤寒论》第134条云："太阳病，脉浮而动数，浮则为风，数则为热，动则为痛，数则为虚，头痛发热，微盗汗出，而反恶寒者，表未解也。医反下之，动数变迟，膈内拒痛，胃中空虚，客气动膈，短气躁烦，心中懊憹，阳气内陷，心下因硬，则为结胸，大陷胸汤主之。若不结胸，但头汗出，余处无汗，剂颈而还，小便不利，身必发黄。"

大陷胸汤方

大黄六两（去皮），芒硝一升，甘遂一钱匕。

上三味，以水六升，先煮大黄减二升，去滓，内芒硝，煮一二沸，内甘遂末，温服一升，得快利，止后服。

方中大黄、芒硝苦寒峻下，只攻不守，荡涤有形之热邪，配甘遂末，峻下水饮，破结逐瘀。凡水热结实之证，皆可依此方峻逐之。但须注意"得快利，即止"，勿再服，免伤正气。

其三，小陷胸汤方证。

《伤寒论》第138条云："小结胸病，正在心下，按之则痛，脉浮滑者，小陷胸汤主之。"

小陷胸汤方

黄连一两，半夏半升（洗），栝楼实大者一枚。

上三味，加水六升，先煮栝楼实，取其三升，去滓，内诸药，煮取一升，去滓，分温三服。

本方以辛开苦降之药，奏泄热涤痰开结之功，适用于邪热与痰饮结聚心下，形成小结胸证。方中黄连为君，苦寒泄热；佐半夏辛开除痞，化痰降逆；栝楼实为使，宽胸涤痰，理气畅膈；三药合用，辛开苦降，宽胸开结。此方若加枳实一味，除痞效优。

（2）寒实结胸证类方

《伤寒论》第141条云："寒实结胸，无热证者，与三物小陷胸汤，白散亦可服。"

三物白散方

桔梗三分，巴豆一分（去皮心，熬黑，研如脂），贝母三分。

上三味为散，内巴豆，更于臼中杵之，以白饮和服，强人半钱匕，羸者减之。病在膈上必吐，在膈下必利，不利进热粥一杯，利过不止，进冷粥一杯。

"寒实结胸，无热证者"，当以辛热之品，温下寒积，逐水涤痰。巴豆者，辛热之品也，药性峻猛，泻下寒积，攻逐水饮，祛除阴寒，以此药为君；桔梗载药上浮于胸，祛痰独优；贝母化痰开结；药者三味，色白入肺，白饮和服，峻下胸膈寒饮，故名三物白散。

三、阴中求阳，阳中求阴，组方的病理节律特点

《伤寒杂病论》根据《黄帝内经》"阳化气，阴成形"的理论，即阴阳气化生理病理节律特点，以"阴中求阳，阳中求阴"的组方用药，为后世中医的发展作出了重要贡献。

（一）阴中求阳的组方用药

1. 炙甘草汤方证

《伤寒论》第177条云："伤寒，脉结代，心动悸，炙甘草汤主之。"

炙甘草汤方

甘草四两（炙），生姜三两（切），人参二两，生地黄一斤，桂枝三两（去皮），阿胶二两，麦门冬半升（去心），麻仁半升，大枣三十枚（擘）。

上九味，以清酒七升，水八升，先煮八味取三升，去滓，内胶烊消尽，温服一升，日三服。一名复脉汤。

本方以桂枝汤去芍药加人参、麻仁，且重用生地黄一斤，阿胶二两，麦冬半升，大枣三十枚组成。方中以炙甘草为君，重用大枣三十枚，甘温之中益中气，与人参相伍，补气生津，以充血脉；配桂枝通达阳气以促血行，调整脉律；补阳者必辅阴，阳得阴助则生化无穷，故重用生地黄、麦冬、阿胶、麻仁养血润燥，生姜、大枣以和营卫，诸药相须，则阳气通，血脉充，营卫和，脉律整。此复脉著名方剂，贵在阴中求阳。

2. 肾气丸方证

《金匮要略·血痹虚劳病脉证并治》云："虚劳腰痛，少腹拘急，小便不利者，八味肾气丸主之。"

肾气丸方

干地黄八两，山茱萸四两，山药四两，泽泻三两，茯苓三两，牡丹皮三两，炮附子一两，桂枝一两。

上八味，末之，炼蜜和丸梧子大，酒下十五丸，加之二十五丸，日

再服。

八味肾气丸是温肾之中富有养阴之功，此乃阴中求阳之方。方中干地黄、山茱萸、山药滋补肾阴；茯苓、牡丹皮、泽泻淡利水湿，细分之，方中干地黄配牡丹皮，滋阴之中泄肝热，山药配茯苓补肺益脾，山茱萸配泽泻，敛阴之中佐以通利，此三补三泻之妙用也。再配桂枝、炮附子，方名八味肾气丸，补阴之中以助肾阳，阴中求阳是也。

（二）阳中求阴的组方用药

1. 白通加猪胆汁汤方证

《伤寒论》第315条云："少阴病，下利，脉微者，与白通汤。利不止，厥逆无脉，干呕烦者，白通加猪胆汁汤主之。服汤，脉暴出者死，微续者生。"

白通加猪胆汁汤方

葱白四茎，干姜一两，附子一枚（生，去皮，破八片），人尿五合，猪胆汁一合。

上五味，以水三升，煮取一升，去滓，内胆汁、人尿，和令相得，分温再服。若无胆，亦可用。

本方是白通汤加猪胆汁、人尿组成，目的在于破阴回阳，宣通上下阳气，阴阳交合，阳中求阴，则戴阳证消矣。

白通加猪胆汁、人尿，取反佐之用，避免阴寒极盛，格辛热药于外，拒而不纳，今加咸苦胆汁、人尿，从阴引阳，阳中求阴，顺从其性，以求融合为治。

2. 通脉四逆加猪胆汁汤方证

《伤寒论》第390条云："吐已下断，汗出而厥，四肢拘急不解，脉微欲绝者，通脉四逆加猪胆汁汤主之。"

通脉四逆加猪胆汁汤方

甘草二两（炙），干姜三两（强人可四两），附子大者一枚（生，去皮，破八片），猪胆汁半合。

上四味，以水三升，煮取一升二合，去滓，内猪胆汁，分温再服，其脉即来，无猪胆，以羊胆代之。

本方是通脉四逆汤加猪胆汁组成，方中之所以要加猪胆汁，功用有二，一是咸寒属阴，非补阴之品，可以制干姜、附子辛热燥烈之性，以和其阴；二是取其苦寒，直入辛热药中，避其阴寒拒而不纳，故纳猪胆汁热中取寒，阳中求阴，反佐以取之。以上概述仲景"阴中求阳，阳中求阴"的组方用药，对后世中医界产生了深远影响。明代张景岳对其领悟最深，他在《景岳全书·新方八略》中总结为："善补阳者，必于阴中求阳，则阳得阴助而生化无穷；善补阴者，必于阳中求阴，则阴得阳升而泉源不竭。"

四、寒热并用组方用药的生物节律特性

《伤寒杂病论》寒热并用、温清共施的组方用药，最主要是抓住了造成人体功能上热下寒，或寒热错杂的生理病理节律功能紊乱，其关键病机则是"痞"证所致。

"痞"有互结阻滞不通之意，中医多指痞证为胸腹间满闷结滞，气机阻塞不舒的证候。

痞证中医所指——

1. 痞满，即胸腹郁结满闷。

2. 痞利，即痞结而又下利。

3. 痞气，即脘腹部有状如覆杯，痞结成块的病证。

4. 痞疾，即腹内郁结成块的病证。

5. 痞结，即脘腹部郁结痞满，阻塞不通的病证。

6. 痞塞，即郁结，阻滞不通，心下痞硬，即正虚邪实，结滞于中焦而痞塞不通。

7. 心中痞，即胸中胃脘部痞塞互结不通。

以上所指痞证，关键都有一个"结"字，这个结是造成气机生理病理

节律不通的原因所在。

痞证的病位主要在中焦，痞证的病机为太阴虚寒水饮湿邪与阳明热邪寒热错杂互结，致使阴阳不交，气机阻滞闭塞，升降失司而逆乱，中阻上逆下侵所致心下痞满，或呕，或下利等证候的一类病证。痞证主在厥阴、少阳，也可见于阳明和太阴，即阳明、太阴合病中的"或阳明热多而寒热互结，或太阴寒饮多而寒热互结"等。

（一）阴阳胜复，寒热错杂，温清共施，乌梅丸方证

《伤寒论》第338条云："伤寒，脉微而厥，至七八日肤冷，其人躁无暂安时者，此为脏厥，非蛔厥也。蛔厥者，其人当吐蛔。今病者静，而复时烦者，此为脏寒。蛔上入其膈，故烦，须臾复止；得食而呕，又烦者，蛔闻食臭出，其人常自吐蛔。蛔厥者，乌梅丸主之。又主久利。"

乌梅丸方

乌梅三百枚，细辛六两，干姜十两，黄连十六两，附子六枚（炮，去皮），当归四两，黄柏六两，桂枝六两，人参六两，蜀椒四两（出汗）。

上十味，异捣筛，合治之，以苦酒渍乌梅一宿，去核，蒸之五斗米下，饭熟，捣成泥，和药令相得，内臼中，与蜜杵二千下，丸如梧桐子大，先食饮服十丸，日三服，稍加至二十丸。禁生冷、滑物、臭食等。

乌梅丸具有酸、苦、辛三种性味的药物组合而成，蛔虫最怕这三种味道，得苦则虫下，得酸则虫安，遇辛则虫伏。所以，方中重用乌梅苦酒之酸，又用黄连、黄柏之苦，细辛、干姜、附子、桂枝、蜀椒辛甘而温，既安蛔，又祛脏寒，因正气虚者，加人参、当归益气养血，由于本方妙在温清共施，又能酸涩敛肠，故又治寒热错杂的久利。

乌梅丸组成另有妙处，不仅是酸、苦、辛三种性味药的结合，还有白米粉和白蜜之甘，异味联合，温清共用。如酸甘相合化阴，辛甘相合化阳，酸甘涌泄清热，辛温苦寒中和，共起清上温下（清上焦热和温下焦寒）、温通血脉、温中止痛、益气补津、降逆除饮、燥湿止利之功效。

临床运用乌梅丸不应受蛔厥、久利之束缚。谨守上热下寒、寒热错杂、阴阳不通、寒饮上逆与热互结、营血虚瘀的病机，凡正虚邪亦不盛，虚实互见，寒热并存等气机上逆之证，都可用乌梅丸进行辨治。

（二）半夏泻心汤方证

《伤寒论》第149条云："伤寒五六日，呕而发热者，柴胡汤证具，而以他药下之，柴胡证仍在者，复与柴胡汤。此虽已下之，不为逆，必蒸蒸而振，却发热汗出而解。若心下满而硬痛者，此为结胸也，大陷胸汤主之。但满而不痛者，此为痞，柴胡不中与之，宜半夏泻心汤。"

半夏泻心汤方

半夏半升（洗），黄芩、干姜、人参、甘草（炙）各三两，黄连一两，大枣十二枚（擘）。

上七味，以水一斗，煮取六升，去滓，再煎取三升，温服一升，日三服。

这一条说的是胃气虚满而不痛痞证的主症，呕、肠鸣下利、心下痞满。本方以呕而发热为主症，呕去当和降，热去宜透解，万不可下之；下之则结胸，宜大陷胸汤；下之成痞，宜半夏泻心汤。从其组方来看，是在小柴胡汤的基础上，减柴胡，增黄连，去生姜易干姜而成。方中重用半夏，降逆止呕，化饮除痞；黄芩、黄连苦寒清热，降浊止呕，与干姜、半夏相佐，温胃散寒，和胃化饮；配人参、炙甘草、大枣甘以健脾，益气和中；七药相合，寒热并用，辛开苦降，和中消痞。

（三）生姜泻心汤方证

《伤寒论》第157条云："伤寒汗出，解之后，胃中不和，心下痞硬，干噫食臭，胁下有水气，腹中雷鸣，下利者，生姜泻心汤主之。"

生姜泻心汤方

生姜四两（切），甘草（炙）三两，干姜一两，人参三两，黄芩三两，半夏半升（洗），黄连一两，大枣十二枚（擘）。

上八味，以水一斗，煮取六升，去滓，再煎取三升，温服一升，日三服。

这一条是说胃中不和，水热互结，心下痞满，伴干噫食臭，腹中肠鸣下利。方中以生姜为君，化饮止呕以散水气，可见本证以水饮内停为主症，黄连、黄芩苦以降泄，和干姜、半夏寒热并用，辛开除痞。两者相合，清上温下，和中散满，佐人参、炙甘草、大枣益虚补中，以复胃气。

（四）甘草泻心汤方证

《伤寒论》第158条云："伤寒中风，医反下之，其人下利日数十行，谷不化，腹中雷鸣，心下痞硬而满，干呕心烦不得安，医见心下痞，谓病不尽，复下之，其痞益甚，此非结热，但以胃中虚，客气上逆，故使硬也，甘草泻心汤主之。"

甘草泻心汤方

甘草四两（炙），黄芩三两，半夏半升（洗），大枣十二枚（擘），黄连一两，干姜三两。

上六味，以水一斗，煮取六升，去滓，再煎取三升，温服一升，日三服。

这一条讲胃气虚寒，寒热错杂互结，心不痞满伴下利。本方是半夏泻心汤中重用炙甘草组成，方中以炙甘草为君，甘缓补中，益气安胃，尤其中宫失健，脾胃虚弱者，重用炙甘草尤为适宜，其他药物配伍意义同半夏泻心汤。

（五）附子泻心汤证

《伤寒论》第155条云："心下痞，而复恶寒汗出者，附子泻心汤主之。"

此属热痞之例，热痞特征是胃膈积有无形热邪充斥中上焦，热在上，郁在中，气痞满塞，按之濡软。

附子泻心汤方证

大黄二两，黄连一两，黄芩一两，附子一两（炮，去皮，破，另取煮汁）。

上四味，切三味，以麻沸汤二升渍之，须臾，绞去滓，内附子汁，分温再服。

本方是大黄黄连泻心汤加炮附子组成，寒热并用，意在消热痞，温表阳。取附子汁浓味厚，扶阳固表，祛除表寒。本条煎服法与众方不同，用麻沸汤浸渍大黄、黄连、黄芩须臾，兑入煎附子汁服，其义深奥，仲景熟知药性之理和精确辨证之程度，把握病理节律规律如此境界，真乃大医也。

（六）黄连汤方证

《伤寒论》第173条云："伤寒，胸中有热，胃中有邪气，腹中痛，欲呕吐者，黄连汤主之。"

黄连汤方

黄连三两，甘草三两（炙），干姜三两，桂枝三两（去皮），人参二两，半夏半升（洗），大枣十二枚（擘）。

上七味，以水一斗，煮取六升，去滓，温服，昼三夜二。

此条邪热入里而传阳明，上热下寒，邪热与寒饮错杂互结，偏重于中上焦，气机逆乱而出现胸中有热，胃中有邪气。本方组成以半夏泻心汤去黄芩易桂枝，意在减少苦寒之性，加桂枝者，温通阳气，平冲降逆；半夏泻心汤偏于苦降，而黄连汤偏于辛开，同时二方在煎药方法上也有区别。

本方为寒热并用之剂，黄连之苦配干姜、桂枝辛热，调阴阳和寒热，平冲逆，止呕吐；辅人参、炙甘草、大枣益气和中，温健脾胃；佐半夏者，降逆除痞和胃。诸药合用，共奏寒热平调、和胃降逆之功。

(七)旋覆代赭汤方证

《伤寒论》第161条云:"伤寒发汗,若吐若下,解后心下痞硬,噫气不除者,旋覆代赭汤主之。"

旋覆代赭汤方

旋覆花三两,人参二两,生姜五两,代赭石一两,甘草三两(炙),半夏半升(洗),大枣十二枚(擘)。

上七味,以水一斗,煮取六升,去滓,再煎取三升,温服一升,日三服。

此条伤寒误用汗、吐、下法,伤津液损胃气,表证虽解,但表邪内入化热与水饮交阻于心下,气机上逆而致心下痞硬满,频频嗳气或呃逆等证候。诸花皆升,旋覆独降,是为君药,专攻消痰下气,散结除痞;代赭石质重沉坠,善降逆气。本证为胃虚所致,故以人参辅之,既益胃气,又能减轻代赭石沉坠之性;佐炙甘草、大枣者,益胃补中;伍半夏、生姜化痰消痞,和胃降逆。诸药合用,则饮化痰除,噫气得平,气虚得复,胃气安宁则愈。

以上列举七首方剂,阐述了仲景寒热并用、温清共施的组方用药,依据人体功能上热下寒,或寒热错杂的生理病理节律功能紊乱,所造成阴阳不交,气机阻滞闭塞升降失司而逆乱,中阻上逆下侵所致心下痞满,呕、利、噫等证候。痞是最为突出的表现,结是生理病理节律不通的关键原因所在。因而寒热并用,温清共施,散其痞,通其结,则气机调畅,上下通达,升降圆运,节律自如,中和则病安。

五、四逆辈及扶阳方剂组合节律观

(一)四逆辈方证

《伤寒论》第277条云:"自利不渴者,属太阴,以其脏有寒故也。当温之，宜服四逆辈。"

这一条概括了太阴病本证，也就是太阴里虚寒水饮盛，当以温里化水饮为原则和主药治疗，故言"当温之，宜服四逆辈"。

四逆辈应当是以干姜、附子为主要药物组成的方剂，包括理中丸或理中汤、四逆汤、通脉四逆汤、干姜附子汤等诸多温阳化饮的方剂。

1. 理中丸或理中汤方证

《伤寒论》第386条云："寒多不用水者，理中丸主之。"第396条云："大病差后，喜唾，久不了了，胸上有寒，当以丸药温之，宜理中丸。"

理中丸方

人参、干姜、甘草（炙）、白术各三两。

上四味，捣筛，蜜和为丸，如鸡子黄许大。以沸汤数合，和一丸，研碎，温服之，日三四，夜二服。腹中未热，益至三四丸，然不及汤。汤法，以四物依两数切，用水八升，煮取三升，去滓，温服一升，日三服。

理中者理中焦，方中干姜温中散寒，温补脾阳；白术健运中土；人参补中益气；炙甘草调和诸药而和中健脾。四药合奏温健脾运之功，中气即立，清气自升，浊气自降，吐泻自平，节律自顺。

本方加附子，名附子理中汤，附子理中汤再加肉桂，名附桂理中汤，其补阳祛寒之力较理中丸为强。

2. 四逆汤方证

《伤寒论》第353条云："大汗出，热不去，内拘急，四肢疼，又下利厥逆而恶寒者，四逆汤主之。"第354条云："大汗，若大下利而厥冷者，四逆汤主之。"

四逆汤方

甘草二两（炙），干姜一两半，附子一枚（生用，去皮，破八片）。

上三味，以水三升，煮取一升二合，去滓，分温再服。强人可大附子一枚，干姜三两。

方中以附子为君，温肾助阳，干姜温中散寒，炙甘草益气和中，共用为回阳救逆之要方。药虽仅三味，力专效宏，既温脾，又暖心肾，无论外感及内伤杂病，凡见到心肾阳虚而致四肢厥逆，或太阴里虚寒水饮盛者，投服皆效。

本方化裁：

（1）本方加人参，名"四逆加人参汤"。《伤寒论》第385条云："恶寒，脉微而复利，利止亡血也，四逆加人参汤主之。"此方适用于各种病理节律紊乱引起虚寒盛的休克，且兼有阴阳双补之功。

（2）本方倍用干姜，名"通脉四逆汤"。《伤寒论》第370条云："下利清谷，里寒外热，汗出而厥者，通脉四逆汤主之。"方中借干姜之守中温阳以通脉，用于腹痛下利，四肢厥冷，脉微欲绝等，里真寒外假热之诸证。

（3）四逆汤加猪胆汁，名"通脉四逆加猪胆汁汤"，取猪胆汁以益阴和阳，防阳药劫阴过甚而不得发挥作用。

（4）本方加人参、茯苓，名"茯苓四逆汤"。《伤寒论》第69条云："发汗，若下之，病仍不解，烦躁者，茯苓四逆汤主之。"此方加重茯苓用量，治疗因误治而致阴阳节律失常，症见心悸、惊惕、小便不利、浮肿等。心力衰竭和慢性肾炎之水肿属于本型者，用之均效。

（5）本方去甘草加葱白，名"白通汤"。《伤寒论》第314条云："少阴病，下利，白通汤主之。"取葱白能通上下之阳，合为祛阴通阳之剂。治疗下利手足厥逆，脉微欲绝，面赤等阴盛格阳证。

（6）本方加葱白、人尿、猪胆汁，名"白通加猪胆汁汤"。本证由于里寒太盛，而阳被格拒不纳，所以，在热药中加人尿、猪胆汁，以苦寒药反佐，取其开胸中痞塞。

（7）本方去甘草，名"干姜附子汤"。《伤寒论》第61条云："下之后，复发汗，昼日烦躁不得眠，夜而安静，不呕、不渴、无表证，脉沉微，身无大热者，干姜附子汤主之。"因下后复发汗，伤阳过甚，而引起昼夜（日）节律紊乱所致的烦躁不得眠、脉沉微等症。

（二）扶阳方剂组合用药节律观

扶阳组方用药救治急危重症，它的学术渊源和理论根基就是《伤寒论》。

扶阳学说，其特点是重视人体真阳（元阳、真火），仲景称之为元真，如《金匮要略·脏腑经络先后病脉证》所言："若五脏元真通畅，人即安和。"扶阳法擅长治疗阴寒证（三阴之证，三阴即太阴、少阴、厥阴），即阴盛阳必衰，故救阳为急，临床上善于运用附子、姜（生姜、干姜、炮姜）、桂（肉桂、桂枝）等辛热回阳、温阳、通阳的药物，特别是擅长运用大剂量附子，并将附子的功效发挥到极致而屡起沉疴。前有清代名医郑钦安将《伤寒论》三阴病的理法方药理论应用发挥到了极致，辨证多考虑元气盈虚损伤情况，治病重视阳虚阴盛病机，善用大剂四逆汤、白通汤及桂枝汤等含有附子、桂枝、干姜等辛热辛温方药，治愈诸多外感内伤杂病、疑难病及危重症，被誉为"郑火神"。今有云南中医学院（今云南中医药大学）吴佩衡教授和山西省吕梁市李可大师，都善用附子，并且用量极大（100～500g）。还有卢铸之、范中林、祝味菊、唐步祺等医家，都十分重视扶阳学说在临床中的应用，并且形成了扶阳学派，即"火神派"。

附子辛温火热有毒，入心、脾、肾经，兼行十二经，其功能当强心回阳，温肾行水，祛寒止痛，主治阴盛格阳，大汗亡阳，吐利厥逆，心腹冷痛，腹泻冷痢，脚气水肿，风寒湿痹，痿躄拘挛及一切沉寒痼冷等证。

附子在《伤寒杂病论》方剂中共见66处，共计36首方剂中。

《伤寒杂病论》辨证论治大法的主旨，就是保胃气，存津液，扶阳气（真阳）。这9个字蕴含着一个重要的理念，就是"扶正"，即促进人体功能生物节律自愈力的修复，以助祛邪外出，这正是医圣张仲景扶阳学说的初衷和目的。

贯穿《伤寒论》全书的理念就是扶正祛邪，三阴病重在扶正以助祛邪，三阳病重在祛邪而助扶正，疾病的治愈，最终要靠正气的建立，正气即人体功能生物节律自愈力，张仲景十分重视生物节律自愈力的修复，因为人体自愈力有着强大的自我修复能力。

附子是一味具有强大回阳温通功效的药物，在扶阳用药中无可替代。附子用好了，能治不少急危重症及疑难杂症，能治病救命。可以说，附子是扶阳学派的主药，要弄懂扶阳学说，了解扶阳学派的用药特点，必须悟透附子的功效及作用机制，从而掌握附子的运用规律。用好附子，最大限度地提升疗效，最大限度地降低毒副作用，才是我们所要达到的目的。

附子具有扶正和祛邪的双重功效，而重点在于扶正。

附子辛热燥烈，有很强的温通之功，其回真阳、续绝阳之力无药可替代，又有强大的祛邪之力，祛阴寒，逐寒湿（饮），攻坚克难，破阴回阳，而其祛邪之力是建立在扶正基础上，作用于人体主要是能够强力修复和启动机体自愈力，即扶真阳，固元气，迅速改善人体自我修复功能而抵抗病邪。

张仲景在《伤寒论》三阴病中将附子应用得出神入化，领悟到《黄帝内经》附子气味辛温、有大毒的含义，附子这味药火性迅发，无处不到，以其雄壮之质，温热之性，助火之原，上助心阳以通脉，中温脾阳以健运，下补肾阳以益火，外固卫阳以祛寒，为扶真阳、祛阴寒、回阳救逆之圣药。附子还有强大的通阳作用，能以迅雷之势将十二经打通，使残留在身体各处的残阳回纳下元，有效地追复散失之亡阳。

经方中有不少应用附子、桂枝、干姜等温热药组成的方子，如四逆汤、通脉四逆汤、白通汤、理中汤等，已在四逆辈中阐述，不再赘述，现将真武汤和附子汤方证概述如下。

1. 真武汤方证

《伤寒论》第82条云："太阳病发汗，汗出不解，其人仍发热，心下悸，头眩，身𥆧动，振振欲擗地者，真武汤主之。"第316条云："少阴病，二三日不已，至四五日，腹痛，小便不利，四肢沉重疼痛，自下利者，此为水气。其人或咳，或小便利，或下利，或呕者，真武汤主之。"

真武汤方

茯苓三两，芍药三两，白术二两，生姜三两，附子一枚（炮，去皮，破八片）。

上五味，以水八升，煮取三升，去滓，温服七合，日三服。

方中以附子为君药，温煦肾阳以散阴寒；配生姜者，温散水气；配白术温健脾肾之阳以制水，增免疫，促活力；佐茯苓淡渗利水，以祛湿邪；芍药者，敛阴和营，泻利小便，既制姜附之燥，散水之中又不伤阴。诸药合用，可温补脾肾，利水消肿。

2. 附子汤方证

《伤寒论》第304条云："少阴病，得之一二日，口中和，其背恶寒者，当灸之，附子汤主之。"第305条云："少阴病，身体痛，手足寒，骨节痛，脉沉者，附子汤主之。"

附子汤方

附子两枚（炮，去皮，破八片），茯苓三两，人参二两，白术四两，芍药三两。

上五味，以水八升，煮取三升，去滓，温服一升，日三服。

本方为真武汤去生姜易人参，加重白术、附子的剂量而组成，意不在宣散水气，而在祛寒湿，温肾阳。方中附子温经镇痛，祛寒壮阳，加白术健脾渗湿，两药相合，温阳化湿，助健脾肾，人参益气养心，与白术、茯苓配，益气健脾，温运中州。芍药和血止痛，益营以通血痹，故阳虚身痛之症消除。

以上从四逆辈组方用药及扶阳方剂中的扶正理念，概述了张仲景扶阳组方立足促进人体功能生物节律自愈力的修复，发挥附子在方剂中的双重功效，既扶正，又祛邪，作用于人体，主要是能够强力修复和启动机体生物节律自愈力，即扶真阳，固元气，迅速改善人体自我修复功能而抵御病邪，这才是张仲景扶阳用药生物节律观的体现。

六、清补之法组方用药的节律性能

清补之法组方用药主要体现在：太阳病变局兼症的里热虚烦和阳明经本证热证方面，是由于生理病理节律正邪交争而引起的郁热，或者阳明里热亢盛，内外充斥，全身发热等。

（一）太阳病变局兼症里热（郁热）类方证

1. 栀子豉汤方证

《伤寒论》第76条云："发汗吐下后，虚烦不得眠，若剧者，必反复颠倒，心中懊憹，栀子豉汤主之；若少气者，栀子甘草豉汤主之；若呕者，栀子生姜豉汤主之。"

栀子豉汤方

栀子十四个（擘），香豉四合（绵裹）。

上二味，以水四升，先煮栀子二升半，内豉，煮取一升半，去滓，分为二服，温进一服得吐者，止后服。

此方凉膈透邪，清宣郁热。栀子苦寒，凉心膈除烦热，香豉味苦，透热郁热。栀子、香豉相合，既宣透解表，又清泄虚火，使热扰胸膈之虚烦懊憹得以尽除。

本方加减化裁如下：

（1）本方加甘草，名"栀子甘草豉汤"，加入甘草取其调中补气，治兼少气者服之。

（2）本方加生姜，名"栀子生姜豉汤"，治在原有膈热懊憹、心中虚烦的基础上，增呕吐之症，病机为膈热胃寒，上热则烦，中寒则呕，加生姜者，温胃化饮，和胃止呕。

（3）本方去豆豉，加枳实、厚朴，名"栀子厚朴汤"，之所以去豆豉，因无表郁之证，单取栀子者，凉膈除烦，清心安眠，配枳实、厚朴，下气消胀，宽中除满，为伤寒误下，救治心胸及胃腑也。

（4）本方重用豆豉，加枳实，名"枳实栀子豉汤"，治伤寒瘥后劳复，若有宿食加大黄，以皆随证变法之典范。

（5）本方去豆豉易干姜，名"栀子干姜汤"，栀子苦寒，干姜辛热相配，寒热并用，共治寒热并存之证，既用栀子入心，凉膈以除烦，又用干姜暖胃，温散腹满，二者一寒一热，既不悖，又相协，共同配治上热中寒之证。

（6）本方加大黄，再加重枳实用量，名"栀子大黄汤"，主治酒疸，心中懊憹，或腹满热痛等阳黄。

（7）本方加黄柏，名"栀子柏皮汤"，可治黄疸发热，或热偏重型的黄疸。

（8）用本方去豆豉，加大黄、茵陈，名"茵陈蒿汤"，是治疗阳黄之主方，方中以茵陈蒿为主药，清热利湿，利胆退黄；栀子苦寒清热，解毒退黄，配大黄非攻下阳明里实之举，而是催胆祛黄有殊效，兼清血中瘀热，符合"六脏以通为用"的生理病理节律原则。

2. 麻黄杏仁甘草石膏汤证

《伤寒论》第63条云："发汗后，不可更行桂枝汤，汗出而喘，无大热者，可与麻黄杏仁甘草石膏汤。"《伤寒论》第162条云："下后，不可更行桂枝汤，若汗出而喘，无大热者，可与麻黄杏仁甘草石膏汤。"

麻黄杏仁甘草石膏汤方

麻黄四两，杏仁五十个（去皮尖），甘草二两（炙），石膏半斤（碎，绵裹）。

上四味，以水七升，先煮麻黄，减二升，去白沫，内诸药，煮取三升，去滓，温服一升。

本方由麻黄汤去桂枝易石膏而成。麻黄辛温，宣肺平喘，石膏甘寒，清泄里热，麻黄配石膏，宣肺定喘而泄热。在配伍剂量上有讲究，石膏五倍于麻黄，借石膏甘寒之性，兼制麻黄之辛温，致发散之力受限，又充分发挥其宣肺平喘的功效，使辛温变为辛凉重剂。杏仁与麻黄相配，宣肺平喘，协同增效。甘草调和诸药，同时又有止咳作用。四药相合，共同起到宣泄肺热的良好效果。

（二）阳明里热：白虎汤、白虎加人参汤方证

1. 白虎汤证

《伤寒论》第176条云："伤寒，脉浮滑，此以表有热，里有寒，白虎汤主之。"

白虎汤方

知母六两，石膏一斤（碎），甘草二两（炙），粳米六合。

上四味，以水一斗，煮米熟汤成，去滓，温服一升，日三服。

阳明胃腑，热淫于内，燔烁肌腠，则身现壮热，大汗出，壮火食气，燥热伤津，故口大渴，热烦不解，脉现浮滑或洪大。方中主以生石膏，辛甘大寒，解肌退热，生津止渴，配知母苦寒而润，泻火养阴，二者相合，辛寒除壮热，生津止烦渴，佐炙甘草、粳米，益胃生津，免致寒凉伤胃之弊。

2. 白虎加人参汤方证

《伤寒论》第26条云："服桂枝汤，大汗出后，大烦渴不解，脉洪大者，白虎汤加人参汤主之。"《伤寒论》第222条云："若渴欲饮水，口干舌燥者，白虎汤加人参汤主之。"

白虎加人参汤方

知母六两，石膏一斤（碎），甘草二两（炙），粳米六合，人参三两。

上五味，以水一斗，煮米熟汤成，去滓，温服一升，日三服。

本方是白虎汤加人参而组成，出现渴欲饮水，口干舌燥，此乃胃燥伤津，服白虎加人参汤，以清泄阳明热邪，又可益气生津止渴，寓清泻之中补益气阴。

3. 竹叶石膏汤方证

《伤寒论》第397条云："伤寒解后，虚羸少气，气逆欲吐，竹叶石膏

汤主之。"

竹叶石膏汤方

竹叶二把，石膏一斤（碎），半夏半升（洗），麦门冬一升（去心），人参二两，甘草二两（炙），粳米半升。

上七味，以水一斗，煮取六升，去滓，内粳米，煮米熟，汤成去米，温服一升，日三服。

本方是由白虎汤加减而成，其中竹叶味甘性寒，善解烦热，生石膏辛甘大寒，专清阳明胃热，人参益气生津，麦门冬滋液凉润生津，炙甘草、粳米甘平益胃，半夏和胃止呕，诸药相合，共奏清润生津、除烦止呕之功效。

以上概述清补之法在里热证方面的应用，邪正交争，或郁热，或里热亢盛，则结合其病理节律变化，清透郁热而除烦，清泄里热而生津止渴，促其人体功能自愈力的恢复。

七、建中灌四旁组方用药的节律意义

《素问·刺禁论》云："脾为之使，胃为之市。"是指除脾胃具有消化水谷，为五脏六腑提供物质基础的意义外，更突出脾胃居于中焦，是整体气机斡旋之枢纽的作用和重要性。生物节律是人体生命的基本特征，而最基本的形式是气化升降出入运动。无论是在上的心肺之气下降，或者在下的肝肾之气上升，都需要通过中焦脾胃之斡旋转输，因为脾胃为脏腑气机升降的枢纽，调节着全身的气机升降运动，脾胃"能使心肺之阳降，肾肝之阴升"（《格致余论》）。中枢旋转，水木因之左升，火金因之右降（张琦《素问释义》）。正是由于脾胃的"转枢"作用，才能维持人体功能生物节律正常升降出入之功能。《素问·玉机真脏论》云："脾脉者，土也，孤脏以灌四旁者也。"意旨建中安四脏，如若中焦脾胃转枢功能失常，节律紊乱，皆可使全身气机失常，就会出现"五脏不安"之病（《灵枢·本神》）。因此，张仲景提出了"四季脾旺不受邪"（《金匮要略·脏腑经络先后病脉

证》)的著名观点,充分体现了张仲景在《伤寒杂病论》一书中对固护脾胃、创建建中安四脏组方用药的良苦用心。

(一)小建中汤方证

《伤寒论》第100条云:"伤寒,阳脉涩,阴脉弦,法当腹中急痛,先与小建中汤。"《伤寒论》第102条云:"伤寒二三日,心中悸而烦者,小建中汤主之。"《金匮要略·血痹虚劳病脉证并治》云:"虚劳里急,悸,衄,腹中痛,梦失精,四肢酸疼,手足烦热,咽干口燥,小建中汤主之。"

小建中汤方

桂枝三两(去皮),白芍六两,甘草二两(炙),生姜三两(切),大枣二十枚(擘),胶饴一升。

上六味,以水七升,煮取三升,去滓,内饴,更上微火消解,温服一升,日三服。呕家不可用建中汤,以甜故也。

小建中汤是桂枝汤的变方,倍芍药君饴糖组成,方药乃属甘温益虚之剂。方中芍药敛阴和营,配桂枝、炙甘草酸甘化阴,缓急止痛,生姜、大枣温煦益脾以助温运,建中者建中焦之气,以运四旁,余依上法,助脾输津,从阴引阳,从阳引阴,阴阳协调,节律如常,则诸症消失。

(二)黄芪建中汤方证

《金匮要略·血痹虚劳病脉证并治》云:"虚劳里急,诸不足,黄芪建中汤主之。"

黄芪建中汤方

于小建中汤内,加黄芪一两半,余依上法。

虚劳里急,是指劳伤内损,腹里拘急;诸不足,是指阴阳形气俱不足。本方是在小建中汤内加黄芪一两半,余依上法。加甘温之黄芪,补虚益气健脾,这是《黄帝内经》"劳者温之,损者温之"的道理。

以上通过小建中汤和黄芪建中汤,健脾运四旁,启动中焦枢纽,《临证指南医案》云:"脾宜升则健,胃宜降则和。"中焦气机升降节律正常运行,《金匮要略·脏腑经络先后病脉证》云:"五脏元真通畅,人即安和。"这就是张仲景"建中脏"对于人体功能生命活动的重要性及其节律意义。

八、柴胡和解剂组方用药的生物节律特性

柴胡和解剂组方用药的生物节律特性本章第二节《伤寒杂病论》用药生物活性节律列举中介绍柴胡时,将柴胡和解方剂进行了阐述,在此不必赘述。

综上所述,我们从生物节律的角度,列举了具有代表性的六味常用中药在《伤寒杂病论》中的功能和作用。因为中药是自然界具有生命活力的动植物,它和化学合成西药是完全不一样的。所以,中药四气五味内含着天然赋予的生物活性肽物质,它与人体生命内的活性肽应该是相匹配的,这还需要进一步研究证实。

我们认为中药的"生物活性"物质具有自然生物节律的调控作用,它是在人体内"自愈力"的作用下发挥着生物节律的调控作用。

最后从七个方面对《伤寒杂病论》方剂组合用药的生物节律特征进行探讨,祈请同道斧正。

下篇
《伤寒杂病论》的生物节律思想

第十二章 《伤寒杂病论》"方后注文"开辟了中医时辰治疗学的先河

时间（辰）治疗学是西医学综合运用时间生物学与时间药理学的原理和方法，来治疗和预防疾病，以获取最佳疗效，并减少不良反应而兴起的一门新的学科。

然而，早在我国1800多年前，东汉医圣张仲景所著《伤寒杂病论》，就以时辰节律，尤其是以周日视运动的昼夜（日）生物节律为主线，创"六经病欲解时"为纽带，将太阳、阳明、少阳、太阴、少阴、厥阴六个时空靶向坐标串联在一起，从整体上研究人体生命活动节律、病理节律、中药寒热温凉、四气五味，以及中药生物活性节律的周期性。《伤寒杂病论》组方用药配伍严谨，用药精准，靶向明确。"方后注文"更是体现了医圣张仲景在临床治疗实践过程中遵循时辰节律规律或应变原则给药，选择最佳用药时间和用药量的多少，以及用药后的注意事项，利用人体功能生命活动节律和病理节律之间时差因素，达到药物疗效最好，毒性最低的时辰服药节律，就是理想的治疗时间，以实现临床安全合理用药为目的，就可望获得更理想的治疗效果。

第一节 《伤寒杂病论》时辰治疗学的理论基础

医圣张仲景依据人体功能生理节律和疾病病理节律时差的发生、转归与外界环境昼夜（日）节律变化的关系，提出太阳、阳明、少阳、太阴、少阴、厥阴六个时空靶向坐标系统的"六经病欲解时"的科学论断，即是《伤寒杂病论》时辰治疗学的理论基础。

关于六经病欲解时节律的应用，现进行如下阐述。

六经病证的不同欲解时间，说明某个时辰自然界及人体阴阳节律的升降盛衰不同变化，有利于扶正或祛邪，病有欲解趋势与可能，临床可利用这种节律变化，对疾病进行预测，选择治疗时间，促进病变尽快向愈。

一、对疾病进行预测

当临床遇到六经病证时，若疾病的变化与欲解有一定关系，表明人体阳气节律尚正常，虽有疾患但不严重，施治也较容易。如遇及伤寒的太阳中风病，在昼夜之中病情一般有较大波动，但在巳午时左右应出现病情减轻，说明人体阳气节律存在，可抓紧治疗，以尽快痊愈。反之，若病情不循欲解时规律波动，则应引起重视，及时采取措施，防止病情加剧。对疾病转归应用此法还可预测病变向愈时间，以便做好治疗与护理的安排。如某研究对100例蛔厥腹痛患者服用乌梅汤二至三日，结果有89例患者在丑寅卯时缓解，11例在其他时间缓解。蛔厥证属阴经病证，100例蛔虫证缓解时与厥阴病欲解时符合率达89%，蛔厥相当于现代的胆道蛔虫症，一般疼痛发作缓解后实施驱虫，对蛔厥向愈时间的预测，有利于尽早安排驱蛔。

二、择选治疗时间

六经病欲解时间正是经气节律正旺时机，抓紧该时机，在经气节律旺盛之时选择用药，可提高疗效。如李瑛治疗肾阳虚水肿患者共计29例，其中原发性肾小球肾病16例，慢性肾炎肾病型13例（部分伴有肾功能不全），以随机抽样分为寅时给药组和常规给药对照组，均给以中药温阳补肾汤（其中少部分患者酌情配合利尿药短期服用），寅时给药组11例，于每日晨4～5时，即寅时一次服药；对照组18例，每日上午和下午两次服药，结果寅时给药组总有效率为90.9%，对照组有效率为61.11%，经统计学处理有显著性差异（$P<0.05$），患者各项实验室指标比较也证明，在同等条件下，采取寅时服药，对于改善肾功能和恢复肾阳比常规用药作用更显著。寅时为少阴病欲解时，肾阳虚水肿患者均符合少阴病脉证，在少阴病欲解经旺之时，给以补肾温阳药，从而起到促进少阴病缓解的作用。

六经病欲解时间节律用药治案，也充分说明了在六经病欲解时进行用药，疗效是十分肯定的。例如，少阳病愈于寅卯时案、阳明病欲解于申酉戌时案、太阳病愈于巳至未上案、太阴病亥子丑时病除案、太阴欲解戌亥阳虚案、少阴病欲解时子丑寅案、少阴病欲解丑时排石案等。

综上，时间节律因素对一个症状的性质也有着重要意义。张仲景在《伤寒论》中特别重视时间节律对人体生命生理病理节律的影响，尤其是在择药施治方面，对时间节律更加地重视。

第二节 《伤寒杂病论》时辰治疗学的应用和意义

由于人体生命活动功能具有明显的昼夜（日）节律性，根据人体生理病理昼夜节律变化，以及脏腑功能强弱节律的改变指导用药，选择最佳用药时辰，充分发挥中药节律的疗效，在临床中显得十分重要。

按时辰节律合理用药显然具有特殊的临床意义，特别是根据昼夜（日）节律，准确掌握剂量，更应引起重视。

东汉张仲景已发现，给药时间不同，会直接影响药物的疗效，因此，对各方药的服药时辰方法和用量多少，以及注意事项，在其《伤寒杂病论》"方后注文"中都给予了注明。如理中丸（汤）"日三四，夜二服"，温补剂应在脏腑节律功能最低时服药，可起到事半功倍之效。

一、《伤寒杂病论》时辰治疗法时间标准的选择

《伤寒杂病论》时辰治疗法时间标准的选择按农历，农历包括二十四节气、季、月、日、十二时辰，与中医的天干、地支有着密切关系。

应用"时辰"为时间标准，说明人体天人相应、天人共律的变化规律，体现了仲景把人放在自然环境中探讨人体生命活动节律与宇宙节律同步的研究特点，强调了自然界对人体生命节律活动的影响，特别是光照的变化（周日视运动）与人体节律密切相关。

周日视运动而产生昼夜（日）节律，中医采用"时辰"作为时间标准，时辰包括十二时和十二辰两个内容。

十二时的内容：平旦、日出、食时、隅中、日中、日昳、晡时、日入、黄昏、人定、夜半、鸡鸣。

十二辰的内容：子时、丑时、寅时、卯时、辰时、巳时、午时、未时、申时、酉时、戌时、亥时。每辰约合现在两小时。

《伤寒论》第104条云："日晡所发潮热。"另外，十枣汤以"平旦服"；六经病欲解以"太阳病，欲解时，从巳至未上"。所以，仲景应用"时辰"为时间标准，强调了自然界对人体生命活动节律的影响，并顺应"时辰"节律，按照人体病理节律进行辨证论治，开辟了中医时辰治疗学的先河。

二、《伤寒杂病论》"方后注文"的应用和临床意义

《伤寒杂病论》共载317首（含重复方）方剂中，除丸、散等方剂外，大多数为汤剂，"方后注文"多以"上某味，以水某升，先煮某药，去上沫，内诸药，煮取某升，去滓，温服，何时服"等各不相同的医嘱，我们首先应从仲景用药量和用水之比的最佳方案说起。

(一)用药量和用水之比例及煎煮研究

1.《伤寒杂病论》方剂药物用量的研究

关于《伤寒杂病论》方剂中药用量,柯雪帆教授对此进行了专门考证和研究,据此可知,东汉 1 斤合今 250g,1 两合今 15.625g(简为 15.6g)。

《伤寒杂病论》方剂中,还有以个数(枚、个)、容积(升、合)、长度(尺)、比类估量(鸡子大)等非标准重量计量药物用量。如杏仁 40 枚,石膏如鸡子大等,这些非标准重量计量药物在多个经方中出现。可见,经方中或多或少用到这些药物,应用广泛。非标准重量计量药物,能保持某些药物的完整性,处方、调配操作方便,而且在当时"用数量作为计量单位,在古今度量衡的递变中,客观上还起到了稳定用量的作用"。畅达等认为,汉代药物个体(体积)与现在药物个体进行对比,发现古今药物个体大小基本一致。因此,考虑古今对比,这些药物变化不大,根据现代实测,推测其测量结果应当符合原方用量,经方一升折合今 200mL,实测结果见表 12-1 和表 12-2。

表 12-1 以升为单位计量药物的实际测量结果

药名	原方量(升)	所在方剂	实测量(g)	药典量(g)
麦冬	7	麦门冬汤	756	12
赤小豆	3	赤小豆当归散	438	30
麻子仁	2	麻子仁丸	208	15
酸枣仁	2	酸枣仁汤	188	-
苇茎	2	苇茎汤	60	30
吴茱萸	2	当归四逆加吴茱萸生姜汤	168	4.5
百合	1	百合洗方	87	12
豆豉	1	枳实栀子豉汤	120	12
苦参	1	苦参汤(外用)	54	9

续表

药名	原方量（升）	所在方剂	实测量（g）	药典量（g）
芒硝	1	大陷胸汤	144	15
小麦	1	厚朴麻黄汤	130	15
杏仁	1	麻子仁丸	104	9
薏苡仁	0.5	苇茎汤	59	30
半夏	0.5	小青龙汤、生姜泻心汤、黄连汤	48	9
葶苈子	0.5	大陷胸丸	66	9
五味子	0.5	小青龙汤	45	—
粳米	1	桃花散	160	

表 12-2 以数量为单位计量药物的实际测量结果

药名	原方量	所在方剂	实测量（g）	药典量（g）
水蛭	30 个	抵当汤	108	3
附子	3 枚	桂枝附子汤	63	15
虻虫	30 个	抵当汤	5	1.5
杏仁	70 个	麻黄汤	23	9
桃仁	50 个	桃核承气汤	17	9
大枣	30 枚	炙甘草汤	120	15
栝楼实	1 枚	小陷胸汤	30	15
枳实	5 枚	大承气汤	30	9
栀子	15 枚	栀子柏皮汤	17	8
石膏	1 枚鸡子大	大青龙汤	70（天然）	60
竹叶	2 把	竹叶石膏汤	34	9

2. 以桂枝汤为例，对药水之比和煮煎时间的研究

为了进一步验证所考证的经方剂量结果的可靠性，试从量效关系的角度进行研究，仅以桂枝汤为例，其他类推（表 12-3）。

表 12-3　不同剂量折算的桂枝汤比较

药物	原剂量	一两＝3g	一两＝15g
桂枝	三两	9	45
芍药	三两	9	45
炙甘草	二两	6	30
生姜	三两	9	45
大枣	十二枚	48	48
总剂量		81	213
加水量	7L		
药水比例	1400mL	1∶17.28	1∶6.57
煎煮时间	600mL	56.5 分钟	35 分钟

（1）从方药组成分析

原方药量：桂枝三两，芍药三两，炙甘草二两，生姜三两，大枣十二枚。

报告实测，大枣 1 枚约为 4g。

一两折合 15g，则桂枝 45g，芍药 45g，炙甘草 30g，生姜 45g，大枣 48g，共 213g。同时，请注意方后服法，只煮 1 次，分 3 次服，服 1 次出汗了，后面的药就不再服了，因此，仲景的 1 次治疗量：桂枝 15g，芍药 15g，炙甘草 10g，生姜 15g，大枣 4 枚。

一两折合 3g，则桂枝 9g，芍药 9g，炙甘草 6g，生姜 9g，大枣 48g，共 81g。

结果讨论：比较发现，当一两折合 3g 时，大枣量大于其余四味药总量（33g），大枣不是君药，明显不符合组方配伍的君臣佐使原则；但一两折合 15g，则比较符合组方配伍君臣佐使的规律。从经方配伍原则和经方平衡性上分析，按一两折合 15g 更为合理。

（2）从药水对比分析

原方后注：右五味，㕮咀三味，以水七升，微火煮取三升，去滓。

一两折合 15g，则总量为 213g，水 1400mL，煮取 600mL，药水之比约为 1∶7。

一两折合 3g，则总量为 81g，水 1400mL，煮取 600mL，药水之比约为 1∶17。

结果讨论：从药量与加水量的比较上可以看出，按照考证推定的一两折合 15g 折算，经方药物剂量与加水量符合现代科学认识比例，而按照习惯，认为一两折合 3g，则是水多药少。

《备急千金要方》云："凡煮汤……其水数依方多少，大略二十两药用水一斗煮取四升，以此为率。"现在一般认为药与水的重量比例为 1∶6～1∶8，这样才能够使大剂量用药既可以有效析出药物容量成分，保证不浪费，又能用足剂量，起到治疗疾病的目的。

（3）从煎煮时间的研究

①煎煮操作：今一两折合 15g，称取饮水总计 215g。将大枣劈为两半，放入直径 20～25cm 的砂锅中，加水 1400mL，微火煮取 600mL。②煎煮时间：按一两折合 15g，桂枝汤平均煎煮时间为 35 分钟。按一两折合 3g，桂枝汤平均煎煮时间为 56.5 分钟。

结果讨论：《伤寒论》桂枝汤有实验表明，煎煮 30～40 分钟时，桂皮醛煎出率较高，煎煮时间再延长，桂皮醛一部分随水蒸气挥发，一部分氧化成桂皮酸，其煎出量直接影响桂枝是否能够发挥辛散温通的作用。芍药为臣药，益阴敛营，芍药苷煎出量则降低，可见，煎煮 30 分钟为芍药的最佳煎煮时间。若以 1 两折合 3g 量煎煮，则煎煮时间为 56.5 分钟，起主要作用的成分含量则降低，药效会随之减弱。可见，桂枝汤煎煮 35 分钟较为合理，即桂枝汤一两折合 15g，比一两折合 3g 的剂量更符合实际。

3. 从疗效评价研究

关于桂枝汤，有学者依据《伤寒论》原文的煎煮方法，以一两折合 13.8g 和 3g 的不同折算剂量，观察酵母致大鼠发热模型的影响。结果表明，按一两折合 13.8g 计算的大剂量桂枝汤，能明显下调升高的白细胞介

素 –1、前列腺素 E_2 而起解热作用，使升高的体温接近正常组的体温。按一两折合 3g 计算的小剂量桂枝汤组，解热作用不明显，体温仍高于正常体温。可以看出，不同剂量桂枝汤药效有明显差异，经方大剂量的疗效优于小剂量。

另外，《伤寒杂病论》针对不同病证和不同药物，对煎煮时间和方法也提出了不同的要求。

（1）煎煮时间的先后

①先煎类药物：《伤寒杂病论》常要求煎某药后再加入其他药物。含有麻黄、葛根类药的方剂，提出先煮麻黄、葛根，减二升，去沫，内诸药，如葛根汤。②后下类药物：后下药物如栀子豉汤类，先煮栀子取××升，后内豉，再如阿胶、芒硝等，去滓后加入，滚沸化开。

（2）药物煎煮时间的长短

《伤寒杂病论》不仅重视某些药物煎煮时间的先后，而且对许多药物煎煮时间提出了具体规定和要求。

《伤寒杂病论》值得一提的独特煎煮方法，就是"去滓，再煎，浓缩"的方法，诸如柴胡类、泻心类两大类方剂。仲景提出"以水××升，煮取××升，去滓，再煎取××升"，这是独具特色的煎煮方法，更具有独特的临床意义。

清酒和水共煎，如炙甘草汤。苦酒渍乌梅，如乌梅丸等。总之，《伤寒杂病论》"方后注文"煎煮方法，用水之比等，都体现了张仲景严谨的科学态度，为后世中医学的发展和提高指明了前进方向。

（二）《伤寒杂病论》时辰治疗思想及运用

《伤寒杂病论》十分重视服药的时间性，对不同的"脉证"有不同的方药；常采用不同的时间和不同次数给药，现将其具体措施和方法整理归纳如下。

1. 服药的时间性

（1）饭前服：如用桂枝茯苓丸，要求每日食前服1丸。

（2）饭后服：如用乌梅丸要求"先食饮服十丸"；用核桃承气汤要求"先食温服五合"。

（3）平旦服：如用十枣汤要求"温服之，平旦服"。

（4）昼夜服：《伤寒论》给药时间多选择在白天，因服用方便，易于计时。但也有因病情需要时采用昼夜服药的情况，如用黄芩汤要求"日再夜一服"，用奔豚汤要求"日三夜一服"，用黄连汤要求"昼三夜二"。

（5）发病前服：如《伤寒论》第54条言："病人脏无他病，时发热、自汗出而不愈者，此卫气不和也。先其时发汗则愈，宜桂枝汤。"针对患者内脏无病，只有时发热、自汗出，采用在发热自汗出之前，用桂枝汤调和营卫，使卫气自和，诸症消失。治疗疟疾的蜀漆散，仲景强调"未发前，以浆水服半钱。温疟加蜀漆半分，临发时，服一钱匕"。在疟病发作前用药，对于疟疾的治疗和减轻发作的程度均有积极作用。

（6）根据病情变化调整服药时间：疾病的变化千差万别，应根据病情变化来调整服药时间，如桂枝汤常采用一日三次的服药时间，但仲景并不拘泥于常法，亦提出了变化，其方后附言："又不汗，后服小促其间。半日许，令三服尽。若病重者，一日一夜服，周时观之。服一剂尽，病证犹在者，更作服。若汗不出，乃服至二三剂。"这一论述明确指出临床可根据病情轻重缩短服药时间。又如桂枝附子去桂加白术汤"初一服，其人身如痹，半日许复服之"。指出服药后，患者出现"身如痹，半日许复服之"；若未出现"身如痹"，则需根据具体情况选择服药时间。

（7）依体质情况调整服药时间：人有体质强弱和年龄老少的差异，服药时间亦应根据具体情况加以调整。如用"升麻鳖甲汤"以水四升，煮取一升，顿服之，无效再服，老小再服，取汗。本方在服药时间上有两种：一种是针对体质强壮的成人，采用顿服，一次服尽；一种是针对老人及儿童，因其体质不如成人强壮，故采用分两次服用，以防药力过猛损伤机体正气。又如十枣汤，亦明确指出"强人服一钱匕，羸人服半钱，温服之"，这是根据体质强弱而服药。

（8）常服指经常服用。如《金匮要略·妇人妊娠病脉证并治》云："妇人妊娠，宜常服当归散主之。"其方后嘱言："妊娠常服即易产，胎无疾苦。"提出妊娠期间常服当归散，有利于胚胎儿的正常发育，当然，这里的"常服"要活用。

2. 服药的不同次数

对于不同的病证和不同的方药，《伤寒杂病论》对服药次数也有不同的要求。这是与治疗的时间性要求密切相关的，是根据时间重新安排治疗措施，对服药次数的要求，大致可分为以下几类。

（1）顿服：指立即服或一次服尽。如用干姜附子汤，应煮取一升，去滓，顿服；用桂枝甘草汤，应"煮取一升，去滓，顿服"。

（2）一日服一次：如大乌头煎"上以水三升，煮取一升，去滓，内蜜二升，煎令水气尽，取二升，强人服七合，弱人服五合。不差，明日更服，不可日再服"。排脓散"上三味，杵为散，取鸡子黄一枚，以药散与鸡黄相等，揉和令相得，饮和服之，日一服"。

（3）一日服两次：如茯苓四逆汤"煮取三升，去滓，温服七合，日二服"。桂枝二麻黄一汤"煮取二升，温服一升，日再服"。上述一日两次，如指早、晚各一次。另有一些特殊情况，如大建中汤"微火煎取一升半，分温再服；如一炊顷，可饮粥二升，后更服，当一日食糜，温覆之"。

（4）一日服三次：如桃花汤"煮米令熟，去滓，温服七合，内赤石脂末方寸匕，日三服"。白虎加人参汤"煮米熟汤成，去滓，温服一升，日三服"。上述一日三次，是指早、中、晚各一次。同时，还有"日再夜一服"的情况，如桂枝人参汤"煮取三升，去滓，温服一升，日再夜一服"。赤丸"先食酒饮下三丸，日再夜一服"。此外，还有半日或更短时间服三次者，如麻黄连轺赤小豆汤"分温三服，半日服尽"。麻黄升麻汤"煮取三升，去滓，分温三服。相去如炊三斗米顷，令尽，汗出愈"。

（5）一日四服次：均指白天服三次，夜间服一次。如皂荚丸"以枣膏和汤服三丸，日三夜一服"；麦门冬汤"煮取六升，温服一升，日三夜一服"。

（6）一日服五次：有指白天服三次，夜间服两次者，如竹皮大丸"以饮服一丸，日三夜二服"；黄连汤"温服，昼三夜二"；有未指明具体服药时间者，如当归四逆加吴茱萸生姜汤"煮取五升，去滓，温分五服"。

（7）一日服六次以上：如猪肤汤"温分六服"；理中丸"以沸汤数合，和一丸，研碎，温服之，日三四，夜二服"。

3. 预后判断的时间性

《伤寒杂病论》十分重视疾病预后与时间的关系，并在这方面总结了大量经验。除已有学者讨论和详述过的六经"欲解时"之外，对许多方药的显效和病证的欲解时间，亦有深刻认识和具体论述。

例如，《金匮要略·黄疸病脉证并治》论黄疸预后云："黄疸之病，当以十八日为期，治之十日以上差，反极为难治。"论黄芪芍药桂枝苦酒汤煎煮时间及预后云："煮取三升，温服一升，当心烦，服至六七日乃解。"

如《伤寒论》论服桂枝汤法时说："服已须臾，啜热稀粥一升余，以助药力。温覆令一时许，遍身漐漐微似有汗者益佳。"

如对抵当丸服法的论述，也包含着在一定时间内对服药反应和预后的判断。《伤寒论》第126条云："以水一升，煮一丸，取七合服之，晬时当下血，若不下者，更服。"言其服药后24小时当"下血"，又云："若不下者，更服。"又如大陷胸丸："煮取一升，温顿服之，一宿乃下。""如不下，更服，取下为效。"

4. 护理措施的时间性

《伤寒杂病论》在用药治病的同时，也十分重视护理工作，在采取某些护理措施的时候，非常注意这些措施与时间的关系。

例如，服桂枝汤和理中丸后，在护理上均须啜热稀粥，但是，由于方药不同，病证不同，其啜粥时间上也有不同，前者在"服已须臾，啜热稀粥",后者则在"服汤后,如食顷,饮热粥一升许"。

如服桂枝汤,啜热稀粥后,须被覆取汗。《伤寒杂病论》言当"温覆令一时许",具体指明了温覆的时间。

如用百合方当食煮,《金匮要略·百合狐惑阴阳毒病脉证治》用百合方言"洗已,食煮饼",规定了食煮饼这一措施的具体时间。

综合所述,不难看出《伤寒杂病论》"方后注文"不仅包含着丰富的时间治疗学思想,也积累了非常丰富的时间治疗学经验,它开辟了中医时辰治疗学的先河。张仲景对时间节律性的应用是多方面的,整理和研究《伤寒杂病论》"方后注文"在时辰治疗学方面的成就,对于进一步提高中医理论和临床水平,加快现代时辰治疗医学的研究,都是很有益处的。

第十三章　结合病例谈《伤寒杂病论》标志性节律临床应用

"标志性节律"是《伤寒杂病论》最具特色的理论核心，是辨证论治的科学依据，也可以说是医圣张仲景通过临床实践而总结的精髓。《伤寒杂病论》总结了许多疾病病理发展变化的标志性节律，如脉证、方证、欲解时、择时治疗等标志性节律。这些标志性节律为中医临床"统领百病"指明了方向，对中医发展创新奠定了基础，对今后临床应用经方具有现实意义和实用价值。

第一节　"纲领节律"归六病，统领百病用经方

《伤寒杂病论》为我们总结了许多疾病病理发展变化的标志性节律。特别是六个时空靶向坐标（六经病）系统"纲领性的标志性节律"，对我们临床是十分有益的。临床中遇到患者，无论是什么病，首先要以六个时空靶向坐标（六经病）系统的"纲领性的标志性节律"为准则，分别归类，判断疾病属于太阳病、阳明病、少阳病、太阴病、少阴病、厥阴病中的哪一个范畴，尤其不要受西医病名的干扰，要突出中医标志性病理节律的特点，只有这样，我们才能做到统领百病，用好经方，提高临床疗效。

一、辨病须先辨阴（三阴）阳（三阳）

《伤寒杂病论》有许多纲领性标志性节律，其中第7条云："病有发热恶寒者，发于阳也；无热恶寒者，发于阴也。发于阳，七日愈；发于阴，六日愈。以阳数七、阴数六故也。"这一条经文很重要，故称之谓《伤寒论》"总纲"，也是医圣张仲景教导我们辨病须先辨阴（三阴）阳（三阳）之大法。我们掌握了这个标志性节律大法，即万病统归阴（三阴）阳（三阳）是也。

（一）"四高"中医临床辨证论治

"四高"（高血压、高血脂、高血糖、高尿酸）患者，肥胖，兼有心脑血管疾病，代谢节律紊乱，证治解析如下。

案例一：

张某，男，59岁，2015年8月9日初诊，山西省晋城市城区人。

主诉：双足趾、踝关节不定时疼痛1年余，尤以夜间为甚，加重3个月。

病史：患者诉说两年前双足趾关节、踝关节不定时于夜间痛醒，时轻时重，并伴有低热感，但体温不高，恶风寒，近3个月来加重，且有头昏头晕，无汗，渴不欲饮，胸闷，心悸，气短，颈背部不适，去过多家医院诊治，确诊为"四高"（高血压、高血脂、高血糖、高尿酸），并伴有高血压、冠心病、腔隙性脑梗死，也曾住院治疗，不间断服用降血压、降血脂、降血糖、止痛风、调冠心病等西药10余种，效果不佳。

既往史：曾患高血压病史10年，糖尿病病史6年，痛风病史2年，冠心病病史6年。

初诊：患者体重99kg，腰围95cm，形体丰满，头昏头晕，无汗，恶风寒，双足趾时而疼痛，足踝关节疼痛伴轻度浮肿，口渴不欲饮，眠差，心烦，心悸，胸背部时而不适，食欲尚可，无腹胀，大便微溏，小便尚可，舌质色淡且暗，边有齿痕，舌下瘀斑，舌苔白厚水滑，脉弦紧而滑。

1. 临证解析与治疗

（1）伴低热，不汗出，患风寒，足趾、踝关节肿痛。依据《伤寒论》第7条云："发热恶寒者，发于阳也。"辨为三阳病，为太阳伤寒表证。

（2）头昏头晕，足趾、足踝肿痛，口渴而不欲饮，大便微溏，舌质淡，苔白厚水滑，脉弦紧而滑，辨为太阴水湿困表。

（3）心悸，胸闷气短，颈背部不适，辨为心阳不足。

（4）舌质暗，舌下瘀斑，口渴不欲饮，辨为瘀滞不通。

以上解析，该患者为太阳太阴合病，兼夹风寒湿瘀。

病机：风寒水饮痰湿困脾，脉络瘀阻不通。

治疗：桂枝芍药知母汤加减（剂量折合为一两15.625g，取原方剂1/2剂量）。

处方：桂枝30g，白芍30g，麻黄15g，白术35g，知母20g，防风30g，炮附子20g，生薏苡仁30g，怀牛膝30g，威灵仙20g，炙甘草15g，生姜35g（切）。

上12味药，以水1500mL，煮取600mL，去渣，温服200mL，日三服。3剂，每日1剂。避风寒，忌肥甘厚腻饮食。

二诊：患者服药后，微似汗出，诸病明显减轻，由于患者一人多病，"四高"俱全，病程时间较长。兼有心脑血管疾病，其主要原因是肥胖多痰湿，造成体内代谢功能紊乱，风寒水饮痰湿困脾，脉络瘀阻不通，依据"病痰饮者，当以温药和之"的病理节律总结之言，遂拟方苓桂四物郁菖温胆汤加减（作为治疗肥胖症的基础方）。

处方：茯苓30g，桂枝30g，白术35g，炙甘草15g，当归30g，白芍30g，川芎15g，淡竹茹15g，枳实15g，陈皮15g，法半夏30g，郁金15g，石菖蒲15g。

上13味药，以水1800mL，煮取600mL，去渣，温三服。

以上方为基础方剂,随症加减,调理3个月,共服60多剂,服药后患者判若两人,体重减轻,"四高"趋于平稳状态,并继续忌口,适当运动,饮食均衡。

按语: 该患者以痛风而初诊,我们为什么以"四高"(高血压、高血脂、高血糖、高尿酸)—肥胖,兼有心脑血管疾病的代谢节律紊乱一案证治解析开篇呢?

现今生活水平提高,胡吃海喝之人众多,吹空调,饮冰镇啤酒,喝甜饮料,夜生活丰富,半夜加餐不睡觉,早上不起床,晨不吃食,昼夜(日)节律紊乱,岂不得病乎?

现阶段,患有"四高",兼有心脑血管疾病的患者比较多,且较为常见,对人体非常有害。西医分科细,一科治一病,一病转多科,各开各的药,患者回到家,大把来吃药,谁能说清"把药"治何病?混合化学反应讲不清,这正是西医之弊端。然而,中医根据人体生物节律,认为肥胖是"四高"及心脑血管疾病的元凶。造成肥胖的原因:①高能饮食,胡吃海喝,属于不好的饮食习惯。②昼夜(日)节律紊乱,属于不规律的生活习惯。③缺乏适当运动。④以甜饮料代水的不良习惯。⑤生活压力及情绪等。

目前发现很多小学生,手持甜饮料,冬夏吃雪糕,身矮体胖脖子短,这都是肥胖、"四高"、心血管疾病的"后备军",应该引起广大民众的关注,多做健康教育宣传,以免危害下一代。

从处方用药来讲,该患者一诊使用桂枝芍药知母汤加减,是根据《金匮要略·中风历节病脉证并治》"诸肢节疼痛,身体尪羸,脚肿如脱,头眩短气,温温欲吐,桂枝芍药知母汤主之"这条病理节律而用之。用麻黄、桂枝、白芍,有麻黄汤之意,合防风、生姜宣发卫阳,通经络以祛外之风寒;附子、白术暖下焦,健脾祛湿;桂枝、炮附子、白术并用,助阳温经除风寒湿;加生薏苡仁淡渗利湿,怀牛膝引药下行,威灵仙祛风止痛。诸药合用,健脾祛寒湿,宣痹通络。

"四高"、肥胖、心脑血管疾病，这类患者的共同特点是"肥人多痰湿"，痰湿与太阴之脾有着密切关系。"脾为生痰之源"，所以，健脾祛湿是关键，心主血，肝藏血，脾统血，这三脏都与血有着联系，所以，可依据太阴之脾与心、肝之间的生物节律关系，拟苓桂四物郁莒温胆汤作为治疗肥胖的基础方，仅供临床加减运用，"随证治之"。

2. "四高一肥胖"患者注意事项

"四高一肥胖"患者应做到：①改变不良的饮食习惯。②改变不良的生活习惯。③禁饮甜饮料。④天天好心情，快乐每一天。⑤适当运动。

人体内存在着一套复杂而精巧的调节控制机制、自我适应机制、自我防御机制、自我净化机制和自我修复机制，以及自我管理功能，这就是我们机体内的"自愈力"系统。张仲景十分重视机体内"自愈力"的修复。其实，《伤寒杂病论》讲述的就是"自愈力"修复的全过程。

在患有"四高一肥胖"，兼有心脑血管疾病时，患者不必惊恐，也没有必要过度服药治疗，大把服药会危害患者身体健康。只要改变两个习惯，一是饮食习惯，二是生活习惯，开开心心每一天，利用好我们身体内"自愈力"的修复功能，适当选择用药，辅助人体"自愈力"的修复，就能使"四高一肥胖"和心脑血管疾病远离我们。

（二）胃脘痛中医临床辨证论治

胃脘痛是临床常见的一种病证，《伤寒论》多以心下所指为胃脘，诸如第138条言："小结胸病，正在心下。"第149条云："若心下满而硬痛者，此为结胸也。"第157条言："胃中不和，心下痞硬。"中医言胃脘痛，笔者认为这个部位比较特殊，从西医学解剖学的观念来看，它与食管下段贲门、胃体幽门、十二指肠、空肠、肝、胆囊、胆管、胰腺、胰管等器官组织有着密切关系，是一个比较复杂的解剖区域，所以，有必要对胃脘痛这一病证加以探讨和研究，使之具有实用性和普遍性的临床意义。

下篇
《伤寒杂病论》的生物节律思想

案例一：顽固性胃脘痛从颈胃论治。

蔡某，女，37岁，山西省长治市平顺县人，1983年12月10日初诊。

主诉：胃脘痛伴头晕1年多。

病史：近1年多来自觉怕风寒，自汗出，头晕头痛，胃脘时痛，在当地求医，经过多次治疗，胃脘痛不见减轻，反而越来越重。

既往史：无胃病及十二指肠病史。

一诊：恶风寒，自汗出，头晕头痛，自觉身热，项背强痛，胃脘时痛。饮冷则加重，口不苦不渴，但觉手指麻木，大小便尚可，舌胖大苔白，舌下静脉怒张，寸浮缓关沉尺微细。

临证解析与治疗：①患风寒，自汗出，头晕头痛，身发热，项背强痛，脉寸浮缓，病位属三阳经，太阳病，中风证。②胃脘疼痛1年余，饮冷则加重，脉关沉尺微细，舌体胖大，属太阴少阴合病。

综上，按照六经辨证论治，可辨为太阳太阴少阴合病。

病机：太阳风寒束表，项背枢机不利，太阴虚寒，少阴真阳不足。

按"项背强痛""项背强几几"，这是《伤寒论》太阳中风证最典型的标志性病理节律，《针灸甲乙经校释》云："足阳明之别……其别者，循胫骨外廉上络头项，合诸经之气，下络喉嗌。""上络头项"，则说明胃脘与颈项部有着密切联系，所以，笔者提出顽固性胃脘痛从颈胃进行论治，这是有理论根据的。

治疗：桂枝加葛根汤合理中丸加附子汤（方剂用量取原方1/2量）。

处方：葛根30g，桂枝20g，白芍20g，生姜2g（切），炙甘草15g，大枣6枚（擘），党参20g，白术20g，干姜20g，炮附子12g。

上10味，以水1400mL，煮取600mL，去渣，温服200mL，日三服。5剂，每日1剂。

上方服5剂后，诸症明显减轻，二诊效不更方，继原方再进5剂，诸症悉平而愈。

案例二：急性胃脘痛伴呕吐腹泻，从胆胰论治。

曹某，男，38岁，山西省泽州县孟匠村人，1989年6月12日初诊。

主诉：急性胃脘痛，伴呕吐腹泻1天。

病史：正值盛夏，患者昨天夜间与朋友共饮冰镇啤酒，暴饮暴食，贪凉，回家后自觉胃脘不适隐痛，吹风扇入睡。夜半后急性胃脘痛，疼痛加剧难忍，伴呕吐（吐胃内容物），腹泻呈稀糊状，急诊住院治疗，血尿淀粉酶增高，诊断为急性胰腺炎，住院1周，出院后胃脘部仍有疼痛，按之加重，恶心干呕，口苦，胸闷心烦，不欲饮食，大便不成形，小便微黄，求治于中医。

一诊：患者精神萎靡，面色蜡黄，胃脘部按痛明显，时而干呕恶心，口苦，胸闷心烦，不欲饮食，大便不成形，小便微黄，全身乏力，舌淡，苔白略厚，舌下静脉怒张，脉弦细数而滑。

临证解析与治疗：①暴饮暴食，贪凉饮冷，损伤脾胃，故出现胃脘痛，呕吐腹泻，大便不成形，舌淡，苔白略厚，辨为太阴病。②恶心干呕，口苦，胸闷心烦，不欲饮食，小便微黄，属胆经有热，脉弦细数而滑，为少阳枢机不利。

诊为少阳太阴合病，西医诊为急性胰腺炎。

治疗：柴胡桂枝干姜汤合理中汤，5剂。

处方：柴胡60g，桂枝20g，干姜15g，天花粉30g，黄芩20g，牡蛎15g，党参20g，白术20g，炙甘草15g。

上9味，以水1800mL，煮取800mL，去渣，再煎取600mL，温服200mL，日三服。5剂，每日1剂。

二诊：上方服5剂后，患者胃痛减，呕吐、腹泻已止，但觉口苦，右胁区及胃脘部隐隐作痛，故继守上方再进5剂。嘱其改变饮食和生活习惯，每餐七八分饱即可，不可暴饮暴食。

按语：该案西医诊为急性胰腺炎。中医学则认为，本病为暴饮暴食伤及脾胃，虽表现为胃脘痛，依据《伤寒论》第273条："太阴之为病，腹满而吐，食不下，自利益甚。"这条太阴病纲领性标志性节律与该病高度相似。《伤寒论》第277条云："自利不渴者，属太阴，以脏有寒故也。当温之，宜服四逆辈。"所以，我们应用理中丸温其脾胃，祛太阴之寒湿。口苦，恶心呕吐，胸闷心烦，右胁区隐隐作痛，小便微黄，是少阳郁热，枢机不利，乃胆热脾寒之证。《伤寒论》第147条云："胸胁满微结，小便不利……心烦者，此为未解也，柴胡桂枝干姜汤主之。"这条标志性病理节律明确指出了胆热脾寒、少阴与太阴合病的证治，为此，笔者提出了中医胃脘痛从胆胰论治的主要理念。

案例三：胃脘痛伴心悸从胆心综合征论治。

姜某，女，52岁，山西省长治市潞城县人，1984年秋末初诊。

主诉：胃脘隐隐作痛，伴心悸气短1年余，近3个月加重。

病史：1年多来，患者胃脘部隐隐作痛，遇寒则加重，时而半夜痛醒，晨起伴口苦，胸胁满闷，心悸心烦，不渴，不恶心呕吐，时而身热恶寒，大小便尚可。经西医诊断为十二指肠溃疡，心电图检查示低电压，T波倒置，P-R间期延长。中西医治疗仍未痊愈，故来求诊。

一诊：患者面色暗淡，胃脘部偏右胁下处压痛明显。伴腰背部酸困，时而心悸，气短，心烦，右侧胸胁区叩击痛，自觉晨起后口苦，舌淡，苔白，脉沉而弦紧。

临证解析与治疗：①胃脘部隐隐作痛，遇寒则加重，半夜易痛醒，舌淡，苔白，脉沉而弦紧，辨为太阴虚寒。②心悸，心烦，气短，辨为少阴心阳不足。③胸胁满闷，身热恶寒，右侧胸胁区叩击痛，晨起后口苦，说明少阳胆气升降节律紊乱。

综上，分析为太阳少阳太阴合病。

治疗：柴胡桂枝汤合小建中汤（取原方1/2剂量）。

处方：柴胡30g，黄芩9g，半夏9g，桂枝9g，白芍18g，党参9g，炙甘草9g，生姜9g（切），大枣6枚（擘），饴糖8g（烊化）。

上 10 味，以水 1400mL，煮取 600mL，去渣，温服 200mL，日三服，5 剂，每日 1 剂。忌食生冷，饮食规律。

二诊：患者服药后疗效明显，效不更方，继守原方服 20 剂，病获痊愈。

按语：该案例胃脘隐隐作痛，伴心悸 1 年余，时轻时重，正值秋季，西医诊断为十二指肠溃疡，笔者则认为该病与胆心有着密切联系。《针灸甲乙经校释》云："胆少阳之脉……下颈，合缺盆，以下胸中。贯膈，络肝，属胆……其直者，从缺盆下腋，循胸过季胁。"又言："是动则病，口苦，善太息，心胁痛。"这些足以说明清净胆腑与心有着紧密联系，"是动则病，口苦，善太息，心胁痛"，则为佐证。西医心电图检查"低电压，T波倒置，P-R 间期延长"，也证明胆与心之间存在关系，所以，笔者认为胃脘痛这一常见病从胆心综合征论治，会收到很好的疗效。

案例四：胃脘痛从肝胃论治。

陈某，女，47 岁，山西省晋城市阳城县人，1985 年 3 月 20 日初诊。

主诉：食管癌术后半年，胃脘部疼痛，流涎水加重 1 个月。

病史：患者平素生活不规律，熬夜较多，曾患有胆汁反流性食管炎，吐酸，咽部不利，时而呛咳，时长日久，自觉进食有吞咽受阻，遂往当地医院检查，诊为食管中上段食管癌，即住院手术，化疗半年后，出院在家，将息休养。1985 年 1 月，患者情绪低落，心情郁闷烦躁，自觉胃脘部隐痛，时而吐涎不止，于是求助于中医。

一诊：患者形体消瘦，但精神尚可，终日担忧身患癌症，闷闷不乐，肝气郁滞，肝气犯胃而出现胃脘部隐痛，吐涎水不止，十分痛苦，舌淡，苔白滑，脉弦细且弱。

临证解析与治疗：①患者食管癌手术，化疗后正气受损。由于终日为身患癌症而担心，心情不佳，"自愈力"修复功能受到抑制，当务之急，宜疏肝解郁，扶助"自愈力"修复功能，战胜病魔，首先要增强患者的自信心。患者证属肝气郁结,少阳枢机不利。②肝气郁滞犯胃,胃脘疼痛,流涎水不止。就流涎而论,未尝不是件好事,笔者认为,在"流涎"的同时,体内邪气也会向外排出,不可去止,只需疏通排毒,毒去病自安。患者证属厥阴肝寒犯胃。

治疗:四逆散合吴茱萸汤(取原方1/3剂量)。

处方:柴胡15g,枳实15g,白芍15g,吴茱萸30g,党参15g,生姜30g(切),大枣四枚(擘)。

上7味,以水1200mL,煮取400mL,去渣,温服140mL,日三服。3剂,每日1剂。

服药后,流涎水更甚,患者惊恐,笔者嘱咐患者不必惊恐,这是药助"自愈力"向体外排出的毒液。继服3剂,流涎水渐止,胃和痛止,患者神情愉悦,其守原方共进10剂,病愈安康。

按语: 该患者长期饮食及生活习惯不佳,胆汁反流性食管炎,受胆汁酸侵袭,食管将发生质变。患癌后经过化疗,患者心理负担较重,导致肝郁气滞,胃脘疼痛,流涎不止,导致患者更加紧张。笔者告诉患者,流涎不止,是身体向外排毒的一种表现,不必惊恐,是身体内"自愈力"修复的反应,是好事,你的病很快会好起来。这增加了患者"自愈力"的信心,肝胃不和最为常见,胃脘痛从肝胃论治疗效显著,疏通肝气,少阳枢机畅达,升降节律恢复,治疗用四逆散合吴茱萸汤,温肝暖胃,补中泄浊,浊毒外泄,"自愈力"修复是把握治病之关键。

案例五: 胃脘痛从厥阴病论治。

闫某,女,67岁,山西省晋城市泽州县人,1996年8月19日初诊。

主诉:胃脘痛,心烦干呕,不欲饮食3个月,近1周加重。

病史:患者3个月前自觉胃脘疼痛,心中烦,不欲饮食,疲乏无力。到县医院就诊,做胃镜检查,诊断为萎缩性胃炎伴肠化生,幽门螺杆菌阳性。曾住院治疗,好转后出院将养,由于饮食不当,自觉胃脘部胀满疼痛欲呕，心烦，不欲饮食，手足发凉，加重1周，遂求中医就诊。

一诊：患者形体消瘦，面色苍白，胃脘胀满疼痛，胃脘触诊，按之表情痛苦，心烦喜干呕，不欲饮食，四肢发凉，大便不成形，小便尚可，舌质红，苔白，舌下静脉怒张，脉沉弦。

临证解析与治疗：患者胃脘疼痛，心烦，喜呕，不欲饮食，四肢发凉，大便不成形，舌质红，苔白，脉沉弦，依据《伤寒论》第326条提纲标志性节律提示："心中疼热，饥而不欲食。"《伤寒论》第338条云："得食而呕，又烦者。"应当辨证为厥阴病，故从厥阴病进行论治。

治疗：乌梅汤（丸）加味。

处方：乌梅30g，细辛9g，干姜12g，黄连15g，黄柏9g，人参15g，炮附子20g，蜀椒12g，桂枝15g，当归9g，土鳖虫9g，九香虫9g。

上12味，以水1800mL，煮取600mL，去渣，温服200mL，日三服，饭后服。5剂，每日1剂。

服药后，患者诸症明显好转，继守原方随症加减，隔天服1剂，连续服药3个月而痊愈。

按语：临床应用乌梅丸不应受蛔厥所限制，应当开拓思路。凡正虚邪亦不盛，上热下寒，寒热错杂，虚实互见，寒饮，气机上逆之证，都可用乌梅丸进行辨治。笔者依据其标志性节律"心中疼热，饥而不欲食""得食而呕，又烦者"，有是证用是方，治疗萎缩性胃炎伴肠化生，收到很好的疗效。临床中应广泛推广使用经方，治疗一些疑难顽疾。

二、六经辨病识提纲

案例一：太阳中风误治，汗漏不止，桂枝加附子汤证。

王某，男，30岁，1983年3月初诊，山西省长治市人。

病史：患者头痛，发热，恶风寒，自己认为患外感病，到药房自购阿司匹林，服药3天，大汗淋漓不止，遂邀笔者前往住处诊治。

患者紧闭门窗，自感恶风寒，体倦，头身疼痛，屈身不利，小便难，毛巾擦头汗后就能看见汗液从毛孔中外渗，脉浮虚且弱，舌淡，苔白边有齿痕。

治疗：桂枝加附子汤（取原方1/2比例计量）。

处方：桂枝20g，白芍20g，炙甘草15g，炮附子15g，生姜20g(切)，大枣6枚。

上6味，以水1400mL，煮取600mL，去渣，温服200mL，服药1剂，汗止而愈。

按语：该患者服阿司匹林发汗太过，造成汗漏不止，中医依据太阳病脉证提纲标志性节律"头痛，发热，恶风"，辨证为太阳中风证。但误治后，大汗淋漓不止，《伤寒论》第20条云："太阳病，发汗，遂漏不止，其人恶风，小便难，四肢微急，难以屈伸者，桂枝加附子汤主之。"这条标志性病理节律切中此案例，精准靶向投药，1剂而愈。经方效如桴鼓，名不虚传。

案例二：呃逆，阳明腑实，大承气汤证。

郝某，男，79岁，山西省晋城市人，1987年11月初诊。

病史：患者呃逆十余日，胸腹胀满但不痛，不能进食，微喘短气，昼夜不眠，痛苦万分。该患者体胖，卧床，呃逆连续，腹满而喘，不大便十余日，舌苔黄厚且燥，脉弦而数。

治疗：大承气汤（取原方1/2剂量）。

处方：大黄30g，厚朴60g，枳实15g，芒硝20g。

上4味，以水1200mL，先煮枳实、厚朴，取1000mL，纳大黄，更煮取400mL，去渣，纳芒硝，更上微火一两沸，分温再服。

服药后便通，呃逆止而愈。

按语：患者不大便十余日，胸腹胀满而喘，胃气上逆则呃逆，舌苔黄厚且燥，脉弦而数，说明阳明腑实，痞满，燥热互结，故用大承气汤通下而愈。正如《伤寒论》阳明腑实大承气汤标志性病理节律，第208条云："短气，腹满而喘……大承气汤主之。"第255条云："腹满不减，减不足言，当下之，宜大承气汤。"所以，该患者虽年事已高，病证属阳明腑实，故投大承气汤，通腑治呃逆，使胃气得降则和。

案例三：长期低热，邪伏膜原，小柴胡汤证。

殷某，男，26岁，山西省晋城市人，1998年6月初诊。

病史：患者自述近半年来低热，体温下午升高至37.5～38℃，日晡潮热，恶寒，休作有时，胸胁苦满不适，不欲饮食，时而干呕，精神不振，经多方医治无效，请中医诊治。

一诊：患者精神不振，倦怠乏力，尺肤触热，体温37.8℃，每至午后，日晡潮热恶寒交作，体温38℃左右，休作有时，胸胁苦满不适，不欲饮食，时好时坏，已半年之久，情绪低落，舌质红，苔白腻，脉滑且细数。

治疗：小柴胡汤加青蒿、鳖甲。

处方：柴胡60g，黄芩20g，党参20g，法半夏20g，青蒿30g，鳖甲20g（先煎），炙甘草20g，生姜20g，大枣6枚。

上9味药，以水2000mL，先煮鳖甲减400mL，纳诸药，煎煮取800mL，去渣，再煎取600mL，温服200mL，日三服。5剂，每日1剂。

上方5剂服完后，饮食渐增，胸胁苦满减轻，体温下降至37.5℃左右，舌苔白腻渐退，患者信心大增，在上方基础上随症加减，共计15剂后，体温正常，诸症悉平，患者高兴，正常上班。

按语：笔者依据《伤寒论》少阳病标志性节律第97条："血弱气尽，腠理开，邪气因入，与正气相搏，结于胁下。正邪分争，往来寒热，休作有时，嘿嘿不欲饮食，脏腑相连，其痛必下，邪高痛下，故使呕也。小柴胡汤主之。服柴胡汤已，渴者，属阳明，以法治之。"认为患者长期低热，邪伏膜原，少阳枢机不利，投小柴胡汤和解少阳，扶助"自愈力"祛邪出膜原，配青蒿、鳖甲，直捣膜原之巢穴，连续服药15剂，病告痊愈。

案例四：太阴腹痛，桂枝加芍药汤证。

聂某，男，56岁，山西省晋城市人，2012年初诊。

病史：患者消瘦，面容憔悴，身倦怠疲惫，自汗出短气，饮食稍有不慎或遇寒饮，自觉满腹挛痛，以杖顶按稍能缓解，不吐不泻，时有腹中挛痛不止，苦不堪言，舌淡红，苔薄白，脉弦紧。

辨证为太阴虚寒腹痛证。

治疗：桂枝加芍药汤（取原计量1/2剂量）。

处方：桂枝20g，白芍47g，炙甘草15g，生姜20g，大枣6枚。

上5味，以水1200mL，煮取600mL，去渣，温分三服。3剂，每日1剂。

上方3剂，患者腹痛止，诸症好转，效不更方，再进5剂而愈。

按语：《伤寒论》第279条云："本太阳病，医反下之，因尔腹满时痛者，属太阴也，桂枝加芍药汤主之。大实痛者，桂枝加大黄汤主之。"笔者依据标志性节律，投桂枝加芍药汤，温建中阳，重用芍药酸敛平肝，缓解挛痛，与桂枝配酸甘化阴，与甘草配缓急止痛，诸药合用，温建中阳，缓中补虚。扶正祛寒邪，恢复自愈力，用经方掌握标志性节律，在临床中有着重要意义。

案例五：少阴宫寒不孕，真武汤加味论治。

高某，女，29岁，山西省阳城县人，2013年3月初诊。

病史：患者婚后4年未孕，带下色白而稀，腰背酸重，形寒肢冷，足踝浮肿，月经紊乱，性功能减退，小腹冷痛，舌胖大色淡，苔白，边有齿痕，脉沉且微。

治疗：真武汤加味。

处方：炮附子20g，白芍25g，茯苓25g，白术15g，生姜25g，吴茱萸 15g，当归 15g，仙茅 15g，仙灵脾 22g，覆盆子 20g。5 剂，每日 1 剂。

上 10 味，以水 1600mL，煮取 600mL，去渣，温服 200mL，日三服。

上方随症加减，共服用 30 余剂，温肾暖宫，终怀孕生子。

按语：患者带下色白而稀，腰背酸重，形寒肢冷，足踝浮肿，小腹冷痛，月经紊乱，舌胖大色淡，苔白，边有齿痕，脉沉且微，一派少阴阳虚之证，正如《伤寒论》第 316 条所言："少阴病，二三日不已，至四五日，腹痛，小便不利，四肢沉重，疼痛，自下利者，此为有水气。其人或咳，或小便利，或下利，或呕者，真武汤主之。"《伤寒论》第 309 条云："少阴病，吐利，手足逆冷，烦躁欲死者，吴茱萸汤主之。"这些标志性节律告诉我们此案属少阴宫寒不孕，取真武汤重温脾肾之阳，加入吴茱萸温肝寒，仙茅、仙灵脾、覆盆子温阳益卵子。诸药合用，温阳暖宫，排浊毒，益卵子，经血自调，故孕育生子。

案例六：右下肢浮肿，胫前溃烂渗液，闭经六年，当归四逆加吴茱萸生姜汤，从厥阴病论治。

曹某，女，36 岁，山西省长治市人，1982 年 4 月 15 日初诊。

病史：该患者形体微胖，行走受限，独右下肢浮肿，胫前溃烂渗液，行走时疼痛，左下肢如常，不发热，不渴，饮食如常，大小便尚可，问询月经时，自述 6 年前行经外感后闭经，此后渐觉右下肢浮肿加重，胫前溃烂渗液，疼痛难忍，舌质红，苔白略厚，脉沉弱，右跌阳脉微。

治疗：当归四逆加吴茱萸生姜汤（取原方 1/2 剂量）。

处方：当归 20g，桂枝 20g，白芍 20g，细辛 12g，通草 10g，吴茱萸 30g，炙甘草 15g，生姜 40g（切），大枣 12 枚。

上 9 味，以水 1200mL，清酒（米酒）1200mL，煮取 1000mL，分温五服。5 剂，每日 1 剂。

上方服 5 剂后，右下肢胫前溃烂渗液较多，嘱患者继守前方再进 7 剂，服 7 剂后，患者月经来潮且量多，自觉全身舒适，右下肢浮肿渐消。

前后守方加减，共进20余剂，肿消溃愈，从此月经来潮正常。

按语：该患者6年前行经外感，邪入血室，寒凝经络闭阻，静脉、淋巴管回流受阻，右下肢浮肿加重，胫前溃烂渗液，疼痛，行走不便，脉沉弱，右趺阳脉微。寒邪入络时久，6年有余，经多方治疗未效。笔者根据《伤寒论》标志性病理节律第352条云："若其人内有久寒者，宜当归四逆加吴茱萸生姜汤。"患者服药后，下肢溃烂渗出液较多排出，7剂后月经来潮，说明6年经血寒凝闭阻已温通，自愈力借药力辅助，得以恢复，吴茱萸暖肝温经，排泄毒液，功不可没，厥阴经阴阳气交恢复，经血来潮，下肢浮肿血脉贯通，顽疾得以治愈，患者兴奋不已。

第二节 "脉证节律"细辨别，用好经方是关键

《伤寒论》六个时空靶向坐标系统（六经），篇首以"脉证"冠之，蕴含着医圣张仲景辨证论治的思维方法和指导临床应用经方的重要意义。所以，我们在临床实践中要把握"脉证节律"，细心体会辨别，用好经方才是关键。

一、脉证标志性节律解析

（一）以炙甘草汤所治病证为例，解析标志性节律的重要性

《伤寒论》第177条云："伤寒，脉结代，心动悸，炙甘草汤主之。"这条条文言简意赅，明确指出"脉结代，心动悸"是应用炙甘草汤的标志性节律。炙甘草汤是古今名医常用的一首处方，是治心病虚证为主的经典名方。我们解析《伤寒论》炙甘草汤的"脉证"，是为了更好地在临床中应用经方。条文首冠以"伤寒"二字，意在说明其"脉结代，心动悸"是由外感寒邪引起，即感受外邪数日后，表证未解或已解，却表现为结脉或代

脉，或时结时代，结、促、代三种时有歇止的脉象，大多都有气血虚或阴阳两虚，导致气血难以接续，所以，脉跳之中就会停一下，而后复跳，则觉心中悸动不安，可并见心前区憋闷或隐痛、气短、乏力等症。

唐代孙思邈扩大了炙甘草汤的临床应用范围，孙思邈《千金翼方》云："治虚劳不足，汗出而闷，脉结悸，行动如常，不出百日，危急者，十一日死。"对阴虚所致的冠心病心律失常，以炙甘草汤治之。曹颖甫著《经方实验录》，在"炙甘草汤证"验案后加以案语，对炙甘草汤证之脉证的独到见解，发前人所未发，颇能启迪后学。

（二）炙甘草汤方证分析

炙甘草汤是中医治疗冠心病、心悸（心律失常）的著名古方，分析炙甘草汤药物组成的着眼点有三：一是本方为何以炙甘草汤命名？二是该方为何用了补阴药与补阳药两种不同的药物？三是该方为何用酒煎药？

1. 君药炙甘草之说

医圣张仲景命名处方有一个规律，即经常以君药命名，以在处方中起特殊作用的药物命名。《本经疏证》云："《伤寒论》《金匮要略》两本书中，凡为方二百五十，用甘草者，至百二十方。"可见，仲景用甘草最广，可治疗多种疾病，那么，炙甘草汤为何以炙甘草命名？《名医别录》说甘草能"通经脉，利血气"。《本草正》云："甘草，味至甘，得中和之性，有调补之功……随气药入气，随血药入血，无往不可，故称国老。"心主血脉，若心之气血阴阳俱虚，血运无力，血脉瘀阻，可见"脉结代，心动悸"，用炙甘草汤治之，方中重用炙甘草甘温益气，补中以生血源为君，上奉于心，通经脉，利血气，以奏复脉之功。

2. 补益阴血药之说

炙甘草汤中着重补益阴血的药有以下五味：生地黄一斤，阿胶二两，麦门冬半升，麻子仁半升，大枣三十枚（擘）。

仲景用重剂量补益阴血之药，意在"阴中求阳"。明代《景岳全书·新方八略》云："善补阳者，必于阴中求阳，则阳得阴助而生化无穷；善补阴者，必于阳中求阴，则阴得阳升而泉源不竭。"

生地黄重剂量补益阴血，以"通血脉""逐血痹"，而止心悸。麦门冬，清心除烦，养心通脉而止"心动悸"。阿胶，血肉有情之品，取其补心血，充血脉，以止"心动悸"。麻子仁，甘平，能润肠通便，滋补，取其滋润"复血脉"。大枣，经方中使用大枣的方剂有 64 首，唯独炙甘草汤用 30 枚，数量之多，仅此一方。《神农本草经》所言："安中养脾，助十二经……补少气，少津液。"以养心脉。上 5 味阴药与阳药合用，阴中求阳，阳得阴助而生化无穷。

3. 补助阳气药之说

炙甘草汤中用补助阳气的药物：人参二两（30g），桂枝三两（47g），生姜三两（47g，切）。

人参，甘而微苦，微温或微寒之品，主要功能有四：①本品为"阴中之阳，其力厚，其性醇"，故善于益气生津。②人参能补中益气，令脾胃健，气血生化有源，五脏皆有其滋养，如《神农本草经》言"主补五脏"。③心为君主之官，藏神而主血脉。《本草汇言》云人参："补气生血，助精养神之药也。"④人参本为"补五脏真阳之气"（《本草经疏辑要》）之主药，《神农本草经》却言其能"除邪气"。此言虚弱之人感受邪气，应扶正以祛邪，即助"自愈力"的恢复。

炙甘草汤用人参，是取其补心气而"通血脉"（《名医别录》），以达到治"心动悸"之功。

桂枝，炙甘草汤用桂枝，是取其辛以散结、甘以补虚、温能通阳之功，"温经通脉"（《名医别录》），以治"心动悸"也。

生姜，本品为辛温之品，功散温通，发汗得表，降逆止呕，炙甘草汤用生姜，取其辛温之性，"温经通脉"，以达复脉之效。

4. 煎药用清酒之说

据《本草纲目》云：古时酒类甚多，"唯米酒入药用"，故经方中所用之酒是米酒无疑，一般称为清酒。仲景方中凡是生地黄用量重者，均用酒。炙甘草汤用酒制约大量生地黄寒凉之性，这正是后人所谓"地黄得酒良"的机制所在。

炙甘草汤以炙甘草为君，加入补益阴血之药和补助阳气之药。阴药为阳药的5倍，是阴中求阳之义，用药需动静结合（《岳美中医案》）。炙甘草汤重用大枣30枚，绝非偶然，非寻常生姜、大枣配伍之例，则另有深意。诸药合用，共同起到滋阴补血、通阳复脉之功效。

5. 应用炙甘草汤的两个鉴别

一是脉象结、代与促、三五不调相区别。二是心动悸的原因，很多应加以鉴别：①由过汗者，叉手自冒心，过下伤正气心悸，多虚，多为心阳不足，用桂枝甘草汤。②不因汗下而心动悸，多为热邪，心火内伤者，热则伤阴。③水气，心悸，口渴，小便不利，用五苓散。④虚寒，四肢厥冷，下利，心悸，治宜温补，用四逆加人参。⑤伤寒，脉结代，心动悸，未说汗下，口渴，小便不利，又无四肢厥冷，故包括上述各条在内，心阳心阴都不足，也有虚寒。此以正虚为主，故用炙甘草汤。

总之，深刻领悟炙甘草汤脉证标志性节律"伤寒，脉结代，心动悸"，用于外感之后表现的心律失常，类似病毒性心肌炎，又可用于虚劳内伤所致的心律失常，类似冠心病、心绞痛，甚则为心肌梗死的发病特点，发挥了炙甘草汤的临床应用。也可治因内伤虚损所致的多种冠心病，用之得当，疗效称奇。古今医家及现代学者对炙甘草汤都非常重视，应用甚广。该方不但治疗以虚为主的"脉结代，心动悸"之冠心病有疗效，而且对多种杂病及热病伤阴者，运用得当，皆有疗效。

（三）炙甘草汤临床应用案例

案例一：孙某，男，60岁，山西省沁水县人，2006年1月28日初诊。

病史：患者诉心悸，气短，眩晕两周。既往有高血压及冠心病病史。

查心电图提示心房纤颤，室性早搏，左心功能不全，血压 160/100mmHg。刻下症见：心悸，气短，眩晕，恶风寒，纳差，大小便可，舌质淡红，苔薄白，脉沉细且结代。

西医诊断为原发性高血压，左心功能不全，房颤，早搏。中医则依据《伤寒论》第 177 条"伤寒，脉结代，心动悸，炙甘草汤主之"的标志性节律，笔者选用了炙甘草汤方的 1/2 剂量进行治疗：炙甘草 30g，党参 15g，生地黄 125g，桂枝 15g，麦冬 50g，麻子仁 30g，阿胶 15g，生姜 25g（切），大枣 15 枚（擘）。

上 9 味，以清酒（米酒）800mL，水 800mL，煮取 600mL，去渣，纳阿胶烊化消尽，温服 200mL，日三服。7 剂，每日 1 剂。

上方服 7 剂后，心悸、气短、眩晕减轻，食欲增加，血压 150/90mmHg，但脉结代且三五不调，仍继守原方再进 10 剂，诸症悉平，偶尔可见三五不调之脉象。

案例二：姬某，女，50 岁，山西省高平市人，1997 年 11 月 17 日初诊。

病史：1 周前自觉心悸，心慌，头晕，失眠，气短，乏力。随即去医院诊治，心电图检查结果示："频发性期前收缩，下壁心肌缺血。"服用西药无效而来求治。

现症见：仍觉心悸，胸闷，心慌，心烦，气短，乏力，头晕，眠差，畏风寒，饮食尚可，二便正常，血压 120/80mmHg。舌质淡，苔白，舌下静脉怒张，脉结代不齐。辨证为劫阴伤阳，阴阳两虚，气血不充，脉结代。结者，脉动中止能自还者；代者，脉动中止不能自还者。心下悸动不宁，与结代脉相见，显然是气血不足，血不养心，则节律失常，故投以炙甘草加汤，加丹参补心气、养心血祛瘀为治。

治疗：炙甘草汤（取炙甘草汤原方 1/3 剂量）加丹参。

处方：炙甘草 20g，党参 10g，生地黄 80g，桂枝 10g，麦冬 30g，麻子仁 20g，阿胶 10g，生姜 20g，大枣 10 枚，丹参 30g。

上 10 味，以清酒（米酒）800mL，水 800mL，煮取 600mL，去渣。纳阿胶烊化，温服 200mL，日三服。5 剂，每日 1 剂。

上方服 5 剂后复诊，诸症缓解。继服 5 剂后，患者去医院复查心电图恢复正常，诸症消除，脉率正常。

以上两个案例都有一个共性，那就是"脉结代，心动悸"这个标志性节律的特点。案例一以炙甘草汤原方 1/2 剂量，共服 17 剂而告痊愈。案例二则是炙甘草汤原方取 1/3 剂量，另加丹参 30g 祛瘀活血，共进 10 剂，"治愈力"得以恢复。所以，学好《伤寒论》脉证标志性节律，临床才能运用自如。

二、辨脉辨证辨方药，标志性节律要牢记

脉证标志性节律反映了《伤寒论》辨证论治的思维方法。我们以当归四逆汤和当归四逆汤加味方为例进行探讨。

（一）当归四逆汤和当归四逆汤加味脉证方药

《伤寒论》第 351 条云："手足厥寒，脉细欲绝者，当归四逆汤主之。"

当归三两，桂枝三两（去皮），芍药三两，细辛三两，通草二两，甘草二两（炙），大枣二十五枚（擘）。

上 7 味，以水 1600mL，煮取 600mL，去渣，温服 200mL，日三服。

《伤寒论》第 352 条云："若其人内有久寒者，宜当归四逆加吴茱萸生姜汤。"即当归四逆汤加吴茱萸二升，生姜半斤。

上 9 味，以水 1200mL，清酒（黄酒）1200mL，和，煮取 1000mL，去渣，温分五服。以上两条方证之脉、证、方、药等四个方面，都值得我们进行探讨，兹分述如下。

1. 辨脉

《伤寒论》第 351 条方证的脉象特点是"脉细欲绝"，细脉是脉体如丝的脉象。少阴病提纲证的脉象是"脉微细"。微脉与细脉主病如何区别

呢？"微脉主于阳气微""细脉萦萦血气衰"，"脉细欲绝"之脉与微脉确实有点类似，清代沈又彭细致入微的分析，可以帮助我们辨别微脉与细脉，他在《伤寒论读》中说："叔和释脉云：细极谓之微，则此之脉细欲绝，即与微脉混矣。不知微者，薄也，属阳气虚。细者，小也，属阴血虚。薄者，未必小；小者，未必薄也。盖营行脉中，阴血虚则实，其中者少，脉故小。卫行脉外，阳气虚则约乎外者怯，脉故薄。"王丙对细脉的分析对我们也有启发，他在《伤寒论注》中说："脉细非必全是血虚，总因邪并于荣，闭而不通，遂致细而欲绝耳。血凝脉绝，陷入肝脏，故须当归四逆汤入荣以泄邪也。"

2. 辨证

《伤寒论》有以脉测证、以方测证者。《伤寒论》第351条方证为血虚寒厥证，这是可以肯定的，那么，"手足厥寒，脉细欲绝"这个标志性节律又是怎样形成的呢？人体经脉流行，环周不休，则人体健康，若经脉血虚而少，不能流通畅达，则手足为之厥寒，脉细按之欲绝也。更确切地说，本方证是血虚及气，气虚生寒的血气虚寒证，故而有"手足厥寒，脉细欲绝"的典型标志性病理节律。

3. 辨方

据当归四逆汤之名，推测其方药组成应当是四逆汤加当归。代表医家有柯韵伯，《伤寒来苏集·伤寒论注》云："既名四逆，岂得无姜附？"钱天来亦持此观点，《伤寒溯源集》云："而方中并无姜附，不知何以挽回阳气。"有的注家针对以上注家的见解提出不同观点，例如，许宏在其《金镜内台方议》中提出：问曰：四逆汤加减者共七方，皆用干姜、附子为主，独当归四逆汤皆不用姜、附，何耶？答曰：诸四逆汤中用姜、附者，皆治其阳虚阴盛之证，独当归四逆汤治阴血虚甚，手足厥寒，脉微欲绝者。故用当归为主，不用姜、附，此乃自阳而传阴厥逆者之用也。"章楠亦持此说，在《伤寒论本旨》中更是提出了批评："而不知其谬也。"陈恭溥在《伤寒论章句》中云："当归四逆汤，调补血气，通脉活络之方也，凡血脉虚而寒厥者用之。"

4. 辨药

当归四逆汤是以桂枝汤去生姜，加当归、细辛、通草而组成。桂枝汤和营卫，益气血；配当归养血活血，通达四末，当归、芍药相伍，滋养肝血；佐细辛、通草，温经活血，祛手足麻木痛感，重用大枣、甘草，甘以益脾，以资化源。

当归四逆加吴茱萸生姜汤，本方在当归四逆汤的基础上加吴茱萸、生姜而成。取方当归四逆汤，意在温经散寒、养血通脉的同时，温肝暖胃，降浊止呕，故上方配吴茱萸、生姜、清酒，名当归四逆加吴茱萸生姜汤。吴茱萸辛苦，性温，入肝、胃、肾三经，既散又降且温，对阴寒内郁，浊阴上泛，四逆烦闷者宜，佐生姜温中散寒，和胃止呕效佳。吴茱萸与生姜相伍，是降浊和胃止呕的良好对药。

（二）病案举例

案例一：冻疮手足厥逆案。

韩某，12岁，学生，山西省晋城市泽州县人，1973年12月初诊。

病史：患者手足厥逆，每至冬季手指足趾色紫暗，呈片状皮肤增厚，干枯成痂，时痒且痛，喜暖恶寒，舌淡，苔白，脉沉细弱。

治疗：阴寒凝滞，血行不畅，血氧不达四肢，故投当归四逆汤（原方1/3剂量），5剂，另外每晚以蜀椒15g，艾叶15g煮水，浸泡手足20分钟。

1周后，患者手足温暖，痒痛减轻，继守原方加鸡血藤再进10剂后，手足温暖，冻痂已去，病告痊愈。

案例二：双下肢发凉，夜晚抽筋案。

姜某，女，46岁，山西省陵川县人，2003年9月初诊。

病史：患者小腹发凉，月经来潮时痛经，经量少，双下肢发凉，夜晚入睡后，双腿肌肉抽筋疼痛，双下肢血管彩超示多发斑块形成。

西医诊断为不宁腿综合征。笔者则认为，肝血虚，寒凝脉络，双下肢发冷，抽筋，痛经，脉沉细且弱，当投当归四逆加吴茱萸生姜汤，共进 15 剂，手足温，抽筋止，痛经已愈。

案例三：手足厥寒，手指苍白案。

郎某，女，38 岁，山西省晋城市泽州县人，1996 年 12 月初诊。

病史：患者因月经期间生气，情志不舒后，天气转凉时，四肢末端突然变为苍白，继而青紫，冷麻刺痛，遇冷水手足必发，历数小时得暖则变温，舌淡，苔白，双手足青暗，四肢厥寒。西医诊断为雷诺病。

此属寒伤厥阴，血脉凝滞，营卫失运，真阳虚，肝气郁滞则手足厥寒。投以当归四逆加吴茱萸生姜汤（取原方 1/2 剂量）。

处方：当归 20g，通草 15g，细辛 15g，桂枝 20g，白芍 20g，吴茱萸 50g，生姜 50g，炮附子 20g，干姜 10g，柴胡 15g，枳壳 12g，炙甘草 15g，大枣 8 枚。

上 13 味，以水 1200mL，清酒 800mL，煮取 600mL。去渣，分温三服。5 剂，每日 1 剂。

上方服 5 剂后，自觉四肢厥寒略有好转，嘱其继守原方共进 15 剂，诸症痊愈，病未再发。

以上案例，我们遵循《伤寒论》脉证标志性病理节律第 351 条和第 352 条为准则，第 351 条云："手足厥寒，脉细欲绝者，当归四逆汤主之。"第 352 条云："若其人内有久寒者，宜当归四逆加吴茱萸生姜汤。"不论西医诊断为何病，如不宁腿综合征、雷诺病等，我们只要紧紧抓住"手足厥寒，脉细欲绝"这个标志性节律，投以当归四逆汤或当归四逆加吴茱萸生姜汤加减应用，便可以取得很好的疗效。

第三节 "方证节律"要记牢，经方叠用更重要

《伤寒论》医圣张仲景以方证节律为特点，总结了辨证论治另一种新的思维方法，为临床论治开辟了一条路径。诸如常见的桂枝汤类方证、麻黄汤类方证、葛根汤类方证、栀子豉汤类方证、百合知母类方证、白虎汤类方证、承气汤类方证、泻心汤类方证、柴胡汤类方证、四逆汤类方证等，这些方证都有一个共同的特点，即记牢一个基本方剂的标志性节律，在此基础方剂上，根据病理节律的变化，可变化出许多方剂。在临床实践中，把握标志性节律，灵活掌握就显得很重要。尤其是经方叠用，遵循随证治之的原则，通过灵活的经方叠用，形成不同的合方。这不仅可以应对合病、并病等复杂病情，更重要的是，仲景通过经方叠用的形式启迪后人，为临床运用经方又增加了一条新的途径。仲景经方叠用的理论是仲景学说的重要内容，亦是仲景经方的一大特色，蕴含着重要意义和实用价值。

下面我们从方证节律谈经方叠用治疗疑难杂症的心得和体会。

一、仲景五首叠方的启迪

《伤寒杂病论》共有五首叠方。

1. 桂枝麻黄各半汤，即桂枝汤合麻黄汤，调和营卫，疏表散邪，主治太阳病营卫两伤，表邪未除。

2. 桂枝二麻黄一汤，即桂枝汤两份合麻黄汤一份，调和营卫，微散表邪，主治太阳病营卫不和，表邪微郁。

3. 桂枝二越婢一汤，即桂枝汤合越婢汤，解表清里，表里双解，主治太阳病表寒里热之轻证。

4. 柴胡桂枝汤，即小柴胡汤合桂枝汤，调和营卫，和解少阳，主治太

阳少阳合病。

5. 桂枝去芍药加麻黄附子细辛汤，即桂枝去芍药汤合麻黄附子细辛汤，温经通阳，宣散水饮，主治阳虚寒凝，水饮泛滥。

以上仲景五首叠方的运用，使笔者受益匪浅。

（一）方证节律相合，经方叠用案例

仲景辨证思维丰富多彩，其重要特色之一是创立了"方证节律"对应的辨证体系，例如，桂枝汤、麻黄汤等均各有其特定的证候与病机，即特定的"方证病理节律"，证因方名，方因证立。当有两个或者两个以上主症节律并存，那么经方叠用就势在必行，依据方证节律来叠用经方，要求我们在临床上仔细收集其疾病信息，即掌握临床症状，通过比较证候节律特征与方证节律的相同程度来进行合方叠用。

再如柴胡桂枝汤，由小柴胡汤和桂枝汤叠加而成。《伤寒论》第146条云："伤寒六七日，发热，微恶寒，支节烦疼，微呕，心下支结，外证未去者，柴胡桂枝汤主之。"既有"发热，微恶寒"的桂枝汤证，又有"微呕，心下支结"的小柴胡汤证，有是证用是方，方证节律合拍，故将二方相结合，以治太阳少阳两感病证。

案例一：宋某，男，45岁，山西省晋城市泽州县人，1989年3月初诊。

病史：患者四肢关节反复烧灼肿胀3年，加重1个月，关节烧灼肿胀，口苦口干，眩晕，伴发热恶风，舌暗质红，苔白滑，脉弦滑。

辨证为太少合病。

治疗：柴胡桂枝汤加鸡血藤、宣木瓜（原方原量加味）。

处方：桂枝20g，黄芩20g，党参20g，炙甘草15g，半夏15g，柴胡60g，生姜20g（切），大枣6枚（擘），白芍20g，鸡血藤30g，宣木瓜15g。

上11味，以水1500mL，煮取600mL，去渣，温服200mL，日三服。

5剂，每日1剂。

上方5剂，服药后诸关节疼痛减轻，发热恶风、口苦、咽干、眩晕好转，效不更方，原方共进15剂，诸症悉平。

按语：本例患者出现发热，恶风，关节肿痛等，属太阳病桂枝汤证；兼见口苦咽干、眩晕之少阳柴胡证，依据柴胡桂枝汤方证节律"发热，微恶寒，支节烦疼，微呕，心下支结"，故为太阳少阳合病，投柴胡桂枝汤调和营卫以解太阳之表，和解枢机以治少阳半表半里，加鸡血藤、宣木瓜养阴通络。

（二）病机节律相合，经方叠用案例

仲景学说的精髓在于辨证论治，掌握方证节律的规律，它的灵魂又在于分析病机。病机相同，但主症的节律不一定相同。依据病机来叠用经方，可以弥补临床表现中主症节律不显著的欠缺。要对证候进行深入分析，而不拘于症状的相同。如桂枝麻黄各半汤的主症节律："如疟状，发热恶寒，热多寒少，其人不呕，清便欲自可……有热色……身必痒。"这些症状与麻黄汤或桂枝汤主治证候并不一致。其病机为太阳邪衰正复，郁热在表不能自解。用药如单投麻黄汤则发汗太峻烈，恐伤正气；单用桂枝汤则又太缓，祛邪无力，故用之以疏达肌表，调和营卫，则病愈，自愈力恢复。

案例二：患者，田某，女，30岁，山西省长治市人，1984年3月10日初诊。

病史：患者面色红润，发热恶寒，热多寒少，小便清，不呕，微汗，头面身痒，脉微且缓。

依据《伤寒论》第23条云："太阳病……面色反有热色者，未欲解也，以其不能得小汗出，身必痒，宜桂枝麻黄各半汤。"

治疗：桂枝麻黄各半汤（原方原量）。

处方：桂枝 20g，白芍 15g，生姜 15g，炙甘草 15g，麻黄 15g，杏仁 15g，大枣 4 枚。

上 7 味，以水 1000mL，先煮麻黄一二沸，去上沫，纳诸药，煮取 360mL，去渣，温服 120mL，日三服。

服药后微似汗出，恶寒发热，头面身痒一剂即愈。

（三）病证结合，叠用经方案例

疾病是一个过程，其主轴自始至终表现出该疾病的节律规律与特点，仲景以辨证论治的模式，针对疾病的主要矛盾，选择相应的经方作为治疗的基础方。在此基础上，针对疾病发展过程中各阶段的具体矛盾，选择适合的经方与基础方叠用。

案例三：女性结扎手术后闭经 10 年痼疾案。

聂某，女，39 岁，山西省晋城市泽州县人，1987 年 4 月初诊。

主诉：心烦易怒，失眠，恍惚不安多年，加重 1 年。

病史：10 年前，患者 29 岁时，正值月经来潮之前，在当地卫生院做结扎手术，手术后闭经至今，心烦易怒，失眠多梦，恍惚不安，时轻时重。经多方医治无果。近 1 年病情加重，心中恐惧，恍惚不安。舌色暗，苔白，舌下静脉怒张，脉弦细数。

因其病程时间长，病证复杂，考虑情志不舒，肝郁生里热，拟以下方调理：四逆散合枳实栀子豉汤。

处方：柴胡 15g，枳实 15g，白芍 15g，炙甘草 12 g，栀子 15g，豆豉 25g。

上 6 味，以水 1200mL，煮取 600mL，去渣，温分三服。5 剂，每日 1 剂。

二诊：上药 5 剂服完后，诸症无明显改变，心烦易怒，骂人更是频繁，夜不入眠而惊恐，小腹胀痛，舌下静脉怒张，脉弦紧而数。

笔者于是突然想到，10年前，患者正值月经来潮前进行绝育手术，术后闭经10年多，上述诸症与闭经有着密切关系，舌下静脉怒张，依据《金匮要略·妇人杂病脉证并治》和《伤寒论》第144条云："妇人中风，七八日续得寒热，发作有时，经水适断者，此为热入血室，其血必结，故使如疟状，发作有时，小柴胡汤主之。"这条云"热入血室"，标志性节律与该案例合拍，治疗：小柴胡汤合桂枝茯苓丸合下瘀血汤，三方合用叠加，共奏和解少阳、祛瘀热、通经络、活血化瘀之功（取原方1/2剂量）。

处方：柴胡60g，黄芩20g，党参20g，半夏24g，炙甘草20g，桂枝15 g，茯苓15g，牡丹皮15 g，白芍15g，桃仁12g，大黄20g，䗪虫12g，生姜20g（切），大枣6枚。

上14味，以水1600mL，煮取600mL，去渣，温分三服。5剂，每日1剂。

上方5剂服完后，诸症略有好转，患者告知下（阴道）已见血，方药对证，显效，继守原方再连续服用5剂，患者服到第8剂后月经来潮，经量多，色褐夹有血块，5天后月经止，诸症悉平，患者十分高兴。

上方减去下瘀血汤，再进5剂，以巩固疗效。

按语： 本案患者绝育术后，心烦易怒，失眠，恍惚不安10余年，以"热入血室""下焦瘀热"标志性节律为准则，投小柴胡汤合桂枝茯苓丸合下瘀血汤，三方叠用，共奏和解少阳、祛瘀热、通经络、活血化瘀之功，患者月经来潮，诸症悉平，10年顽疾得愈。

二、经方叠用的目的和意义

当临床遇到错综复杂的病情时，此时用单一经方已不能切中复杂的病机，要使得方正相符，以获得较好的临床疗效，可采用经方叠用的方法，或经方与时方叠用。经方叠用和经方时方叠用，其目的可概括为以下几个方面。

（一）增强疗效

运用经方叠用的方法，使不同经方中的药物连接成一个有机整体，可更好地增强和发挥经方的疗效。正如何韵伯所言："两汤相合，犹水陆之师，各有节制，两军相为表里，异道夹攻之义也。"

如笔者曾使用百合地黄汤合甘麦大枣汤治疗精神疾病，如狂证、癫证、郁证等，疗效显著，因为它们都有着共同的标志性节律。

（二）扩展治疗范围

经方叠用，运用营卫两和、表里双解、寒热并用、升降并行、补泻兼施、气血双补、散敛共用等方法，通过双向或多向调节组合，以期达到阴阳平衡。数证相杂，则叠用数方。经方叠用的出现，无疑大大扩展了经方的治疗范围。

如柴胡桂枝汤叠用，一则调和营卫以解表，二则和解少阳枢机，而祛少阳之邪。

如小青龙汤和麻杏石甘汤叠用，可用于咳喘，呼吸困难，见外寒内饮兼有里热之证者。小青龙汤解表散寒化饮，麻杏石甘汤宣肺清热平喘。两方叠用，取长补短，外散表寒，内清里热，兼蠲内饮，疗效显著。

又如四逆汤和真武汤叠用，可用于治疗阳虚水肿。四逆汤温中回阳，真武汤温阳利水，两方叠用，温阳之力更强，又兼具利水之功。

（三）减少不良反应

经方叠用是辨证论治的结果，体现了方证对应的关系。其既可发挥各方之长，又可利用经方之间的制约关系，减少不良反应的发生。

如桂枝麻黄各半汤，由桂枝汤和麻黄汤叠用而成，主治"太阳病……身必痒"。该方所治乃太阳轻证，病延既久，邪势已减。如单用麻黄汤则峻汗伤正，单用桂枝汤则无以解腠肌之闭塞。两方叠用，变大制为小制，则刚柔并济,扶正祛邪。既展其发汗之长,又可减少其峻汗之弊,实乃佳法。

(四)衍生新的功效

经方叠用,除对所合经方功效的协同累加外,还会衍生新的功效,因经方叠用是方剂加减变化的特殊形式,药物间的配伍亦产生了新的变化,可使原有的功效范围向纵深发展,产生任一单方所不具备的功效。

如桂枝去芍药加麻黄细辛附子汤,用于阳虚寒凝之水饮。其主治为阳虚阴寒,邪气搏结之"心下坚,大如盘,边如旋杯"的气分病。本病不仅寒饮内聚,而且阳气弱,正虚邪实,虚实夹杂。治疗之务,首当温阳化饮并施,扶正祛邪兼顾,分析合方组成之桂枝去芍药汤与麻黄细辛附子汤,两方单用,均无治水饮之效,但组合后经过药物重新配伍,方中形成了治疗皮水的甘草麻黄汤和治疗正水的麻黄附子汤。诸药合用,补肾助阳,温经散寒,通阳化气,宣散饮邪,阳气振而周行于身,寒饮散而疾病得解。

总而言之,经方凝聚了前人的智慧和经验,又经历代医家的反复验证和发挥,是临床医家拯急救危的"利器"。经方运用和经方叠加运用,是在辨证论治原则的指导下,基于"脉证标志性节律"进行的灵活运用,以求方与病、证与人之间最大程度的契合,发挥复方的综合优势,克服单一方剂治疗的局限性,最大程度地保持和发挥中药个体化治疗的优势。

第四节 "欲解时"有节律,抓住时机扶正气

《伤寒杂病论》根据《黄帝内经》对人体生命活动的周日变化的分析,依据太阳周日运动所引起的日地关系变化特点,提出人体具有阴阳之气消长盛衰的周日节律。《灵枢·顺气一日分为四时》云:"以一日分为四时,朝则为春,日中为夏,日入为秋,夜半为冬。朝则人气始生,病气衰,故

旦慧；日中人气长，长则胜邪，故安；夕则人气始衰，邪气始生，故加；夜半人气入脏，邪气独居于身，故甚也。"人气就是人体之阳气，是人体生命活动的动力所在。人体阴阳之气同样受时间因素的制约，表现出旺盛与衰减的位相差异。夜半为阳气活动最弱点，也是阴气活动最强点，夜半至日中为阴阳消长过程期，日中为阳气活动最强点，这种阴与阳的消长变化，必然会影响疾病的演变和转归。医圣张仲景经过临床总结出日五运六气三阴三阳学说，六个时空靶向坐标的"六经病欲解时"。如"太阳病欲解时，从巳至未上"，这些标志性时间节律，大大拓展了经方的应用范围，抓住这些标志性时间节律，借助人体功能"自愈力"恢复，则正复邪去，病安从来。

下面举例说明六经病欲解时标志性时间节律的临床应用。

1. 贺某，男，36岁，1976年12月10日初诊。

患者自觉发热恶风，头痛自汗出，鼻塞，流清涕，不渴，苔白，脉浮缓。依据《伤寒论》第2条"太阳病，发热，汗出，恶风，脉缓者，名为中风"的标志性病理节律，进行辨证治疗。

治疗：诊为太阳中风证，用桂枝汤治疗（取原方1/2剂量）。

处方：桂枝20g，白芍20g，炙甘草15g，生姜20g（切），大枣6个（擘）。

上5味，以水1200mL，煮取600mL，去渣，嘱上午巳午时温服200mL，0.5～1小时后饮热粥一小碗，以助药力，覆被静息。身自觉微似有汗，一服汗出病瘥。停后服若不出汗者，更服依前法。患者煮好药后，遵医嘱巳时服药200mL，1小时后饮热粥一小碗，覆被静息，午时便微微汗出，一服汗出病瘥。

2. 续某，女，47岁，1997年10月5日初诊。

患者头痛，颈项部不适，右肩关节疼痛，无汗恶风寒，舌淡红，苔白，脉弦紧，依据《伤寒论》第31条"太阳病，项背强几几，无汗恶风，葛根汤主之"这一标志性病理节律，进行辨证治疗。

治疗：葛根汤（取原方 1/2 剂量）。

处方：葛根 30g，麻黄 20g，桂枝 15g，白芍 15g，生姜 20g，大枣 6 枚。

以上 6 味，以水 1200mL，先煮麻黄、葛根，减 400mL，去白沫，纳诸药，煮取 400mL，分别在巳、午、未时分温三服，微似汗即可。

患者煮好药，遵医嘱在上午别在巳、午、未时辰温服，覆被取微似汗出而愈。

3. 靳某，男，27 岁，1976 年 4 月 10 日初诊。

患者开始畏寒发热，自服解表发汗药后大汗出，不畏寒但恶热，热更甚，口渴，烦躁，近几天发热夜甚，甚则谵语，体温 39℃，口渴，汗出，烦躁，腹满痛拒按，不大便六七日，小便短赤，苔黄且燥，脉实有力。

治疗：证属阳明腑实，投大承气汤（取原方 1/2 剂量）。

处方：大黄 30g，厚朴 60g，枳实 15g，芒硝 20g。

上 4 味，以水 1200mL，先煮厚朴、枳实，取 1000mL，纳大黄，煮取 400mL，去渣，纳芒硝，更上火一二沸，分温上午 10 时服药 200mL，12 时服药后腹满痛加重，15 时得燥屎下后，随即稀便腥臭黄水排出，体温 39℃，17 时降至 38℃，19 时降至 37℃，23 时入睡，体温正常。此例阳明热降之时，正是阳明病欲解时，即从酉至戌时。

4. 程某，男，45 岁，1984 年 9 月 11 日初诊。

患者寒热往来一月有余，休作有时，觉寒时体温 37.9℃，觉热时体温 39.5℃，伴口苦咽干，目眩，胸胁胀痛，不欲饮食，舌红，苔薄白，脉弦，依据《伤寒论》第 263 条云："少阳之为病，口苦，咽干，目眩也。"《伤寒论》第 96 条云："伤寒五六日，中风，往来寒热，胸胁苦满，嘿嘿不欲饮食，心烦喜呕。"根据这些标志性病理节律的分析，辨证为少阳病，投小柴胡汤原方 1/2 剂量，嘱其寅卯辰时服药，进 3 剂后病愈，无复发。观其热降复常之时，正是少阳病欲解时，即寅卯辰时。

5. 郝某，女，37 岁，2005 年 3 月 17 日初诊。

患者因食冷饮后腹痛，腹泻，不思饮食月余。患者形体消瘦，腹部胀痛，喜暖喜按，不思饮食。腹泻一日 3～5 次，泻下清稀或完谷不化，舌淡，苔白，脉弱无力，证属太阴虚寒，《伤寒论》第 273 条云："太阴之为病，腹满而吐，食不下，自利益甚，时腹自痛。"当温之，投理中汤（原方 1/2 剂量）。

共服 5 剂，22 日腹痛泻下止，22 日凌晨 2 时，知饥能食，病情至此转机，与太阴病欲解时相符，在亥子丑时，故"至夜能食者，得脾阴之旺气故也"。

6. 崔某，男，47 岁，1997 年 8 月 12 日初诊。

患者突然下腹疼痛，腰部酸困，小便不利，急诊 B 超提示右侧输尿管两枚小结石，经西医治疗无效，拟以五苓散合排石五金汤。

处方：猪苓 15g，泽泻 30g，白术 15g，茯苓 15g，桂枝 9g，郁金 15g，金钱草 30g，海金沙 30g（布包），鸡内金 30g，金银花 30g。

上 10 味，以水 1800mL 煮取 600mL，去渣，根据《伤寒论》"少阴病，欲解时，从子至寅上"时间节律，嘱其每日半夜时服药 200mL。服药 1 周后，患者结石全部排出，B 超复查已无结石。

7. 孔某，男，60 岁，2017 年 7 月 17 日初诊。

患者精神恍惚，自觉恶寒身冷，手足厥冷，自言阴缩，脉细微。依据《伤寒论》第 351 条云："手足厥寒，脉细欲绝者，当归四逆汤主之。"《伤寒论》第 352 条云："若其人内有久寒者，宜当归四逆加吴茱萸生姜汤。"

治疗：当归四逆加吴茱萸生姜汤（取原方 1/2 剂量）。

处方：当归 20g，白芍 20g，通草 15g，桂枝 20g，细辛 15g，吴茱萸 15 g，炙甘草 12g，生姜 40g，大枣 12 枚。

上 9 味，以水 1000mL，清酒（米酒）1000mL，煮取 1000mL，温分五服。嘱其丑、寅、卯时各服 200mL，连服 3 剂，诸症悉除，继守原方 3 剂，以巩固疗效。

以上所列举案例，充分说明六经病欲解时标志性时间节律具有独特的临床意义和实用价值，抓住这些标志性时间节律，借助或扶助人体功能"自愈力"恢复，这才是医圣张仲景著《伤寒杂病论》的真谛。

综上所述，我们从纲领性标志性节律、脉证标志性节律、方证标志性节律，以及六经病欲解时的时间节律等，结合临床案例，概述了标志性节律在临床运用中的重要作用和现实意义，也是我们今后探索临床应用经方的重要途径和方向。为此，我们要深入探讨和研究《伤寒杂病论》标志性生理病理节律的规律性和科学性，为发展中医药事业作出新的贡献。

主要参考文献

［1］刘亚光.理论医学概论［M］.西安：陕西科学技术出版社，1982.

［2］方药中，许家松.黄帝内经素问运气七篇讲解［M］.北京：人民卫生出版社，1984.

［3］何绍雄.时间药理学与时间治疗学［M］.天津：天津科学技术出版社，1994.

［4］祝恒琛.中医时辰治疗学［M］.北京：华夏出版社，1998.

［5］杨力.中医运气学［M］.2版.北京：北京科学技术出版社，2006.

［6］谢文纬.两部天书的对话：易经与DNA［M］.北京：北京科学技术出版社，2006.

［7］张红明，高玉琪.身体里住着个神医［M］.北京：中国人口出版社，2008.

［8］天豪.万物由来［M］.济南：山东人民出版社，2009.

［9］黄明.解读中医［M］.2版.北京：中国医药科技出版社，2009.

［10］仝小林.重剂起沉疴［M］.北京：人民卫生出版社，2010.

［11］吕志杰.仲景医学心悟八十论［M］.北京：中国医药科技出版社，2013.

［12］沈洪兵，齐秀英.流行病学［M］.9版.北京：人民卫生出版社，2013.

［13］何庆勇.经方叠用［M］.北京：人民军医出版社，2014.

［14］赵天才，董正华.中医春秋：杜雨茂医学文集［M］.北京：中国医药科技出版社，2015.

［15］张家庆.激素分泌的周日节律和阴阳学说［J］.新医学，1978（Z1）：553-557.

［16］林海.从临床和科研实践看祖国医学的辩证观［J］.上海中医药杂志，1979（3）：2-5.

［17］朱式夷.试论经时空（CTS）三维空间的理论与实际［J］.山西中医，1987（6）：1-4.

［18］侯启发，侯福堂，贾秉书.什么叫人体生物节律［J］.工业安全与防尘，1989（6）：46.